vencendo o transtorno obsessivo-compulsivo

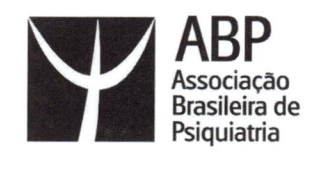

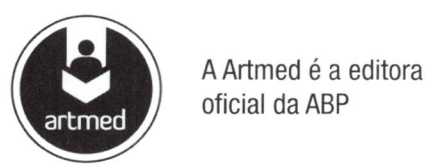

ABP
Associação Brasileira de Psiquiatria

artmed

A Artmed é a editora oficial da ABP

Nota: A medicina é uma ciência em constante evolução. À medida que novas pesquisas e a própria experiência clínica ampliam o nosso conhecimento, são necessárias modificações na terapêutica, onde também se insere o uso de medicamentos. Os autores desta obra consultaram as fontes consideradas confiáveis, num esforço para oferecer informações completas e, geralmente, de acordo com os padrões aceitos à época da publicação. Entretanto, tendo em vista a possibilidade de falha humana ou de alterações nas ciências médicas, os leitores devem confirmar estas informações com outras fontes. Por exemplo, e em particular, os leitores são aconselhados a conferir a bula completa de qualquer medicamento que pretendam administrar, para se certificar de que a informação contida neste livro está correta e de que não houve alteração na dose recomendada nem nas precauções e contraindicações para o seu uso. Essa recomendação é particularmente importante em relação a medicamentos introduzidos recentemente no mercado farmacêutico ou raramente utilizados.

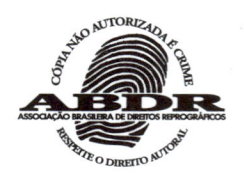

C795v   Cordioli, Aristides Volpato.
       Vencendo o transtorno obsessivo-compulsivo : manual de terapia cognitivo-
-comportamental para pacientes e terapeutas / Aristides Volpato Cordioli, Analise
de Souza Vivan, Daniela Tusi Braga. – 3. ed. – Porto Alegre : Artmed, 2017.
       176 p. il. color. ; 28 cm.

       ISBN 978-85-8271-361-7

       1. Psiquiatria – Transtorno obsessivo-compulsivo. I. Vivan, Analise de Souza.
II. Braga, Daniela Tusi. III. Título.

CDU 616.89-008.441

Catalogação na publicação: Poliana Sanchez de Araujo – CRB 10/2094

vencendo o transtorno obsessivo-compulsivo

manual de terapia cognitivo-comportamental
para pacientes e terapeutas

3ª edição

ARISTIDES VOLPATO CORDIOLI
Psiquiatra. Mestre e Doutor em Psiquiatria pela Universidade Federal do Rio Grande do Sul (UFRGS).
Professor aposentado do Departamento de Psiquiatria e Medicina Legal
da Faculdade de Medicina (FAMED) da UFRGS.

ANALISE DE SOUZA VIVAN
Psicóloga. Especialista em Psicoterapias Cognitivo-comportamentais
pela Universidade do Vale do Rio dos Sinos (Unisinos).
Mestre em Psicologia Clínica pela Pontifícia Universidade Católica do Rio Grande do Sul (PUCRS).
Doutora em Ciências Médicas: Psiquiatria pela UFRGS.

DANIELA TUSI BRAGA
Psicóloga. Mestre e Doutora em Ciências Médicas: Psiquiatria pela UFRGS.
Coordenadora, professora e supervisora do Curso de Formação em
Terapia Cognitivo-comportamental do Centro de Estudos Luís Guedes (CELG).
Professora e supervisora do Curso de Especialização em Terapias Cognitivo-comportamentais (InTCC).

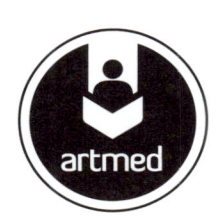

artmed

2017

© Artmed Editora Ltda., 2017

Gerente editorial
Letícia Bispo de Lima

Colaboraram nesta edição

Coordenadora editorial
Cláudia Bittencourt

Capa
Paola Manica

Ilustrações
Juliano Dall'Agnol

Preparação de originais
Lisandra Cássia Pedruzzi Picon

Editoração eletrônica
Bookabout – Roberto Carlos Moreira Vieira

Reservados todos os direitos de publicação à
ARTMED EDITORA LTDA., uma empresa do GRUPO A EDUCAÇÃO S.A.
Av. Jerônimo de Ornelas, 670 – Santana
90040-340 – Porto Alegre – RS
Fone: (51) 3027-7000 Fax: (51) 3027-7070

SÃO PAULO
Rua Doutor Cesário Mota Jr., 63 – Vila Buarque
01221-020 – São Paulo – SP
Fone: (11) 3221-9033

SAC 0800 703-3444 – www.grupoa.com.br

É proibida a duplicação ou reprodução deste volume, no todo ou em parte,
sob quaisquer formas ou por quaisquer meios (eletrônico, mecânico, gravação,
fotocópia, distribuição na Web e outros), sem permissão expressa da Editora.

IMPRESSO NO BRASIL
PRINTED IN BRAZIL

Apresentação à 3ª edição

É com muita satisfação que colocamos à disposição do leitor esta nova edição do livro *Vencendo o transtorno obsessivo-compulsivo*, que, além do autor das edições anteriores (Aristides Volpato Cordioli), tem como coautoras duas profissionais renomadas, com larga experiência no tratamento de pacientes com transtorno obsessivo-compulsivo (TOC) e na formação de terapeutas cognitivo-comportamentais – as psicólogas Analise de Souza Vivan e Daniela Tusi Braga. Além da experiência clínica, ambas têm trabalhos publicados em revistas internacionais e defenderam seu doutorado na Universidade Federal do Rio Grande do Sul (UFRGS), abordando aspectos do TOC.

Esta nova edição apresenta algumas modificações importantes em relação às edições anteriores. Ao definir as linhas gerais da presente edição, os autores tiveram em mente escrever um livro essencialmente prático, didático, destinado ao público leigo, sobretudo ao paciente portador do TOC, e que pudesse servir não só como fonte de informações atuais sobre o transtorno, mas também como um auxílio adicional à terapia cognitivo-comportamental (TCC). O livro pode ser, também, de grande valia para todos aqueles que muitas vezes não reconhecem nos seus rituais e nos pensamentos que os atormentam manifestações de uma doença para a qual existem recursos. É possível que, com a leitura dos exemplos que ilustram os diversos capítulos do livro, tanto os portadores do transtorno como seus familiares venham a ter um novo entendimento dos sintomas obsessivo-compulsivos e animem-se a buscar a ajuda necessária. Os familiares certamente terão uma maior compreensão de seu ente querido acometido pela doença, uma maior compaixão por seu sofrimento, além de um melhor conhecimento sobre como ajudá-lo a vencer o TOC.

O livro pode, ainda, ser útil a estudantes de psicologia, de medicina, residentes em psiquiatria, alunos dos cursos de formação em TCC, bem como a todos aqueles que ainda desconhecem o TOC, mas que têm grande curiosidade em saber um pouco mais sobre esse intrigante transtorno.

São destaques desta edição:

- A linguagem simples, direta e acessível ao público leigo
- O estilo conversacional com que foi escrito, tendo sido dispensadas as citações e referências bibliográficas a fim de tornar o texto mais objetivo e direto
- A abordagem das variadas apresentações do TOC e a descrição de diferentes estratégias de tratamento, levando em conta a diversidade de manifestações do transtorno
- A descrição sucinta dos fundamentos teóricos e empíricos que embasam a TCC do TOC, privilegiando aqueles conteúdos considerados essenciais para a compreensão da origem e da perpetuação dos sintomas e como se dá a sua remoção por meio da TCC
- A grande quantidade de ilustrações, com exemplos práticos que retratam as diversas apresentações do transtorno e sua abordagem tanto por meio da terapia como do uso de medicamentos
- Os variados exercícios práticos que podem ser feitos em casa pelo portador do TOC de forma autônoma ou no curso da terapia, com a ajuda do terapeuta ou dos familiares
- Os testes que concluem os capítulos e permitem que o leitor verifique os conhecimentos adquiridos e, dessa forma, monitore seu aprendizado

Vale ressaltar, para finalizar esta apresentação, que nesta edição não há um capítulo específico sobre acumulação compulsiva, pois, na visão mais recente, esse sintoma passou a fazer parte de um transtorno separado do TOC – o transtorno de acumulação –, com aspectos bastante distintos na sua abordagem, o que fugiria às linhas gerais deste livro.

Os autores

Sumário

1. O que é o TOC 9
2. As causas do TOC: fatores cerebrais 23
3. As causas do TOC: fatores psicológicos 31
4. O tratamento do TOC 41
5. Iniciando a terapia cognitivo-comportamental 55
6. Medos de contaminação e lavagens excessivas 69
7. Dúvidas e verificações 85
8. Alinhamento, simetria, sequência, ordenamento e repetições 103
9. Pensamentos repugnantes de conteúdo agressivo, blasfemos, escrupulosos e supersticiosos, e dúvidas sobre orientação sexual 117
10. Conversando com a família do portador de TOC 137
11. Manutenção dos ganhos e prevenção de recaídas 149

Anexos 161

capítulo 1

O que é o TOC

Você certamente já deve ter ouvido falar de pessoas que lavam demais as mãos, perdem muito tempo na limpeza da casa, verificam as portas, as janelas e o fogão inúmeras vezes, que precisam ter suas coisas muito arrumadas, ou que têm grande dificuldade de descartar papéis, roupas ou objetos que não têm mais utilidade. Talvez até conheça alguma delas. Esses comportamentos são acompanhados por angústia e medo de que aconteçam desgraças, como contrair uma doença ao usar um banheiro público, levar doenças para dentro de casa ou de a casa incendiar caso o gás não seja verificado. Conhecidos popularmente como "manias", esses comportamentos são motivo de gozação por parte dos amigos e colegas e de brigas com os familiares, que não compreendem por que a pessoa não consegue deixar de ter essas preocupações e de repetir esses atos. Essas são algumas das manifestações de uma condição muito conhecida atualmente e que atormenta milhares de pessoas em todo o mundo: o transtorno obsessivo-compulsivo, ou TOC.

Até pouco tempo atrás, acreditava-se que o TOC era uma doença rara, que atingia em torno de 0,05% da população, ou seja, uma em cada 200 pessoas. Essa ideia mudou. Hoje sabemos que esse transtorno é bastante frequente e atinge entre 1,6 e 2,3% das pessoas ao longo da vida. Calcula-se que aproximadamente uma em cada 40 a 60 pessoas apresenta o transtorno, sendo provável que existam entre 3 e 4 milhões de portadores da doença no Brasil.

Muitas vezes, os sintomas são de intensidade leve. Nesses casos, raramente são percebidos pelos demais e praticamente não comprometem a rotina da pessoa, que consegue até levar uma vida normal, ter sucesso no trabalho, relacionar-se socialmente e constituir família. Infelizmente, no entanto, nem sempre é assim. Não raro, os sintomas são graves ou muito graves e até incapacitantes. Calcula-se que cerca de 10% dos indivíduos com a doença encontram-se incapacitados para o trabalho e para a vida acadêmica, com dificuldades para levar adiante uma carreira e relacionar-se com outras pessoas. Em razão dessas incapacitações, as pessoas com TOC grave representam ainda uma enorme sobrecarga para a sociedade, para os serviços de saúde e, sobretudo, para a família, da qual se tornam inteiramente dependentes.

O problema se agrava porque muitos indivíduos com a doença, embora tenham suas vidas gravemente comprometidas, nunca foram diagnosticados e tratados por profissionais da saúde, e talvez um grande número desconheça o fato de ser portador de uma condição para a qual existe tratamento. Aqueles que buscam ajuda em geral o fazem muitos anos após o início dos sintomas, tendo perdido muito tempo de suas vidas fazendo rituais ou tentando, sem sucesso, afastar pensamentos e impulsos indesejáveis e até repugnantes que os atormentam.

O TOC é um transtorno mental importante, não só pela gravidade, pelo sofrimento que causa ao indivíduo e à sua família e pela frequência com que se torna incapacitante, mas, sobretudo, pelo fato de acometer pessoas muito jovens, não raro crianças, e por ser um transtorno que, se não for tratado, tende a acompanhar o indivíduo durante a vida toda, tomando muitas horas de seu dia, as quais, na ausência dos sintomas do transtorno, poderiam ser destinadas a atividades produtivas, ao lazer e ao convívio com as outras pessoas.

Os sintomas em geral começam cedo, na adolescência, muitas vezes ainda na infância e, com menos frequência, após os 18 ou 20 anos e, excepcionalmente, depois dos 40 anos. O início em geral é insidioso, quase imperceptível. É também muito raro que os sintomas desapareçam por completo naturalmente e não retornem nunca mais. O mais comum é que ocorram flutuações; em alguns períodos da vida, eles aumentam de intensidade e, em outros, quase desaparecem ou até somem por completo e tempos depois retornam. Também é comum, com o tempo, que seu conteúdo mude: podem começar com rituais de alinhamento ou simetria na infância que desapareçam e dão lugar a verificações ou rituais de limpeza na juventude e assim por diante.

O TOC que começa precocemente, antes dos 10 anos, é mais comum em meninos. No entanto, na idade adulta, atinge homens e mulheres praticamente na mesma proporção. A boa notícia é que já existem há algum tempo tratamentos efetivos, que podem reduzir e até eliminar os sintomas por completo em mais de 70% dos pacientes que utilizam de forma combinada medicamentos antiobsessivos e terapia cognitivo-comportamental (TCC). Além disso, atualmente, já existe um grande número de psiquiatras e psicólogos preparados para diagnosticar e tratar o transtorno.

Este livro descreve as manifestações do TOC, bem como possíveis causas ou fatores responsáveis por seu aparecimento e sua manutenção. Aborda, sobretudo, o tratamento, tanto com medicamentos como com terapia, sendo o foco maior a TCC, uma modalidade de terapia que tem se revelado altamente efetiva quando os sintomas são de intensidade leve ou moderada e o paciente se mostra motivado a fazer os exercícios de casa que o terapeuta costuma propor.

O leitor encontrará no livro formulários, escalas e, caso tenha a doença, uma quantidade considerável de exercícios que poderá fazer por conta própria ou com o acompanhamento de um profissional. Os capítulos contêm, ainda, exemplos que auxiliam a compreender esse intrigante transtorno e, se for o caso, saber o tipo de ajuda que se deve buscar. O livro inicia descrevendo as manifestações do TOC para que o leitor se familiarize com elas, aprenda a identificar obsessões, compulsões, evitações e as demais manifestações da doença e compreenda a relação que existe entre esses sintomas. Se você desconfia que tem o transtorno, o livro pode ajudá-lo a esclarecer suas dúvidas e oferece sugestões práticas para vencer seus medos. Se os sintomas forem leves, interferindo muito pouco no dia a dia ou no desempenho profissional, talvez com a simples leitura e com a realização dos exercícios propostos seja possível vencê-los. No entanto, na maioria das vezes, em especial quando são graves, os sintomas produzem grande desconforto e impacto na rotina diária; nesse caso, é recomendável buscar ajuda especializada, pois é difícil vencer essa luta sozinho. Todavia, se a pessoa já foi diagnosticada como tendo TOC e já está em tratamento, este livro pode ser utilizado como complemento e como um caderno de exercícios.

Vamos começar, então, com a caracterização dos sintomas do TOC para que você aprenda a identificá-los, o que é o objetivo deste capítulo.

O QUE É TOC E QUAIS SÃO SEUS SINTOMAS?

O TOC é um transtorno mental incluído no *Manual diagnóstico e estatístico de transtornos mentais*, quinta edição (DSM-5), da Associação Psiquiátrica Americana, no capítulo "Transtorno Obsessivo-compulsivo e Transtornos Relacionados". Nesse capítulo, além do TOC, encontram-se outros transtornos com os quais o TOC tem semelhança, como a tricotilomania (arrancar cabelos), o transtorno de escoriação (beliscar-se compulsivamente), o transtorno dismórfico corporal (preocupação doentia com um possível defeito na aparência) e o transtorno de acumulação (dificuldade de descartar objetos que não têm mais utilidade). Este último transtorno, até pouco tempo, era considerado um sintoma e uma das formas ou dimensões do TOC, mas, atualmente, é visto como um transtorno separado.

Os sintomas do TOC

O TOC é um transtorno no qual estão presentes alterações no pensamento (**obsessões**), no comportamento (**compulsões** ou rituais e **evitações**) e emocionais (ansiedade, medo). São muito comuns, ainda, as chamadas "neutralizações", que são atos mais eventuais, geralmente mentais, destinados a diminuir o medo e a ansiedade. Também é muito frequente o aumento do foco da atenção nos objetos, nos lugares e nas pessoas que despertam as obsessões – a hipervigilância –, bem como a indecisão e a lentidão para realizar certas tarefas. Para que seja diagnosticado o transtorno, esses sintomas devem tomar tempo considerável do indivíduo (mais de uma hora por dia) ou causar sofrimento significativo ou prejuízo no funcionamento social, profissional ou em outras áreas importantes da vida (ver Quadro 1.1, na p. 20).

Vejamos de forma mais detalhada e com exemplos cada uma dessas manifestações.

O que são obsessões

Obsessões são pensamentos, impulsos ou imagens que invadem a mente de forma recorrente e persistente, experimentados como intrusivos (invasivos) e indesejados e que, na maioria dos indivíduos, causam ansiedade acentuada ou sofrimento. Mesmo que não queira ter esses pensamentos, impulsos ou imagens ou os considere absurdos ou ilógicos, o indivíduo com TOC, por mais que se esforce, não consegue ignorá-los. Assim, passa a suprimi-los ou neutralizá-los com algum outro pensamento ou uma ação, realizando rituais ou adotando comportamentos evitativos (ver Quadro 1.1, na p. 20).

A manifestação mais comum das obsessões são pensamentos perturbadores que voltam à cabeça da pessoa mesmo quando ela não deseja, como, por exemplo, ter se contaminado com germes quando teve contato com "sujeira". Também podem se manifestar sob a forma de imagens desagradáveis ou como cenas violentas, horríveis ou de conteúdo sexual indesejado que invadem a mente (intrusivas), ou, ainda, sob a forma de impulsos recorrentes e perturbadores de fazer algo que a pessoa não deseja, como, por exemplo, agredir violentamente um familiar ou um desconhecido na rua, ou praticar sexo de forma considerada moralmente inaceitável ou repugnante. Além de pensamentos, imagens ou impulsos, as obsessões, mais raramente, podem se manifestar como palavras, frases, números e até músicas que invadem a mente e causam desconforto ou são difíceis de interromper.

As obsessões costumam ser desagradáveis e perturbadoras, pois são acompanhadas de medo, angústia, culpa, desconforto, nojo ou desprazer.

As obsessões mais comuns são:

1. **Medos de contaminação e preocupação com germes/sujeira**. Por exemplo, medo de contrair uma doença ao tocar em maçanetas ou corrimão de escadas; medo de levar doenças para a família ao entrar em casa com os sapatos ou a roupa com que veio da rua.
2. **Dúvidas sobre a possibilidade de falhas e necessidade de ter certeza**. Por exemplo, dúvidas sobre se trancou bem a porta quando saiu de casa, se travou o carro e fechou os vidros quando estacionou, ou se desligou o fogão quando já estava deitado na cama; dúvidas se escreveu algo inconveniente em um trabalho para a escola ou se compreendeu bem um parágrafo de um livro ou uma notícia do jornal que estava lendo; essas dúvidas levam o indivíduo a fazer verificações repetidas.
3. **Pensamentos, impulsos ou imagens indesejáveis e perturbadores de conteúdo violento, sexual ou blasfemo**. Por exemplo, pensamento de esgoelar o filho ao brincar com ele; ter a mente invadida por imagens sexuais indesejáveis, impróprias e inaceitáveis (como cenas de sexo com familiares, crianças ou animais); preocupação por ter dito ou pensado algo que possa ser considerado blasfêmia ou ofensa a Deus.
4. **Pensamentos supersticiosos**. Por exemplo, preocupação de que algo de ruim possa acontecer se fizer determinado ato certo número de vezes (3, 5, 7) ou se usar roupas de algumas cores (vermelho, preto); necessidade de repetir um ato determinado número de vezes ou de interromper o que estava fazendo em um horário específico.
5. **Preocupação de que as coisas estejam ordenadas, alinhadas, simétricas ou no lugar "certo"**. Por exemplo, se alguma coisa não está alinhada, algo de ruim pode acontecer; desconforto pelo fato de os objetos não estarem no lugar "certo" ou por alguém desarrumá-los ou desalinhá-los.
6. **Preocupação em armazenar, poupar ou guardar objetos sem utilidade e dificuldade em descartá-los**. Por exemplo,

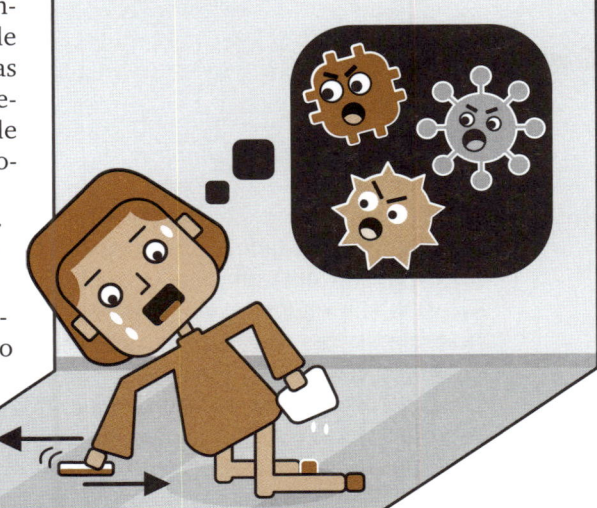

guardar papéis, revistas e jornais velhos, notas fiscais sem validade, objetos estragados (como peças de brinquedos ou de eletrodomésticos que não têm mais conserto).

Nojo e fenômenos sensoriais

Nem sempre os rituais e as evitações são precedidos por pensamentos catastróficos sobre a possibilidade de desgraças ocorrerem, como contrair doenças, medo de se contaminar com germes, ou por dúvidas ou necessidade de ter certeza. Alguns indivíduos com TOC podem evitar tocar em certos objetos em razão de uma sensação física desagradável de nojo ou de repugnância. Exemplos comuns incluem a sensação de nojo provocada por resíduos corporais como suor, urina, saliva ou sêmen; por substâncias gelatinosas como cola, geleia ou carne e até mesmo por objetos como torneiras, maçanetas, tampa de vaso sanitário, corrimão de escadas ou botão de elevador tocados por muitas pessoas.

Entretanto, certas compulsões, como, por exemplo, dar uma olhada para o lado, tocar, raspar, estalar os dedos, fechar as mãos com força, são atos voluntários, realizados muitas vezes sem serem precedidos por qualquer obsessão definida, mas apenas por um desconforto físico ou uma sensação interna e generalizada de tensão ou energia que precisa ser descarregada por meio de atos repetidos que lembram os tiques (que são movimentos ou sons breves, repetidos, sem objetivo ou propósito e que a pessoa em geral não consegue controlar ou controla apenas por pouco tempo). Esses movimentos causam constrangimento e embaraço à pessoa quando em situações públicas.

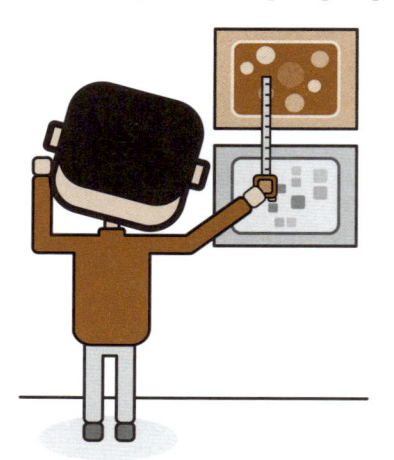

O indivíduo descreve a sensação que precede os atos repetitivos como uma sensação desagradável de urgência, do tipo "tenho que..." ou "tem que...", ou ainda como uma "agonia" que é aliviada com a realização do ritual. Os fenômenos que precedem tais atos foram denominados de fenômenos sensoriais. Em particular, os rituais de alinhamento, exatidão, ordem e simetria são geralmente precedidos pelos fenômenos sensoriais, sobretudo pelo que foi descrito como sensações ou percepções *just right* e *not just right*. Esses termos se referem à sensação interna de que os objetos deveriam estar em certa ordem, em determinado lugar ou em uma posição específica, que seria a correta (*just right*), que "tem que ser" e não estão. Quando os objetos estão desalinhados, a sensação é de que as coisas não estão certas, direitas, alinhadas ou como "deveriam" estar (*not just right*). Tais sensações compelem o indivíduo a fazer algo, como, por exemplo, alinhar ou movimentar os objetos até sentir que as coisas estão "certas" (*just right*) ou "direitas".

Compulsões

Compulsões ou rituais são popularmente conhecidos como manias. Trata-se de comportamentos repetitivos (p. ex., lavar as mãos, organizar, verificar) ou atos mentais (rezar, contar) que o indivíduo se sente compelido a executar em resposta a uma obsessão ou em razão de regras que devem ser seguidas rigidamente. São atos voluntários, repetitivos e estereotipados, realizados com a finalidade de aliviar a ansiedade, o sofrimento ou o desconforto físico associados às obsessões, ou com a intenção de afastar uma ameaça, de prevenir desastres ou possíveis danos a si próprio e a outras pessoas. São atos claramente excessivos aos quais o indivíduo não consegue resistir. Ao contrário de outros atos repetitivos, eles têm uma motivação, uma finalidade: a redução da ansiedade que acompanha as obsessões.

Os exemplos de compulsões são muitos e variados: verificar as portas, o fogão, o botijão de gás repetidas vezes antes de deitar; lavar as mãos repetidas vezes para proteger-se de germes ou contaminação; fazer certas coisas um determinado número de vezes, como apagar e acender a luz; abrir e fechar um programa ou aplicativo de computador repetidamente para que não aconteça uma desgraça; puxar e soltar a alavanca do freio de mão do carro para ter certeza de que ficou bem travado;

verificar repetidamente se os documentos estão na carteira, entre outros. Também são comuns comportamentos repetitivos como tocar, olhar fixamente, bater de leve, raspar, estalar os dedos ou as articulações, sentar e levantar, entrar e sair de um cômodo. Nestes últimos exemplos, nem sempre fica claro o que levou o indivíduo a repetir tais atos.

A pressão para agir é decorrente, na maioria das vezes, da ansiedade ou do medo associados a um pensamento (obsessão) de conteúdo catastrófico, como verificar o gás porque a casa poderia incendiar, ou, conforme já mencionado, em razão de um desconforto físico, como ter que estalar os dedos, olhar para o lado ou bater na parede para aliviar uma "agonia" ou uma sensação desagradável (fenômeno sensorial).

As compulsões também podem assumir a forma de atos mentais e, nesse caso, são chamadas de compulsões mentais, como, por exemplo, contar, rezar, repetir palavras ou frases em silêncio, relembrar várias vezes uma cena, repassar argumentos mentalmente, substituir uma imagem "ruim" por outra considerada "boa". Tais atos são realizados com a mesma finalidade que as demais compulsões: reduzir ou eliminar a ansiedade associada a uma obsessão, ou afastar um perigo ou ameaça imaginados. Como são executados em silêncio, nem sempre são percebidos pelas demais pessoas.

As compulsões, em geral, são claramente excessivas, como, por exemplo, ficar no banho mais de uma hora, lavar as mãos inúmeras vezes (eventualmente mais de uma centena de vezes em um mesmo dia), ou não têm conexão realística com o que pretendem neutralizar ou prevenir, como, por exemplo, não pisar nas juntas das lajotas da calçada para que não aconteça algo de ruim no dia seguinte, dar três batidas em uma pedra da calçada ao sair de casa para que o filho que está viajando não se acidente, mandar um beijo para o avião que está passando para que não caia, alinhar os chinelos ao lado da cama para a mãe não adoecer. Nesses casos, subjacentes a esses rituais, existe um pensamento catastrófico e uma crença de conteúdo mágico, muito semelhante ao que ocorre nas superstições, em que a pessoa acredita poder agir a distância ou no futuro, por contato (toque) ou semelhança (cor da roupa), e acredita ainda que tem o poder de impedir que desgraças venham a acontecer se realizar determinados atos.

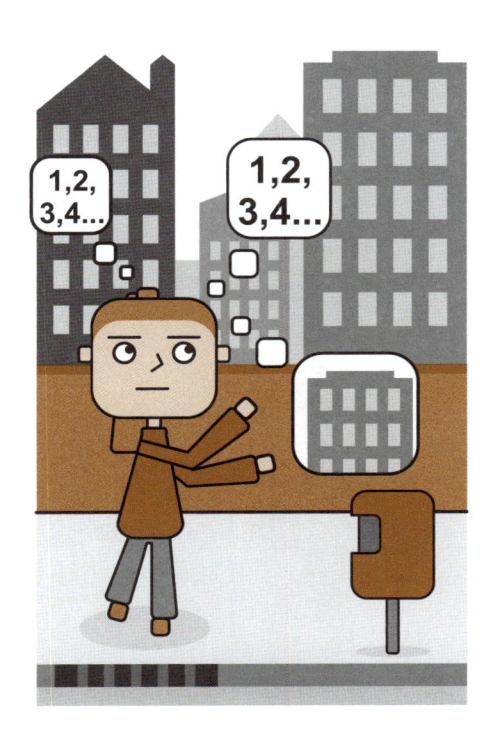

Exercício 1.1
Identificação de obsessões e compulsões

Agora que você já aprendeu o que são obsessões e compulsões, pense se elas estão presentes em seu dia a dia. Visualize o exemplo a seguir e anote um ou mais exemplos pessoais nos espaços em branco.

OBSESSÃO	COMPULSÃO
Antes de deitar, vem a minha mente a dúvida se ativei ou não o despertador do celular para o dia seguinte.	Verifico diversas vezes, desativo e ativo novamente o despertador para ter certeza de que ficou ligado e, mesmo assim, fico inseguro.

Evitações

As evitações são um sintoma muito comum no TOC e ao qual muitas vezes não se dá a devida importância. São atos voluntários destinados a impedir o contato direto ou imaginário com pessoas, objetos, locais, pensamentos ou imagens percebidos como perigosos ou indesejáveis e que despertam as obsessões. São, portanto, comportamentos, como as compulsões, executados com a finalidade de afastar a ameaça ou o perigo percebidos e, assim, reduzir o medo, a ansiedade e o desconforto que acompanham as obsessões. As evitações costumam ser muitas vezes as principais responsáveis pelo comprometimento ou pela incapacitação que o transtorno acarreta.

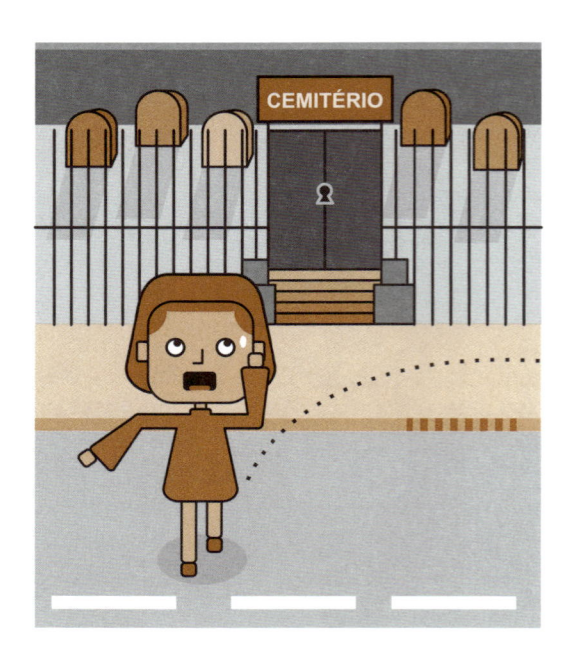

A seguir, são apresentados alguns exemplos de objetos, locais/situações e pessoas que costumam ser evitados por quem tem TOC:

1. **Objetos:** corrimãos, botões do elevador, interruptores, *mouses*, teclados de computador, telefones públicos, dinheiro, toalhas e lençóis de hotel, lixeiras, facas.
2. **Locais/situações:** banheiros públicos, hospitais, clínicas, cemitérios, funerárias, bancos de coletivos ou de praças públicas, caminhão do lixo.
3. **Pessoas:** mendigos, pessoas que tenham algum ferimento ou curativo aparente, que estão com câncer ou são consideradas "azaradas".

As evitações são muito comuns em indivíduos que têm medo de contaminação e podem se manifestar por meio da exigência do uso exclusivo de tolhas, sabonetes, por não abrirem as janelas da casa ou por impedirem os familiares de sentarem no sofá da sala ou na cama ou de entrarem em determinado cômodo considerado "limpo", o que pode ser motivo de conflitos e discussões.

Exercício 1.2
Identificação de comportamentos evitativos ou evitações

Você evita objetos, lugares ou pessoas por medo de se contaminar, contrair doenças ou porque certo objeto pode dar azar? Em caso afirmativo, anote um ou mais exemplos nos espaços em branco.

OBSESSÃO	EVITAÇÃO
Medo de contaminação ao ter contato com produtos de limpeza ou venenos domésticos.	*Evito passar pelo corredor de produtos de limpeza ou de venenos domésticos no supermercado.*

Outras manifestações do TOC

Além das obsessões, compulsões e evitações, os indivíduos com TOC podem apresentar outros comportamentos que são realizados com a mesma finalidade de diminuir ou eliminar o medo e a aflição associados às obsessões. Destacam-se as **neutralizações**, a **hipervigilância** e a **lentidão obsessiva**, que, em razão do alívio que produzem, passam a ser repetidas e, com frequência, são responsáveis pelos impactos nas rotinas diárias causados pelo transtorno.

Neutralização

A palavra "neutralização" é utilizada para designar atos físicos ou mentais que, embora menos repetitivos, menos estruturados e mais eventuais que as compulsões, são realizados com a mesma finalidade destas: aliviar a ansiedade e o medo associados às obsessões, e afastar a ameaça ou o perigo imaginados. O termo refere-se, ao mesmo tempo, a atos físicos visíveis e a atos mentais que não são visíveis e à sua função – neutralizar pensamentos, impulsos ou imagens. Designa, de acordo com Freeston,* "todo e qualquer esforço ou ato voluntário ou esforço cognitivo realizado com a finalidade de remover, prevenir ou atenuar um pensamento intrusivo e o desconforto associado ou modificar o significado do pensamento". São exemplos de neutralização:

1. Tentar interromper ou afastar pensamentos ou palavras indesejáveis.
2. Anular um pensamento, uma imagem ou uma palavra "ruim" com um pensamento, uma imagem ou uma palavra "boa".
3. Argumentar consigo mesmo para chegar a um estado de 100% de certeza.
4. Repassar diálogos, cenas e sequências de fatos para ter certeza de que não cometeu uma falha.
5. Repetir frases como forma de se reassegurar: "Se é TOC, perdoado estás por esses pensamentos!".
6. Tentar obter garantias por parte de outras pessoas de que fez a coisa certa, de que não cometeu falhas ou de que não correu o risco de se contaminar em determinada ocasião, repetindo perguntas e solicitando confirmações.

Exercício 1.3
Identificação de neutralizações

Você tenta neutralizar certos pensamentos ou imagens? Identifique um exemplo.

OBSESSÃO	NEUTRALIZAÇÃO
Imagem da esposa sendo estuprada.	Substituo a imagem por outra agradável (minha esposa e eu felizes, relaxando na beira da praia).

Hipervigilância

A hipervigilância, no TOC, caracteriza-se pela atitude de estar constantemente atento para os estímulos (objetos, pessoas, locais) que despertam as obsessões. É muito comum em pessoas que têm medo de contaminação. As pessoas que apresentam esse tipo de medo estão com o radar permanentemente ligado para sujeira, lixo, pessoas com curativos nas mãos, mendigos, pessoas com câncer ou com risco de contrair HIV (dependentes químicos, homossexuais). As pessoas com esse tipo de obsessão percebem impressões digitais onde ninguém percebe, procuram pó nos cantos das estantes e, com frequência, acham alguma sujeira no copo ou no prato do restaurante. Sabe-se que essa atenção aumentada que estamos chamando de hipervigilância faz a pessoa encontrar muito mais o que teme, do que se não ficasse tão atenta e focada. Quanto mais a pessoa se preocupa com sujeira, mais vê su-

---

* Freeston MH, Ladouceur R. Exposure and response prevention for obsessive thoughts. Cogn Behav Pract. 1999;6:362-83.

jeira. Da mesma forma, vigiar pensamentos indesejáveis e perturbadores e esforçar-se por afastá-los provoca o efeito contrário: aumenta sua intensidade e frequência.

> **PAOLA**
> Paola tinha obsessões envolvendo sujeira. Passava o dedo nos cantos das estantes da sala depois que a faxineira executava seu trabalho, para ver se a limpeza havia sido bem feita, e, inevitavelmente, encontrava pó. Também costumava olhar contra a luz as prateleiras e uma mesa de vidro, encontrando "digitais" que as demais pessoas não percebiam.

Exercício 1.4
Identificação de hipervigilância

Você costuma ficar sempre muito atento aos estímulos que provocam suas obsessões (p. ex., sujeira, certas pessoas)? Em caso afirmativo, identifique um exemplo e anote no quadro a seguir.

OBSESSÃO	HIPERVIGILÂNCIA
Medo de contrair doenças ao pisar em manchas no chão (mesmo usando sapatos).	*Ao andar na rua, olho constantemente para o chão à procura de manchas.*

Lentidão obsessiva e indecisão

É comum que indivíduos com TOC demorem muito tempo para tomar decisões como concluir e entregar um trabalho ou que executem algumas tarefas muito devagar (p. ex., demorar horas no banho, para comer, para escovar os dentes ou para vestir-se ou atar os tênis). Essa lentidão pode ocorrer em razão de fatores cognitivos, como a necessidade de ter certeza de que as tarefas foram feitas de forma perfeita (perfeccionismo); por exemplo, de que o banho foi perfeito e nenhuma parte do corpo deixou de ser lavada minuciosamente, ou de que a combinação das roupas está perfeita. A pessoa exige, nesses casos, um grau de certeza ou de perfeição geralmente impossível de ser atingido. Essa crença pode interferir na realização de tarefas simples como as que foram citadas. Tais tarefas se tornam "intermináveis" ou são repetidas inúmeras vezes, pois são associadas a dúvidas, necessidade de ter certeza, verificações, dificuldade de decidir quando encerrar, repetições, protelações. A lentidão obsessiva e as protelações, de maneira geral, comprometem o desempenho profissional, causando, muitas vezes, abandono do trabalho ou demissão. Em alguns casos, o sintoma é muito grave, e o indivíduo se torna totalmente incapacitado.

> **CLÁUDIO**
> Cláudio tinha 43 anos e trabalhava no setor administrativo de uma grande empresa. Usava diariamente o computador no ambiente de trabalho para a realização de suas atividades. Há mais de 10 anos, tinha como objetivo comprar um computador para sua casa. Praticamente todas as semanas, buscava informações com vendedores, em lojas *on-line* ou *sites* especializados. No entanto, apesar de ter o dinheiro para a aquisição, nunca conseguia efetivamente fazer a compra, pois, sempre que buscava informações, se deparava com uma diversidade de possibilidades quando levava em conta os custos e benefícios de cada um dos equipamentos. Isso, somado à incerteza de que, no dia seguinte, poderia ser lançado um equipamento ainda melhor, fazia Cláudio se manter indeciso e protelar a compra semana após semana.

JOÃO

João precisava escovar inúmeras vezes os dentes, iniciando pelo lado direito, depois o lado esquerdo, no meio, na frente e atrás, sempre na mesma sequência. Demorava cerca de 15 minutos em cada escovação e já estava apresentando retraimento da gengiva e prejudicando o esmalte dos dentes. O ritual se tornou tão cansativo que há 6 meses deixou de escovar os dentes.

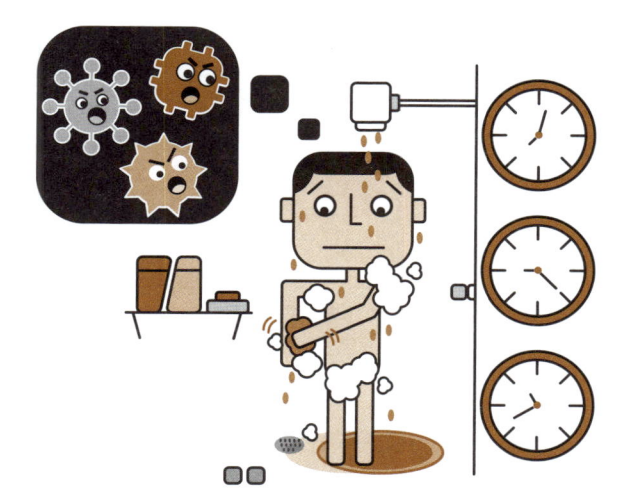

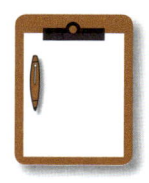

LUIZA

Luiza chegou a demorar mais de 4 horas no banho, pois necessitava ter certeza de que não deixara de passar sabonete e de esfregar várias vezes e com força nenhum milímetro de sua pele. Como não conseguia ter essa certeza, não encerrava o banho, que se tornou um verdadeiro suplício e, por esse motivo, depois de muito sofrimento, passou a evitá-lo. Quando procurou ajuda, fazia um mês que não tomava banho.

Exercício 1.5
Identificação de lentidão obsessiva e indecisão

Você costuma protelar tarefas em razão de indecisões ou percebe que é muito demorado para executar determinadas atividades? Em caso afirmativo, anote um exemplo no quadro a seguir, conforme o modelo. Identifique a crença (ou obsessão) que antecede a lentidão.

OBSESSÃO OU CRENÇA	LENTIDÃO
Necessidade de ter certeza de que a louça ficou bem limpa e sem sabão.	Demoro para lavar a louça, ensaboando e enxaguando excessivamente e de forma repetida.

HORÁRIOS E LOCAIS DOS SINTOMAS OBSESSIVO-COMPULSIVOS (MAPA DO TOC)

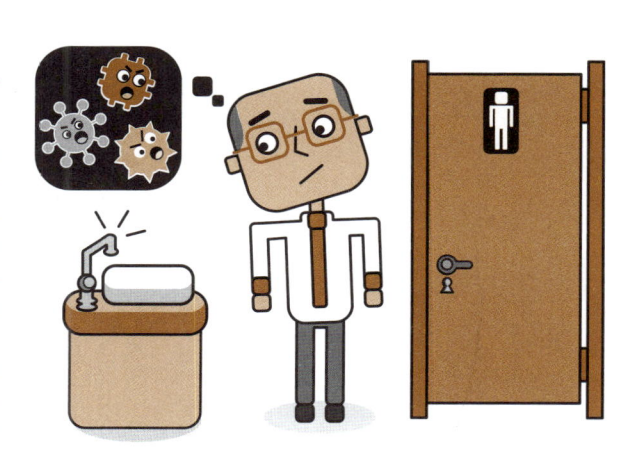

Os sintomas do TOC, em especial as obsessões, na maioria das vezes têm horário e local para acontecer, sendo, então, previsíveis: antes de deitar, ao chegar e sair de casa, ao usar um banheiro público, ao usar o cartão de crédito ou dinheiro, etc. Tais situações, horários e locais estão associados a objetos ou ações (fechadura da porta; maçaneta, torneira, porta ou descarga do banheiro; efetuar pagamentos) que despertam as obsessões e a necessidade de fazer os rituais ou de evitar o contato. Identificar esses locais e horários críticos é fazer um "mapa" do TOC. O "mapa" é muito importante para a programação dos exercícios, como veremos no Capítulo 5, sobre o início da terapia.

O que não é TOC

Uma observação muito importante: tanto as obsessões como as compulsões e, sobretudo, as evitações não são sintomas exclusivos do TOC. Elas podem estar presentes em inúmeros outros transtornos mentais, logo, é importante distingui-los do TOC. Por exemplo, é comum que pessoas com transtornos alimentares tenham pensamentos obsessivos sobre peso e calorias, façam verificações muitas vezes ao dia ou tenham compulsão por ingerir grandes quantidades de comida em curto espaço de tempo, como observado no chamado transtorno do comer compulsivo. Compulsões são comuns em outros transtornos do espectro obsessivo-compulsivo que não são considerados TOC (compulsão por arrancar cabelos, roer unhas, beliscar-se). Pessoas com transtornos por uso de substâncias podem ter obsessões e compulsões relacionadas com uma determinada substância (p. ex., álcool, cocaína). As compulsões são ainda mais comuns nos transtornos do controle de impulsos (piromania, cleptomania, comprar compulsivo), no transtorno do jogo (jogo patológico) e também em certas doenças neurológicas. Obsessões e compulsões ocorrem com frequência no transtorno de ansiedade generalizada (preocupações excessivas sobre a possibilidade de acontecer alguma desgraça com outras pessoas, seguidas de verificações). No transtorno de sintomas somáticos (hipocondria), há medo e preocupação em ter uma doença grave que não foi diagnosticada pelos médicos, seguida de verificações frequentes por meio de apalpações, medições de pulso, pressão e temperatura, visitas repetidas ao médico e solicitações intermináveis de novos exames. As obsessões relacionadas com culpa e responsabilidade são muito comuns nos quadros depressivos. As evitações, tão frequentes no TOC, são típicas das fobias específicas (medo de altura, de pequenos animais, de insetos, etc.) e são muito comuns também nos transtornos de pânico e de ansiedade social. Se você tem dúvida se os sintomas que apresenta são ou não TOC ou se podem ser manifestações de outros quadros psiquiátricos ou até de doenças neurológicas, é recomendável que consulte um profissional (psiquiatra ou psicólogo) para uma avaliação diagnóstica.

Impacto do TOC na família: acomodação familiar

O indivíduo com TOC costuma envolver todos os membros da família em seus sintomas, obrigando-os a participar de seus rituais e seguir suas regras (não entrar em casa com os sapatos, lavar as mãos e trocar de roupa antes de cumprimentar as pessoas, não modificar a posição de certos objetos ou não sentar no sofá da sala quando vem da rua sem antes trocar a roupa, etc.), um fenômeno conhecido como **acomodação familiar**. Esse fenômeno é muito comum quando a pessoa com TOC tem medo de contaminação. Nesse caso, exige o uso exclusivo de toalhas, sabonetes, sofá e até mesmo de certos cômodos da casa (p. ex., determinado banheiro), bem como impede os familiares de abrir as janelas (medo de germes da rua), de entrar em seu quarto ou em determinado cômodo considerado "limpo", o que pode ser motivo para atritos e discussões. Essas exigências geram conflitos e discussões que, não raro, podem terminar em agressões físicas caso os familiares não aceitem segui-las. Por tais razões, costuma-se afirmar que o TOC muitas vezes acaba adoecendo toda a família. Por exemplo, uma paciente obrigava os familiares a tirar os sapatos para entrar em casa e a trocar toda a roupa; outra exigia que o marido tomasse banho imediatamente antes das relações sexuais; uma terceira obrigava o marido a lavar a boca antes de beijá-la, ao chegar do trabalho; e outra, ainda, fazia seu filho de 2 anos usar luvas para abrir a porta.

TENHO OU NÃO TENHO TOC?

O TOC, na maioria das vezes, é uma doença silenciosa. Podem se passar anos entre a manifestação dos primeiros sintomas na infância ou na adolescência e o momento em que o próprio paciente ou seus familiares desconfiam que algo está errado. Acende-se uma luz vermelha quando os sintomas se tornam graves e passam a interferir nas rotinas da família ou a comprometer o desempenho na escola, ou então quando são casualmente identificados em uma consulta com profissionais da saúde, como dermatologistas, psicólogos ou psiquiatras, ou quando os professores notam algo estranho no comportamento e queda no rendimento escolar. Outras vezes, a suspeita surge depois de ouvir um programa de rádio ou assistir a um programa de televisão, ler alguma revista ou pesquisar na internet, onde os comportamentos descritos servem de alerta para o que pode estar acontecendo. Na maioria das vezes, a família ou o próprio paciente decidem buscar ajuda apenas quando os sintomas são graves ou quando já existem repercussões importantes nas rotinas diárias, no desempenho escolar ou no funcionamento familiar. No entanto, o ideal é não deixar chegar a esse ponto e buscar uma orientação o mais breve possível, assim que os primeiros sintomas forem percebidos, mesmo que sejam de intensidade leve.

Exercício 1.6
Tenho ou não tenho TOC?

Se você está em dúvida se tem ou não TOC, leia as afirmativas a seguir e assinale com um X aquelas com as quais você se identifica.

- ☐ Preocupo-me demais com sujeira, germes, contaminação ou doenças.
- ☐ Lavo as mãos a todo momento ou de forma exagerada; demoro muito tempo no banho.
- ☐ Envolvo-me demais na limpeza da casa, dos móveis e dos objetos ou na lavagem de roupas.
- ☐ Se toco em certos objetos (corrimãos, maçanetas, dinheiro, etc.), tenho que lavar as mãos depois.
- ☐ Evito certos lugares (banheiros públicos, hospitais, cemitérios) por achar que posso contrair doenças.
- ☐ Verifico várias vezes portas, janelas, gás, fogão, documentos.
- ☐ Minha mente é invadida por pensamentos que me perturbam e repugnam (de conteúdo violento, blasfemo ou sexual inaceitável), mas que não consigo afastar.
- ☐ Preocupo-me demais com ordem, alinhamento, simetria ou o lugar das coisas e fico aflito(a) quando os objetos estão fora do lugar.
- ☐ Necessito fazer certas coisas (tocar, entrar e sair de um lugar, falar certas palavras ou frases) de forma repetida e sem sentido ou de determinada maneira.
- ☐ Guardo coisas inúteis (jornais velhos, notas fiscais antigas, caixas vazias, sapatos ou roupas velhas) e tenho muita dificuldade em desfazer-me delas.

Caso tenha marcado uma ou mais dessas afirmativas, existe a possibilidade de você ter TOC. Porém, é importante lembrar que, para o diagnóstico definitivo, os sintomas devem consumir boa parte de seu tempo (mais de uma hora por dia) ou causar sofrimento acentuado e/ou interferir significativamente em sua rotina, seu desempenho no trabalho ou acadêmico ou em seus relacionamentos sociais e familiares. Esses sintomas não devem fazer parte das manifestações de outros transtornos mentais. No Quadro 1.1, você pode visualizar os critérios necessários para o diagnóstico do TOC de acordo com o *Manual diagnóstico e estatístico de transtornos mentais* (DSM-5).

Nos demais capítulos deste livro, você encontrará informações adicionais sobre os sintomas do TOC, incluindo descrições mais detalhadas dos diferentes tipos de manifestações, o tratamento e a forma como lidar com cada uma delas. No entanto, se você percebeu, na leitura realizada até aqui, que tem sintomas obsessivo-compulsivos graves ou se está com dúvidas se conseguirá lidar com eles sozinho, não deixe de procurar ajuda especializada de um psiquiatra ou psicólogo. Procure informar-se antes a respeito dos profissionais em sua cidade ou em cidades vizinhas que têm experiência com TOC e entre em contato.

> **QUADRO 1.1**
> **Critérios diagnósticos para transtorno obsessivo-compulsivo, segundo o DSM-5**
>
> A. Presença de obsessões, compulsões ou ambas:
>   Obsessões são definidas por (1) e (2):
>   1. Pensamentos, impulsos ou imagens recorrentes e persistentes que, em algum momento durante a perturbação, são experimentados como intrusivos e indesejados e que, na maioria dos indivíduos, causam ansiedade acentuada ou sofrimento.
>   2. O indivíduo tenta ignorar ou suprimir tais pensamentos, impulsos ou imagens ou neutralizá-los com algum outro pensamento ou ação.
> B. As compulsões são definidas por (1) e (2):
>   1. Comportamentos repetitivos (p. ex., lavar as mãos, organizar, verificar) ou atos mentais (p. ex., orar, contar ou repetir palavras em silêncio) que o indivíduo se sente compelido a executar em resposta a uma obsessão ou de acordo com regras que devem ser rigidamente aplicadas.
>   2. Os comportamentos ou os atos mentais visam prevenir ou reduzir a ansiedade ou o sofrimento ou evitar algum evento ou situação temida; entretanto, esses comportamentos ou atos mentais não têm uma conexão realista com o que visam neutralizar ou evitar ou são claramente excessivos. Nota: Crianças pequenas podem não ser capazes de enunciar os objetivos desses comportamentos ou atos mentais.
> C. As obsessões ou compulsões tomam tempo (p. ex., tomam mais de uma hora por dia) ou causam sofrimento clinicamente significativo ou prejuízo no funcionamento social, profissional ou em outras áreas importantes da vida do indivíduo.
> D. Os sintomas obsessivo-compulsivos não se devem aos efeitos fisiológicos de uma substância (p. ex., droga de abuso, medicamento) ou a outra condição médica.
> E. A perturbação não é mais bem explicada pelos sintomas de outro transtorno mental (p. ex., preocupações excessivas, como no transtorno de ansiedade generalizada; preocupação com a aparência, como no transtorno dismórfico corporal; dificuldade de descartar ou de se desfazer de pertences, como no transtorno de acumulação; arrancar os cabelos, como na tricotilomania [transtorno de arrancar o cabelo]; beliscar a pele, como no transtorno de escoriação [*skin picking*]; estereotipias, como no transtorno de movimento estereotipado; comportamento alimentar ritualizado, como nos transtornos alimentares; preocupação com substâncias ou jogo, como nos transtornos relacionados a substâncias e transtornos aditivos; preocupação com ter uma doença, como no transtorno de ansiedade de doença; impulsos ou fantasias sexuais, como nos transtornos parafílicos; impulsos, como nos transtornos disruptivos, do controle de impulsos e da conduta; ruminações de culpa, como no transtorno depressivo maior; inserção de pensamento ou preocupações delirantes, como nos transtornos do espectro da esquizofrenia e outros transtornos psicóticos; ou padrões repetitivos de comportamento, como no transtorno do espectro autista).
>
> Fonte: American Psychiatric Association. Manual diagnóstico e estatístico de transtornos mentais: DSM-5. 5. ed. Porto Alegre: Artmed, 2014.

UMA PALAVRA FINAL

É importante salientar, ainda, que mais da metade das pessoas que têm TOC pode, ao mesmo tempo, apresentar outros transtornos psiquiátricos, uma condição chamada de comorbidade. É muito comum, por exemplo, que, além de TOC, a pessoa também tenha depressão, transtornos de ansiedade (pânico, fobias, ansiedade generalizada), transtorno de tiques, transtorno de déficit de atenção com ou sem hiperatividade, entre outros. Nesse caso, o tratamento é, em geral, mais complexo, porque o profissional deve levar em conta as demais condições presentes. Mesmo se esse for o seu caso, ainda assim você poderá se beneficiar da leitura e da realização dos exercícios que encontrará ao longo dos capítulos deste livro.

Teste seus conhecimentos

Para encerrar, um pequeno questionário para avaliar os conhecimentos adquiridos com a leitura deste primeiro capítulo sobre as manifestações do TOC.

1. Ser atormentado por dúvidas como se trancou ou não a porta, desligou ou não o gás ou a geladeira são exemplos de:
   (a) Obsessões
   (b) Compulsões
   (c) Evitações
   (d) Neutralizações

2. Repetir mentalmente palavras, frases ou rezas para afastar medos são:
   (a) Obsessões
   (b) Compulsões mentais
   (c) Evitações
   (d) Hipervigilância

3. As evitações são comuns no TOC e têm como finalidade prevenir possíveis eventos negativos ou ameaças imaginadas, ou simplesmente reduzir o desconforto sentido caso a pessoa entre em contato com o objeto ou se depare com a situação que o provoca. Em que outros transtornos mentais as evitações também são muito comuns:
   (a) Depressão
   (b) Fobias
   (c) Transtornos alimentares
   (d) Transtorno de arrancar cabelos (tricotilomania)

4. É mais comum que o início do TOC ocorra:
   (a) Na infância
   (b) Na adolescência
   (c) Na idade adulta
   (d) Na velhice

5. A principal característica das compulsões ou rituais é:
   (a) São pensamentos que geram ansiedade.
   (b) São os principais responsáveis pelo sofrimento no TOC.
   (c) São comportamentos executados com a finalidade de reduzir a ansiedade associada às obsessões.
   (d) São involuntários.

Respostas: 1 – a; 2 – b; 3 – b; 4 – b; 5 – c

capítulo 2

As causas do TOC: fatores cerebrais

Uma das primeiras perguntas que os pacientes fazem ao profissional depois que ele confirma o diagnóstico de TOC é: "Por que eu tenho TOC?" ou "Quais são as causas do TOC?" ou, ainda, "O que provoca o TOC?". São perguntas para as quais não se tem uma resposta consistente, pois não se conhecem as causas desse transtorno. Ainda não foi identificada uma causa definida para o TOC, como, por exemplo, no caso da úlcera gástrica, em que foi identificada uma bactéria – o *Helicobacter pylori* – como responsável pela doença, descoberta essa que modificou completamente o tratamento, que passou a ser o uso de antibióticos e não mais dietas e antiácidos. Infelizmente, com o TOC não ocorre o mesmo. No entanto, apesar de não se ter descoberto uma causa específica para o transtorno, também não se pode simplesmente afirmar que não se conhecem suas causas.

Na verdade, há alguns fatores bem conhecidos que contribuem para o surgimento e, sobretudo, para a manutenção do transtorno. Esse conhecimento nos tem permitido controlar os sintomas e até eliminá-los. Também é verdadeira a afirmação de que ainda não é possível curar o TOC porque não se conhecem as causas, uma vez que a cura só seria possível se elas pudessem ser removidas, como ocorre com a *Helicobacter*. É por isso que, mesmo depois de um tratamento bem-sucedido, em que os sintomas foram eliminados por completo, é comum o profissional alertar o paciente que os sintomas podem retornar um dia e, por esse motivo, é importante estar vigilante para qualquer indício de recaída.

Neste e no próximo capítulo, vamos apresentar um resumo do que se conhece sobre os fatores etiológicos do TOC – cerebrais e psicológicos –, que contribuem para o surgimento e a manutenção dos sintomas. Apontaremos os pontos fortes, bem como as eventuais fragilidades dessas explicações, e destacaremos as questões que ainda continuam em aberto. Ainda neste capítulo, vamos abordar as causas ou os fatores cerebrais; e, no próximo, as causas ou fatores psicológicos, pois ambos podem contribuir para o surgimento da doença em algum momento da vida dos pacientes.

UMA QUESTÃO COMPLICADA: O TOC É UMA OU MAIS DE UMA DOENÇA?

A primeira questão que surge quando se quer esclarecer as causas do TOC é saber se estamos falando de uma única doença ou de um grupo de doenças, pois suas manifestações são muito variadas. No primeiro capítulo, descrevemos as diferentes manifestações ou dimensões do transtorno. A primeira observação é de que elas são muito distintas entre si. Então, fica a questão: o que uma pessoa que tem medo de contaminação e lava as mãos repetidas vezes tem em comum com uma outra que alinha os objetos, que tem dúvidas intermináveis ou é atormentada por pensamentos que considera moralmente inaceitáveis?

Para complicar ainda mais as coisas, os sintomas variam muito de indivíduo para indivíduo: em alguns, eles iniciam tardiamente, já na idade adulta, são de intensidade leve e melhoram facilmente com o tratamento. Em outros, iniciam muito cedo, ainda na infância, muitas vezes são acompanhados de tiques, podem ser extremamente graves, não raro são incapacitantes e podem não responder a praticamente nenhuma forma de tratamento. Todas essas pessoas seriam vítimas de uma mesma doença? Ou estamos diante de um grupo de doenças? E se é a mesma doença, quais seriam suas causas e qual a explicação para todas essas diferenças? No que se refere às causas, as evidências apontam para a influência de fatores cerebrais e psicológicos que, mesmo considerados em conjunto, não permitem ainda uma resposta satisfatória sobre o que faz certas pessoas apresentarem sintomas obsessivo-compulsivos em algum momento da vida, mais comumente na fase inicial da adolescência. A tendência atual é considerar as diferentes manifestações (contaminação, simetria, pensamentos violentos, acumulação) como dimensões de uma única doença, embora essa tendência possa mudar, como está ocorrendo com a acumulação compulsiva, que já está sendo vista como um transtorno separado: o transtorno de acumulação.

Avançou-se bastante na identificação de alterações cerebrais em indivíduos com sintomas obsessivo-compulsivos, bem como na identificação de fatores psicológicos que perpetuam a doença (comportamentos que funcionam como reforçadores de rituais e impedem a modificação de crenças erradas e a superação de medos). Como resultado desses conhecimentos, na maioria dos casos, os sintomas podem ser controlados por meio de medicamentos, terapia cognitivo-comportamental (TCC) ou por ambos os métodos associados; eventualmente são removidos por completo, o que já é uma grande notícia, mesmo se estando ainda longe de elucidar totalmente as causas do TOC, como já mencionado. Mas outras vezes não, e não se sabe bem quais são os fatores que influenciam essa refratariedade aos tratamentos.

A DIVERSIDADE DE CAUSAS ENVOLVIDAS NO TOC

As evidências sugerem que diversos fatores ou causas podem contribuir para o surgimento e a manutenção dos sintomas obsessivo-compulsivos:

1. **fatores ou causas cerebrais ou neurobiológicos**, que incluem predisposição genética para desenvolver o transtorno, alterações cerebrais provocadas por doenças cerebrais (infecções por estreptococo, encefalites, tumor cerebral, distúrbios vasculares, traumatismos craniencefálicos e alterações na neurofisiologia e neuroquímica cerebrais);
2. **fatores ou causas psicológicos:** comportamentais (comportamentos como rituais ou evitações que produzem alívio dos desconfortos e medos provocados pelas obsessões e, por esse motivo, acabam reforçando o transtorno); cognitivos (avaliações, interpretações e crenças distorcidas ou erradas);
3. **fatores ou causas familiares e ambientais:** além da genética, acredita-se que o ambiente familiar e, sobretudo, a forma como a família lida com os sintomas possam contribuir de alguma maneira para o surgimento (estilo de educação, observação de outros parentes com a doença) e a manutenção do transtorno por meio do apoio que a família pode dar para a execução dos rituais e para os comportamentos evitativos. Esse fenômeno é chamado de acomodação familiar. Experiências traumáticas e ansiedade de separação parecem estar associadas a uma maior probabilidade de se ter TOC.

Tem sido verificado também que o estresse associado ao aumento de exigências e de responsabilidade, como no final do parto e depois do nascimento do bebê, pode estar associado ao surgimento do TOC ou ao aumento dos sintomas obsessivo-compulsivos no período pós-parto. Logo, os fatores que concorrem para o surgimento, a manutenção e o agravamento dos sintomas obsessivo-compulsivos constituem um conjunto bastante grande e complexo. Entretanto, sabe-se muito pouco sobre os motivos pelos quais um indivíduo, em determinado momento de sua vida, passa a apresentar TOC. Vamos, então, examinar em detalhes os fatos que apontam para possíveis fatores ou causas cerebrais do TOC.

O CÉREBRO E O TOC

Inúmeras evidências apoiam a hipótese de que o cérebro tem um papel importante no TOC. Várias doenças cerebrais podem ter entre suas manifestações sintomas obsessivo-compulsivos. Alterações neuroquímicas e neurofisiológicas também têm sido comprovadas de forma consistente em indivíduos com o transtorno. Em especial, o sucesso do uso de medicamentos do grupo dos inibidores da recaptação de serotonina (clomipramina, fluoxetina, sertralina, fluvoxamina, citalopram, escitalopram) em reduzir os sintomas obsessivo-compulsivos é o grande argumento a favor do comprometimento do cérebro no TOC. Vamos falar desse efeito mais adiante no presente capítulo. Talvez esse comprometimento seja apenas funcional, embora algumas pesquisas apontem também para alterações morfológicas de certas áreas.

Doenças neurológicas e sintomas obsessivo-compulsivos

Uma pista de que pode haver a participação do cérebro no TOC é o fato de se observarem sintomas obsessivo-compulsivos no curso de várias doenças cerebrais. Um fato ocorrido na Europa, ainda no século passado, ao fim da Primeira Guerra Mundial e que se estendeu ao longo dos anos seguintes, chamou a atenção para uma possível relação entre cérebro/áreas cerebrais e sintomas obsessivo-compulsivos. Nessa época, houve uma epidemia de encefalite em Viena, descrita pelo doutor Constantin von Economo como encefalite letárgica, pois a sonolência era um de seus principais sintomas. Muitos dos sobreviventes apresentavam, junto com outras sequelas neurológicas pós-encefalíticas, tiques motores e comportamentos repetitivos ritualísticos (compulsões).

Desde esses primeiros relatos, os sintomas obsessivo-compulsivos têm sido descritos no curso de várias infecções cerebrais como encefalites e toxoplasmose; no curso de doenças degenerativas, como paralisia supranuclear progressiva, doença de Parkinson, doença de Huntington, esclerose múltipla e doença de Wilson; e em uma patologia hereditária rara, a neuroacantose. Esses sintomas foram descritos também após acidentes vasculares cerebrais, como na trombose do seio cavernoso e no infarto dos gânglios basais (núcleos de substância cinzenta situados em zonas profundas do cérebro) ou em hemorragias cerebrais afetando essas estruturas. Sintomas obsessivo-compulsivos foram observados ainda como sequelas de neurocirurgias para epilepsia refratária ou após um trauma craniencefálico (p. ex., depois de um acidente automobilístico grave).

Infecções pelo estreptococo beta-hemolítico do grupo A

Há alguns anos, teve grande repercussão a observação de que crianças e adolescentes que haviam sofrido infecções de garganta por estreptococo beta-hemolítico do grupo A e que depois desenvolviam febre reumática e complicações como a coreia de Sydenham, tiques e transtorno de Tourette apresentavam com muita frequência sintomas obsessivo-compulsivos. Por esse motivo, pensou-se que as áreas cerebrais comprometidas nesses quadros poderiam ser as mesmas relacionadas com o TOC, e que poderia haver um "parentesco" entre transtornos de tique/Tourette e TOC. Como a febre reumática é uma doença autoimune, com lesões provocadas por anticorpos que atacam tecidos normais, pensou-se que também poderia haver no TOC um componente de autoimunidade, com lesões semelhantes comprometendo as mesmas estruturas que nos transtornos citados. Essas lesões explicariam algumas das alterações motoras que se observam no TOC, como os comportamentos repetitivos e, sobretudo, sua frequente e bem conhecida associação com tiques. A identificação dessas lesões em cérebros de pacientes com TOC ou mesmo da presença de anticorpos autoimunes não ocorreu, e a hipótese da autoimunidade não foi confirmada.

Em resumo, lesões e infecções cerebrais, especialmente as que afetam os gânglios basais, podem ter entre suas manifestações sintomas obsessivo-compulsivos, o que aponta para um provável envolvimento dessas estruturas no TOC. Esse fato também explicaria a frequente associação do TOC com tiques. Outras evidências consistentes de um importante papel do cérebro no TOC são as alterações na neuroquímica e na fisiologia cerebrais observadas em portadores do transtorno e o efeito antiobsessivo de medicamentos que elevam os níveis de serotonina nas sinapses nervosas.

Estruturas e circuitos cerebrais envolvidos no TOC

Evidências apontam para o envolvimento, no TOC, de certas áreas do cérebro, como o córtex orbitofrontal (parte do cérebro que fica atrás e um pouco acima dos globos oculares) e, sobretudo, os chamados gânglios basais. Vamos discutir um pouco a respeito destas últimas estruturas.

Os gânglios basais são estruturas cerebrais constituídas por núcleos de substância cinzenta situadas na parte mais profunda e central do cérebro; estão interconectadas entre si, com o córtex orbitofrontal, com o tálamo, com áreas motoras e com o tronco cerebral. Essas conexões ocorrem por meio de circuitos responsáveis pelo controle dos movimentos (início, término e modulação dos movimentos) mediante mecanismos de liberação e inibição motora e/ou cognitiva, que geralmente estão, de alguma forma, comprometidos no TOC. Nesse transtorno, é comum a repetição de certos comportamentos, a dificuldade de interromper rituais e de iniciar um comportamento e a lentidão motora. É natural, por todos esses motivos, pensar em envolvimento cerebral, sobretudo dos circuitos que conectam os gânglios basais com as áreas frontais e motoras. Apresentamos, a seguir, algumas evidências adicionais a favor dessa hipótese:

- Em indivíduos com TOC, sobretudo naqueles que tiveram o início dos sintomas muito cedo, antes dos 10 anos, é bastante comum que, no passado, tenham manifestado tiques vocais ou motores, nos quais há comprometimento dos gânglios basais.
- Em indivíduos com TOC, foram constatadas, por meio de imagens do cérebro em funcionamento, alterações neurofisiológicas, mais comumente o aumento do metabolismo (hiperatividade) em circuitos cerebrais dos quais fazem parte os gânglios basais, em especial o circuito córtico-estriado--tálamo-cortical.
- Em pacientes com TOC grave e refratários aos tratamentos, foi observada uma redução na intensidade dos sintomas obsessivo-compulsivos após a realização de neurocirurgias que interrompem as conexões entre áreas frontais e os gânglios basais.

Alteração na neuroquímica cerebral envolvendo a serotonina

A descoberta de que certos medicamentos reduzem os sintomas obsessivo-compulsivos é uma das primeiras evidências (e talvez a mais forte) a favor da hipótese de que exista alguma anormalidade na neuroquímica cerebral de indivíduos com TOC. Esse efeito é observado quando são utilizados medicamentos que elevam os níveis de uma substância – a serotonina – no espaço existente entre um neurônio e outro, a chamada fenda sináptica.

O papel da serotonina

A serotonina, uma substância produzida pelo cérebro, é um neurotransmissor que desempenha papel importante na transmissão de impulsos nervosos e, por conseguinte, na comunicação entre os neurônios. Com a inibição de sua recaptação pelas células nervosas em decorrência do uso de medicamentos que têm esse efeito, seus níveis se elevam nas sinapses, favorecendo a transmissão dos impulsos nervosos, melhorando, assim, a chamada função serotonérgica. Os medicamentos com essa característica pertencem ao grupo dos inibidores da recaptação de serotonina (IRSs), como a clomipramina, ou dos inibidores seletivos da recaptação de serotonina (ISRSs). O último grupo tem esse mecanismo como sua principal ação. Nele se incluem a fluoxetina, a paroxetina, a sertralina, o citalopram, o escitalopram e a fluvoxamina, os quais são mais específicos nessa função (recaptação de serotonina) e mais bem tolerados do que a clomipramina. Além de uma ação antidepressiva, eles também têm ação antiobsessiva e são usados para reduzir a ansiedade em transtornos como o de ansiedade social, o de ansiedade generalizada e o de pânico. Como são efetivos em reduzir a intensidade dos sintomas obsessivo-compulsivos, esses medicamentos, com a clomipramina, são considerados um dos tratamentos de primeira linha para o TOC. Como já mencionado, a ação desses medicamentos é a principal evidência para a hipótese de que, no TOC, existe uma disfunção na neuroquímica cerebral envolvendo a serotonina (disfunção serotonérgica). No entanto, o papel desse neurotransmissor no transtorno ainda é uma questão obscura para os cientistas, pois existem algumas inconsistências envolvendo a hipótese da disfunção serotonérgica no TOC:

- A resposta terapêutica à clomipramina e aos ISRSs, na maioria das vezes, é parcial, o que faz pensar que a hipótese explique apenas em parte os sintomas obsessivo-compulsivos.

- A hipótese da serotonina não explica a diversidade de apresentações clínicas do TOC; também não esclarece por que elas se modificam ao longo da vida dos portadores da doença e por que os sintomas são, às vezes, de intensidade leve e, em outras, extremamente graves.
- O agravamento dos sintomas com o uso de agonistas serotonérgicos (substâncias que competem com a serotonina na ligação com os receptores, diminuindo sua ação) não ocorre em quase metade dos pacientes nos quais se administra esses medicamentos (p. ex., o m-CPP) como teste.
- Os sintomas obsessivo-compulsivos podem ser eliminados com o uso de recursos puramente psicológicos, como a TCC.
- Existem algumas evidências do envolvimento de outros neurotransmissores não serotonérgicos, como a dopamina e o glutamato, sobretudo em pacientes com TOC de início precoce, assim como do ácido gama-aminobutírico (GABA) e de neuropeptídeos relacionados com os sistemas de memória e aprendizagem, como a arginina-vasopressina e a ocitocina.

Sintomas obsessivo-compulsivos induzidos por uso de substâncias

Outra evidência que envolve a neuroquímica cerebral no TOC advém de relatos de caso muito interessantes que descrevem o aparecimento de sintomas obsessivo-compulsivos durante o uso de várias substâncias, inclusive de medicamentos psiquiátricos. O aparecimento de sintomas obsessivo-compulsivos foi relatado durante o uso de antipsicóticos, como risperidona, clozapina, olanzapina e quetiapina, e do topiramato no tratamento da esclerose múltipla. Curiosamente, alguns desses medicamentos têm sido usados para potencializar o efeito dos antiobsessivos. Esses sintomas também foram observados no tratamento com interferon para hepatite C e melanoma maligno, na retirada da metadona, uma substância utilizada no tratamento de dependentes de heroína, e durante o uso pesado de *ecstasy*. Não se tem ainda uma explicação para esse efeito.

Alterações no funcionamento cerebral em indivíduos com TOC: hipótese da hiperatividade do circuito que envolve áreas do lobo frontal e gânglios basais

Sem dúvida, foi um grande avanço o desenvolvimento, ainda nos anos de 1990 e no início da década passada, de técnicas que permitem visualizar o cérebro em funcionamento. Entre elas estão a tomografia computadorizada por emissão de fóton único (SPECT), a tomografia por emissão de pósitrons (PET) e, em especial, a ressonância magnética nuclear funcional (RMNf). Diferentes estratégias foram utilizadas para identificar as áreas cerebrais relacionadas ao TOC. As mais comuns são a comparação de imagens do cérebro em funcionamento de indivíduos com diagnóstico de TOC com as imagens do cérebro de indivíduos sadios (controles) ou dos próprios indivíduos com TOC antes e depois de tratamentos (farmacológicos ou psicoterápicos), ou, ainda, antes, durante e depois da provocação dos sintomas obsessivo-compulsivos em indivíduos afetados pela doença. Esta última estratégia possibilita identificar quais áreas cerebrais têm seu metabolismo alterado nessas situações de provocação. Por exemplo, foi solicitado a indivíduos com TOC que imaginassem uma porta não fechada, que colocassem as mãos em luvas que teriam sido "contaminadas", na cesta do lixo ou no piso do banheiro, que tocassem em cédulas de dinheiro que acreditavam ter sido utilizadas por traficantes de drogas e que olhassem a fotografia de um *serial killer*; ao mesmo tempo, eram observadas as áreas cerebrais que eram ativadas. Um aumento significativo do fluxo sanguíneo cerebral foi observado durante esses testes em gânglios basais, como no núcleo caudado direito, no tálamo, e em áreas frontais, como no córtex orbitofrontal, no giro cingulado, em comparação ao fluxo sanguíneo que ocorre no estado de repouso dos mesmos indivíduos, sem a provocação de sintomas. Em muitos casos, esse aumento deixou de ocorrer quando os pacientes foram avaliados após tratamento bem-sucedido com ISRS ou com terapia de exposição e prevenção de resposta (EPR).

Resumindo, foi observado um aumento do fluxo sanguíneo cerebral em indivíduos com TOC no córtex orbitofrontal e nos gânglios basais (núcleo caudado, globo pálido e tálamo) em comparação com sujeitos normais. Os circuitos que conectam essas estruturas, então, estariam hiperativos no TOC.

Algumas questões seguem em aberto. Existem discrepâncias significativas nas regiões hiperativas encontradas se forem comparados entre si diferentes indivíduos com o transtorno. Nem todos os pacientes apresentam a hiperatividade descrita ou a diminuição dela com o tratamento. Também não está estabelecido se existe associação entre o tipo de sintomas que o indivíduo apresenta, a data de início e o tempo de duração da doença e determinado padrão regional de hiperatividade. Na verdade, o uso prévio ou associado de medicamentos e a presença ou não de comorbidades – em especial depressão e transtornos de ansiedade –, frequentes na maioria dos indivíduos com TOC e que participam dessas pesquisas, poderiam causar confusão, pois influenciam as imagens cerebrais, consequentemente alterando os resultados de tais pesquisas. Além disso, as imagens não esclarecem uma questão elementar: se essas alterações funcionais seriam responsáveis pelos sintomas obsessivo-compulsivos ou se seriam consequências do próprio TOC; o fato de o indivíduo ter obsessões e compulsões, geralmente acompanhadas de medo e ansiedade, é que pode provocar a hiperatividade das referidas regiões, e não o contrário.

Genética

Vêm se acumulando evidências de que fatores de ordem genética contribuem para que certos indivíduos apresentem TOC em algum momento da vida e demonstrem tanto as manifestações observáveis como as alterações cerebrais (fisiológicas, neuroquímicas, morfológicas) mencionadas. Acredita-se que esses indivíduos tenham herdado o que, de modo genérico, se denomina predisposição para desenvolver a doença e que se traduz em maior chance de vir a tê-la ao longo da vida.

As evidências mais consistentes a favor de um fator genético no TOC é o fato de ele ser uma doença altamente familiar (agregação familiar) e os resultados de estudos com gêmeos. Sabe-se, por exemplo, que, quando há um indivíduo afetado, a chance de existirem parentes próximos com o transtorno aumenta entre 4 e 5 vezes. A probabilidade de um fator genético contribuir para o surgimento do transtorno parece maior quando há vários parentes próximos afetados, especialmente de primeiro grau; quando os sintomas iniciam cedo; quando os portadores são mulheres; e quando a manifestação (dimensão) predominante é a acumulação compulsiva.

Outra evidência a favor da influência de fatores genéticos no TOC advém do estudo de gêmeos. Quando os gêmeos são idênticos, isto é, têm a mesma carga genética, a possibilidade de ambos apresentarem o transtorno varia de 68 a 87%, enquanto, se forem não idênticos, com apenas a metade da carga genética igual, a possibilidade diminui para 31 a 47%, ou seja, cai para aproximadamente a metade. Até o presente momento, no entanto, a natureza da alteração genética, os genes envolvidos e o mecanismo de transmissão não foram esclarecidos.

Para finalizar esse tópico, é importante destacar que muitos indivíduos não apresentam evidência de predisposição genética e, mesmo assim, podem desenvolver o TOC. Em geral, são indivíduos cujos sintomas iniciaram mais tarde, são de intensidade mais leve e são menos incapacitantes, bem como para os quais não são identificados familiares de primeiro ou segundo grau, ou mesmo distantes, com a doença.

Dando continuidade ao estudo dos fatores que contribuem para o surgimento e a persistência do TOC, vamos examinar no próximo capítulo os fatores psicológicos.

Teste seus conhecimentos

Para finalizar, teste seus conhecimentos sobre as causas cerebrais do TOC.

1. O cérebro parece ter um importante papel no TOC. Liste pelo menos três fatos que apoiam essa afirmativa.
   1) _____
   2) _____
   3) _____

2. Em relação às causas genéticas do TOC, marque a afirmativa correta:
   (a) As pesquisas conseguiram identificar o gene responsável pelo surgimento e pela manutenção do transtorno.
   (b) O TOC é um transtorno puramente psicológico, e o paciente aprende os sintomas observando outras pessoas executarem seus rituais.
   (c) Quando os gêmeos são idênticos (têm a mesma carga genética), é bastante provável que ambos desenvolvam o transtorno.
   (d) A probabilidade de encontrarmos pessoas na família com TOC é maior quando os sintomas do paciente iniciaram após os 18 anos.

3. O principal neurotransmissor associado aos sintomas do TOC é:
   (a) Dopamina
   (b) Serotonina
   (c) Noradrenalina
   (d) Endorfina

Respostas: 2 – c; 3 – b

capítulo 3

As causas do TOC: fatores psicológicos

Neste capítulo, vamos examinar o papel dos fatores psicológicos no TOC. Para ilustrar esse papel, vamos começar descrevendo um caso clínico.

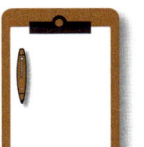

> **PEDRO**
>
> Pedro, 40 anos, relata que os primeiros sintomas do TOC iniciaram aos 16 anos, após pegar carona com um homem mais velho, depois de uma festa. Lembra que, na ocasião, o motorista tentou abusar dele, pedindo que acariciasse seu pênis. Pedro recusou, mas o homem foi para cima dele, ameaçando-o com uma faca. Na hora, ele "congelou", pois ficou com muito medo de ser morto, e, sob ameaça, permitiu que o abusador praticasse sexo oral nele. "Não queria aquilo, não pedi aquilo." Depois desse episódio, Pedro passou a ter pensamentos recorrentes de que poderia ter se contaminado com aids, "mas não como a doença de hoje, com a aids dos anos 90, a do Cazuza, que só contaminava *gays* e drogados e que matava em poucos meses". Ficou muito preocupado, dividiu a angústia com seus familiares, que o apoiaram. Também consultou um infectologista, que assegurou que não havia chance de ele ter se contaminado, pois não havia ocorrido troca de fluidos. Pedro ouviu toda a explicação técnica e saiu da consulta aliviado, mas, nas horas seguintes, as dúvidas não saiam de sua cabeça. "Como posso ter certeza de que, naquela noite, não aconteceu troca de fluidos?" Aguardou três meses, conforme a orientação do profissional, para fazer um exame de sangue para HIV, cujo resultado deu negativo. Foi um alívio no momento, mas as dúvidas voltaram ainda mais fortes. "Será que realmente não tenho aids?" Precisava ter certeza. Voltou várias vezes ao infectologista com as mesmas dúvidas, até que o médico se recusou a atendê-lo. Também refez o teste para HIV várias vezes, e os resultados foram sempre negativos, o que não era suficiente para tranquilizá-lo. Atualmente, está apavorado com a ideia de ter aids. Olha-se no espelho para ver se a cor da pele está mudando, apalpa o pescoço para ver se aparecem nódulos, que seriam sinais claros da doença. Conta que o início de sua vida sexual, ainda quando adolescente, foi trágica. Não conseguia manter a ereção durante as relações, pois sua mente era assombrada pelo medo de ter aids e contaminar a parceira.

Por que Pedro desenvolveu o TOC aos 16 anos, se foi uma criança normal até aquela fase da vida? Teria sido pela experiência traumática? Mas outras pessoas também passam por situações semelhantes, ou até piores, e não desenvolvem o transtorno.

O caso de Pedro ilustra alguns aspectos psicológicos típicos do TOC:

1. o alívio temporário dos medos e das dúvidas (obsessões) que os testes de laboratório e as verificações (compulsões) produziam;

2. a forma distorcida como ele avalia a situação em que se envolve – o medo excessivo de ter se contaminado e de contaminar a companheira; e
3. a necessidade de ter certeza absoluta de que não está contaminado, o que é praticamente impossível.

O primeiro aspecto ilustra a relação entre as obsessões e os rituais ou as compulsões: produzem alívio e, por esse motivo, são mantidos (reforçados); o segundo e o terceiro ilustram crenças distorcidas ou erradas comuns no TOC (exagerar o risco, necessidade de ter certeza ou intolerância à dúvida e à incerteza). Acredita-se que tanto o alívio obtido com a execução dos rituais quanto as crenças erradas sejam aspectos psicológicos que desempenham papel crucial no surgimento e na manutenção dos sintomas do TOC. Vejamos esses tópicos de maneira mais detalhada.

CAUSAS PSICOLÓGICAS DO TOC

Uma teoria mais antiga – a psicanalítica – propôs que o TOC era o resultado de conflitos inconscientes ocorridos na infância, na chamada fase anal-sádica do desenvolvimento psicossexual. Essa teoria foi abandonada por falta de comprovação e porque a terapia que nela se baseava não tinha sucesso em aliviar os sintomas obsessivo-compulsivos.

Atualmente, destacam-se duas teorias psicológicas que procuram explicar o TOC e que têm tido maior aceitação por sua confirmação na prática clínica diária e pela efetividade da terapia cognitivo-comportamental (TCC) em reduzir os sintomas da doença: a teoria comportamental e a teoria cognitiva. Ambas têm se revelado complementares. Integradas, essas abordagens permitem uma explicação consistente da origem e, sobretudo, da manutenção dos sintomas obsessivo-compulsivos.

TEORIA COMPORTAMENTAL OU MODELO COMPORTAMENTAL DO TOC

A teoria comportamental (ou modelo comportamental) do TOC propõe que certos medos ou sensações desagradáveis são adquiridos em razão de experiências negativas, nas quais objetos, lugares e pessoas que até então não tinham qualquer significado e não provocavam nenhum temor (eram neutros) ficaram associados (pareados) a medo, ansiedade ou nojo (obsessões), ou seja, adquiriram a propriedade de desencadear emoções negativas. A partir desse primeiro momento, tal característica negativa se generaliza: passa a ocorrer com todos os objetos, lugares ou pessoas semelhantes. Por exemplo, se o quadro iniciou com medo de usar um banheiro público e contrair doenças, ele estende-se a todas as maçanetas e portas de todos os banheiros públicos, todos os botões de elevadores, todas as cédulas de dinheiro, os quais passam a provocar medo e a ser evitados. Em razão desses medos (obsessões), o indivíduo aprende e passa a usar formas erradas de lidar com essas situações, como fazer rituais (p. ex., lavar as mãos, trocar de roupa) depois de se sentir contaminado, não tocar nos objetos ou evitar os lugares que provocam esses medos, em vez de enfrentá-los. Como os rituais, as evitações produzem alívio, e a pessoa passa a adotar essas formas erradas de lidar com os medos, o que, por sua vez, a impede de confirmar que eles não fazem sentido, que não há perigo real e que, ao enfrentá-los, é possível vencê-los. Como resultado, os rituais passam a ser repetidos, assim como as evitações, os medos se mantêm e o TOC se instala definitivamente.

Falamos do medo de contaminação que é muito comum no TOC, mas podemos explicar de forma semelhante outros sintomas, como, por exemplo, pensamentos perturbadores que, em razão de seu conteúdo indesejável ou inaceitável (violento, blasfemo, sexual), são interpretados pelo indivíduo como uma ameaça ou como indicativo de que há um risco de praticá-los; da mesma forma que nos medos de contaminação, a pessoa tenta evitá-los e se esforça por afastá-los ou, então, tenta neutralizá-los por meio de rituais. Essas manobras dão algum alívio, mas, da mesma forma que com os medos de contaminação, perpetuam os pensamentos perturbadores.

Resumindo, de acordo com o modelo comportamental, o alívio que o indivíduo obtém com a execução dos rituais e com as evitações quando é perturbado por uma obsessão é que o leva a adotá-los como estratégias, que passam a ser usadas de forma repetida e frequente, perpetuando o TOC.

O alívio obtido reforça a necessidade de fazer rituais e de evitar o contato com os objetos, lugares ou pessoas que ativam as obsessões; impede ainda que o indivíduo enfrente seus medos ou sensações desagradáveis e tenha a oportunidade de reconhecer que são infundados ou exagerados. Essa é a explicação do modelo comportamental do TOC para o surgimento e a permanência dos sintomas obsessivo-compulsivos.

Comentários críticos

A função de reforço dos rituais e das evitações é bastante evidente na prática clínica e aceita pela maioria dos profissionais como uma explicação bem plausível e importante para a manutenção dos sintomas obsessivo-compulsivos. No entanto, o modelo não explica de forma convincente o surgimento dos sintomas ou por que, em determinado momento da vida de alguns indivíduos e de outros não, há o pareamento de certos objetos, lugares ou até pessoas com medos e ansiedade, adquirindo a propriedade de provocar obsessões e representar ameaças. O modelo não deixa claro como se dá esse início.

Sobre como ocorre o início, é interessante comentar que, muitas vezes, o incidente que desencadeia os sintomas não é grave ou traumático como ocorreu no caso de Pedro, podendo ser um evento banal, como assistir a uma cena de um filme, tirar sangue para fazer exames, masturbar-se vendo imagens eróticas em uma revista ou avistar um mendigo na rua. São situações vistas como sem importância e encaradas com naturalidade pela maioria das pessoas, mas que, para o indivíduo que tem alguma predisposição a medos, podem se tornar o "gatilho" para o surgimento de sintomas obsessivo-compulsivos. Muitas vezes, não se identifica qualquer incidente associado ao início dos sintomas, a doença começa de forma lenta e insidiosa e nem o próprio indivíduo e sua família percebem os primeiros sintomas.

O modelo também não explica o tipo de sintomas que cada indivíduo apresenta (contaminação, alinhamento e simetria, pensamentos violentos, dúvidas e verificações), por que esses sintomas são tão variados e por que, muitas vezes, se modificam ao longo da vida.

É importante destacar, ainda, que essas explicações de natureza psicológica não se opõem às teorias que valorizam fatores cerebrais no TOC. É muito provável que os dois aspectos concorram para o surgimento da doença. Ou seja, a predisposição genética pode tornar um indivíduo mais sensível, com mais medos e mais predisposto a ter TOC e, diante de uma situação como a vivenciada por Pedro, desenvolver seus sintomas.

TEORIA COGNITIVA E SEUS FUNDAMENTOS

Uma segunda explicação para os sintomas obsessivo-compulsivos é a cognitiva. Para entendermos o modelo cognitivo do TOC, é necessário introduzir alguns conceitos e premissas básicas da teoria cognitiva mais geral.

A teoria cognitiva parte da premissa de que nossos pensamentos e nossas crenças (nossa maneira de ver a nós mesmos, as pessoas ao nosso redor e nosso futuro) influenciam nossas emoções e nosso comportamento. É possível, também, que as emoções nos perturbem e, como consequência, provoquem pensamentos negativos ou catastróficos.

A maneira de ver as coisas ao redor ou o futuro pode ser realista, negativa e até catastrófica. A teoria cognitiva propõe que, na maioria dos transtornos mentais, podem ser identificadas formas negativas ou catastróficas de perceber e interpretar a realidade, de perceber a si mesmo e o futuro, que seriam, em grande parte, responsáveis pelos sintomas. Escolas filosóficas tão antigas como o estoicismo já ensinavam que as emoções destrutivas resultavam de erros de julgamento. Para os estoicos: "As pessoas se perturbam mais com o que pensam sobre as coisas do que com as coisas em si" (Epiteto, 70 a.C.). Com base nessa premissa, os pesquisadores e clínicos vêm tentando identificar formas erradas ou distorcidas de perceber e interpretar a realidade (disfunções cognitivas) nos transtornos mentais. Elas são facilmente identificáveis nas depressões, nos transtornos de ansiedade e também no TOC.

Cognições: pensamentos automáticos e crenças disfuncionais

A palavra "cognitivo" vem do latim *cognoscere* e significa conhecer. O termo engloba não só os pensamentos, mas também os processos a eles associados: percepção, atenção, memória, interpretação, raciocínio lógico, julgamento, além de habilidades como a capacidade de planejar uma atividade, prever o futuro ou solucionar um problema. Entre as cognições, sobretudo dois tipos nos interessam: os pensamentos automáticos e as crenças disfuncionais, também chamadas de crenças centrais, ou nucleares, e crenças intermediárias.

Pensamentos automáticos

Nossa mente nunca para. Pensamentos, imagens, lembranças estão sempre passando por nossa cabeça, desencadeados por lugares ou situações nos quais nos encontramos, ou por problemas que estamos tentando equacionar. Muitos desses pensamentos são involuntários, rápidos, telegráficos e não são acompanhados de qualquer emoção ou crítica, pois seu conteúdo é neutro e, nesse caso, em geral desaparecem rapidamente e sem deixar rastro. Eles estão presentes junto ao fluxo normal do pensamento. Esses pensamentos são denominados **pensamentos automáticos (PAs)**. No momento em que ocorrem, parecem plausíveis ou razoáveis e, por esse motivo, geralmente são aceitos como verdadeiros, sem qualquer tipo de questionamento, avaliação ou mesmo reflexão. Isso se deve, em grande parte, ao fato de refletirem a realidade do que está acontecendo no momento e de serem coerentes com as coisas em que o indivíduo acredita (sistema de crenças do indivíduo). Se o conteúdo é positivo, os PAs podem provocar alegria, prazer e até euforia, induzindo o indivíduo a se envolver em situações que produzem tais emoções. Outras vezes, no entanto, seu conteúdo é distorcido, negativo ou até catastrófico, podendo provocar medo, raiva e tristeza, e, eventualmente, induzir o indivíduo a tomar alguma medida para se proteger e afastar a ameaça. Nesse caso, em geral são mais persistentes, causam desconforto e custam mais a desaparecer.

Nos transtornos mentais (de ansiedade, depressão), os PAs costumam ser negativos e catastróficos, em razão de refletirem avaliações e interpretações erradas decorrentes de crenças disfuncionais dos indivíduos. Acredita-se que eles tenham um papel importante na origem e, sobretudo, na manutenção de várias doenças mentais, como depressão, transtornos de ansiedade e o próprio TOC. Neste, por exemplo, diante de um pensamento de contaminação após usar um banheiro público, o indivíduo sente medo, lava as mãos demoradamente, procura não tocar na torneira ou na maçaneta da porta e afasta-se do lugar o mais rapidamente possível em razão de um PA catastrófico: "Posso pegar uma doença". De acordo com o modelo cognitivo, tanto as emoções (medo, ansiedade) quanto os comportamentos (rituais, evitações) são consequência dos pensamentos, que, no caso do TOC, envolvem ameaças, como contrair doenças, cometer falhas ou colocar em prática pensamentos inaceitáveis. A terapia cognitiva e a TCC partem da ideia de que a mudança do pensamento pode modificar as emoções (medo, ansiedade) e o comportamento (compulsões, evitações, hipervigilância) e que corrigir pensamentos catastróficos pode diminuir a ansiedade e o medo, e, no caso do TOC, a necessidade de fazer rituais. Os pensamentos podem ser modificados por meio de exercícios cognitivos, como, por exemplo, o exame de evidências, ou questionamento socrático. Para o indivíduo que tem TOC, é sempre importante identificar os pensamentos que ocorrem nas situações em que sente medo e é levado a fazer rituais (p. ex., ao sair de casa e querer voltar para se certificar de que desligou o gás ou fechou bem a porta). Para identificar os PAs, é útil fazer a pergunta: "O que me passou pela cabeça naquela ocasião?". Os PAs também permitem inferir sobre as crenças erradas que seu conteúdo expressa, como veremos a seguir. Por exemplo, se a pessoa evita passar perto de lixeiras porque tem medo de contrair doenças, certamente está exagerando o risco de que isso ocorra. Essa crença errada ou, no mínimo, exagerada pode ser identificada facilmente por frases (PAs) que passam rapidamente por sua cabeça: "Se eu chegar perto, posso pegar uma doença" ou "É perigoso passar perto".

Crenças nucleares e crenças intermediárias

Ainda nos anos de 1990, foram dados passos importantes para identificar as crenças distorcidas ou erradas associadas aos sintomas obsessivo-compulsivos e que ampliaram enormemente nossa compreensão do transtorno no que se refere às causas psicológicas. Para compreender as crenças distorcidas do TOC, é importante entender o conceito de crenças nucleares, ou centrais, e crenças intermediárias.

Crenças nucleares, ou centrais, são convicções mais permanentes que se formam principalmente durante os primeiros anos de vida do indivíduo a partir das próprias experiências (educação recebida em família ou na escola, relação com amigos, religião, cultura) e se consolidam ao longo da vida. Algumas são flexíveis e vão se modificando com o tempo. Outras são mais permanentes, muitas vezes arraigadas e inflexíveis. Na maioria das vezes, as crenças distorcem a maneira como percebemos a nós mesmos (confiança em si mesmo ou desamparo, incompetência, vulnerabilidade), o mundo (um lugar perigoso ou um lugar seguro), as pessoas à nossa volta (confiáveis, amigas ou não confiáveis) e o nosso futuro (com ou sem perspectivas). Trata-se de uma espécie de óculos escuros que usamos e em razão do qual acreditamos que a realidade é escura, cor-de-rosa ou de muitas diferentes cores.

As crenças também podem se expressar sob a forma de conjuntos de regras, como "Eu deveria..." ou "Eu tenho de", que norteiam a vida da pessoa, ou de hipóteses do tipo "Se... então", comuns no TOC, como, por exemplo: "Se eu não lavar de imediato as mãos ao chegar, posso levar germes para dentro de casa que irão provocar doenças nos meus familiares" ou "Não posso cometer falhas". Nesse caso, são chamadas de **crenças intermediárias**.

As crenças, tanto as nucleares quanto as intermediárias, podem ser responsáveis pela execução de rituais e pela evitação do contato com lugares, situações ou objetos considerados perigosos. Em geral, são excessivas, distorcidas e, como já mencionamos, podem ser inferidas por meio de afirmativas ou PAs que ocorrem nas situações em que as obsessões são ativadas, sendo que a pessoa acredita nelas como se fossem verdadeiras. Muitas crenças não têm qualquer comprovação, como, por exemplo, acreditar no poder do pensamento. Muitas nem sequer são plausíveis, como: "Se eu passar na frente de um cemitério, alguém da minha família poderá morrer".

No TOC, é comum avaliar de forma exagerada o risco e a responsabilidade (p. ex., pensar que se pode contrair HIV usando um banheiro público ou cumprimentando uma pessoa desconhecida; achar que a casa pode incendiar caso não se tenha certeza de que o registro do gás foi fechado; crer que pensar em certas coisas negativas aumenta o risco de elas ocorrerem [poder do pensamento]; acreditar que a incerteza leva necessariamente a erros e ocorrência de desgraças), bem como ser perfeccionista ("É inaceitável que eu deixe passar erros em meu trabalho escolar; se isso acontecer, todo ele perde o valor").

Vejamos com mais detalhes cada uma dessas crenças distorcidas ou erradas no TOC.

Crenças distorcidas ou erradas comuns em indivíduos com TOC

Avaliar o risco de forma exagerada
Designa a tendência a superestimar a probabilidade de que um evento negativo ou catastrófico possa acontecer e/ou a superestimar o grau de seu impacto. É muito comum em indivíduos com medo de contaminação ou naqueles que necessitam fazer verificações repetidas. Por exemplo: "Se eu tocar em dinheiro, posso pegar uma doença" ou "Se eu esquecer algum documento, vou ser preso".

(Continua)

Crenças distorcidas ou erradas comuns em indivíduos com TOC (continuação)

Exagerar a responsabilidade ou excesso de responsabilidade
Designa a tendência de alguns indivíduos a acreditar que detêm um poder que é decisivo para provocar ou impedir que fatos negativos considerados difíceis de prevenir aconteçam (p. ex., doença na família, acidente de carro). Ou, ainda, acreditar que não agir para evitar um evento que possa causar dano é tão condenável quanto cometê-lo, ou que falhar em prevenir equivale moralmente a causar o dano de forma deliberada. Por exemplo: "Não remover uma pedra da calçada, na qual uma pessoa idosa pode tropeçar, é tão condenável quanto colocar uma pedra deliberadamente para que a pessoa tropece e se machuque".

Intolerância à incerteza ou dificuldade de conviver com dúvidas
É a dificuldade de tolerar a possibilidade de que eventos negativos ocorram no futuro, independentemente de quão pequena seja a probabilidade, ou então de tolerar a incerteza ou dúvida de ter ou não cometido uma falha no passado. Por exemplo: "Será que não escrevi algo errado no *e-mail* que mandei para meu chefe?", "Será que fechei bem o carro quando estacionei na rua?" ou "Será que não disse algo que ofendeu minha amiga quando falamos pelo telefone?". Muitas vezes, o indivíduo necessita ter certeza ou garantias de que os desfechos temidos não só não aconteceram no passado, mas que também não irão ocorrer no futuro. Por exemplo: "Garante que se eu usar essa camisa preta ninguém vai morrer na minha família?". A intolerância à incerteza se manifesta sob a forma de dúvidas intermináveis, necessidade de repassar mentalmente situações vividas (checagens mentais), indecisão e protelações, verificações e necessidade de repetir perguntas.

Avaliar de forma errada o poder dos pensamentos e a necessidade de controlá-los
É a crença de que a simples presença de um pensamento indica que ele é importante ou que pensar em algum evento aumenta a probabilidade de que ele ocorra ou, ainda, de que pensar em algo inaceitável ou imoral é tão condenável quanto praticá-lo. Por exemplo, pensar em um desastre de carro pode fazê-lo acontecer ou ter um pensamento de conteúdo violento, como esgoelar o filho, indica um risco de vir a praticá-lo. Como consequência, o indivíduo se obriga a vigiar, controlar e tentar afastar esses pensamentos, o que acarreta o efeito contrário, ou seja, aumenta sua intensidade e frequência.

Entre as crenças relacionadas com acreditar no poder do pensamento, encontramos ainda o pensamento mágico, de acordo com o qual certas propriedades maléficas (ou protetoras) são transmitidas pelo contato, sendo que esse "contágio" não se extingue com o passar do tempo. Uma roupa tocada por uma pessoa considerada "maligna" pode ficar "contaminada" para sempre. Tais propriedades também podem ser transmitidas pela semelhança – usar uma roupa vermelha ou preta pode provocar desgraças (ter semelhança com acidente/sangue ou simbolizar luto e morte) – ou ser exercida mesmo a distância – uma contaminação pode se transmitir pela linha telefônica/pelo celular ou manifestar-se no futuro.

Perfeccionismo
É a tendência a acreditar que existe uma solução perfeita para cada problema e que fazer algo de forma impecável não apenas é possível, mas necessário, e mesmo pequenos erros podem ter consequências sérias ("É possível, então devo ser perfeito!"). O perfeccionismo leva o indivíduo a tentar comportar-se de acordo com um padrão muito elevado de exigências, em geral impossível de ser atingido, e de intolerância a falhas ("Uma falha sempre representa um fracasso ou um desastre"; "Se eu chegar atrasado no encontro que combinei com minha namorada, ela nunca vai me perdoar, não importa o motivo do atraso"). O perfeccionismo está associado a compulsões por limpeza, alinhamento/simetria, verificações, repetições e postergações em função da necessidade de fazer as coisas de forma perfeita, completa ou sem falhas e à escrupulosidade.

Comentários críticos

Como ocorre com o modelo comportamental, o modelo cognitivo das crenças disfuncionais para o TOC também apresenta certas falhas ou lacunas. Nem todos os pacientes com TOC relatam crenças erradas subjacentes aos sintomas. É possível, por exemplo, que não sejam identificadas crenças disfuncionais subjacentes a certos rituais, como alinhar objetos, sentir desconforto se eles estão fora de lugar e sentir-se compelido a fazer certas repetições (sentar e levantar, dar batidas repetidas, tocar, raspar). É comum que esses rituais sejam precedidos de sensações desconfortáveis, chamadas fenômenos sensoriais, que não são crenças ou obsessões verdadeiras. Algumas das crenças disfuncionais descritas não são específicas do TOC, pois estão presentes em outros transtornos mentais, como, por exemplo, exagerar o risco no transtorno de ansiedade generalizada, intolerância à incerteza na hipocondria e perfeccionismo no transtorno da personalidade obsessivo-compulsiva e na ansiedade generalizada.

Como se originariam os sintomas obsessivo-compulsivos de acordo com o modelo cognitivo

Além da identificação de crenças disfuncionais, os pesquisadores cognitivos propuseram também explicações para a origem dos sintomas obsessivo-compulsivos – em particular das obsessões. Uma das hipóteses mais aceitas é de que as obsessões se originariam de pensamentos intrusivos normais. Essa teoria também é chamada de teoria do significado, sendo a mais aceita, embora tenha suas lacunas.

A teoria do significado da presença de pensamentos intrusivos indesejáveis

Os pesquisadores ingleses Stanley Rachman e Padmal de Silva realizaram, em 1978, um estudo que se tornou clássico, apesar de algumas limitações da metodologia, e que repetiram em anos posteriores. Esses pesquisadores verificaram que indivíduos "normais", que não tinham TOC, como estudantes universitários, comerciantes, pessoas que trabalhavam na área da saúde, relataram que, com certa frequência, passavam por sua cabeça pensamentos indesejáveis e até bizarros, como praticar sexo violento; introduzir objetos no ânus ou na vagina; ferir ou atacar alguém de forma violenta; ferir ou ser violento com crianças, especialmente bebês; empurrar alguém da plataforma para os trilhos do trem; dizer grosserias ou palavras impróprias em público; e muitos outros, também de conteúdo inaceitável. Embora o conteúdo desses pensamentos fosse violento, indesejado e até repugnante, essas pessoas não lhes davam qualquer importância e tinham certeza de que jamais iriam praticá-los. Os pesquisadores levantaram a hipótese de que talvez fosse por esse motivo que tais pensamentos desapareciam rapidamente e sem deixar rastros. Observaram, ainda, que esses mesmos pensamentos eram relatados por indivíduos com TOC, só que, no caso destes, provocavam grande ansiedade e medo de que pudessem vir a praticá-los, eram persistentes, recorrentes e demoravam muito a desaparecer, assumindo as características de obsessões. Os pacientes tentavam lutar contra, afastar tais pensamentos, medidas que, em geral, eram contraproducentes. Os pesquisadores, então, perguntaram para si próprios o que fazia essa diferença e formularam a hipótese de que, em indivíduos com TOC, o que transformava pensamentos invasivos "normais" em obsessões era a interpretação ou o significado negativo, catastrófico, atribuído a esses pensamentos corriqueiros, tanto em relação ao seu conteúdo como à sua ocorrência. Essa teoria ficou conhecida como a teoria cognitiva do significado e ajuda a compreender sobretudo as obsessões de conteúdo repugnante (violento, blasfemo e sexual indesejado). Essa explicação com frequência se observa na prática clínica. A seguir, apresentamos o exemplo de Luiz Antônio.

> **LUIZ ANTÔNIO**
> "De uns dias para cá, quando vou trocar as fraldas ou dar banho na minha filha de 6 meses, passa por minha cabeça a ideia de tocar e até de acariciar seus genitais, o que tem me deixado apavorado. Estou com muito medo de perder o controle e abusar dela! Por que me ocorre esse pensamento? Mas como, se nunca me passou isso pela cabeça? Eu a amo! Ela é um bebê! Estou horrorizado! Devo ser uma pessoa má! Posso ser um pedófilo! Tenho de parar com esses pensamentos, mas não consigo! Acho que o mais seguro é sair de perto dela, pois posso perder o controle! Já avisei à minha esposa que não vou mais dar banho e trocar as fraldas, e ela queria saber o porquê... Preciso rezar para Deus nos proteger!"

O que apavora Luiz Antônio é interpretar a presença de pensamentos de abusar sexualmente da filha (obsessões comuns no TOC), mesmo sendo absolutamente inaceitáveis, como um indicativo de que poderia vir a praticá-los ou de que poderiam representar um desvio moral ou de caráter (significado).

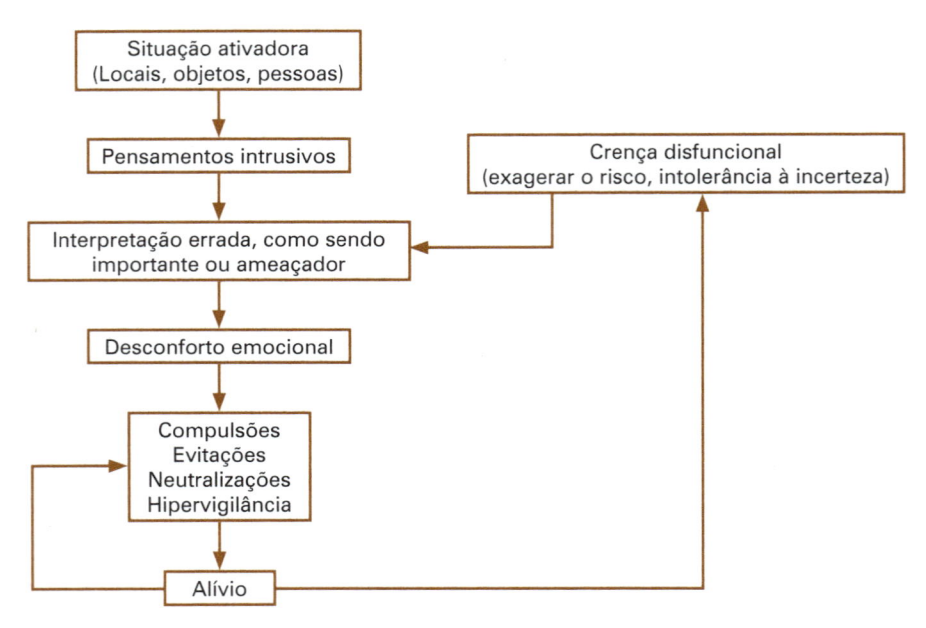

MODELO COGNITIVO-COMPORTAMENTAL DO TOC

A teoria comportamental e as teorias cognitivas têm sido consideradas complementares e foram integradas em uma explicação mais abrangente do TOC, no que ficou conhecido como o modelo cognitivo-comportamental do transtorno (Fig. 3.1). Trata-se de um modelo mais abrangente do que cada um dos modelos ou teorias descritos isoladamente, pois integra tanto os fatores comportamentais como os cognitivos que concorrem para o TOC. Esse modelo embasa a moderna TCC para o transtorno, que será a terapia descrita neste livro.

Descrição do modelo cognitivo-comportamental

De acordo com o modelo cognitivo-comportamental, indivíduos predispostos em razão da genética (quando há mais pessoas afetadas na família), que passaram por certas experiências de vida (como educação muito exigente e intolerante a falhas, evento traumático), cuja percepção do mundo é moldada por crenças disfuncionais (exagerar o risco e a responsabilidade, acreditar no poder dos pensamentos, não tolerar a incerteza, apresentar perfeccionismo, etc.), em situações ativadoras como na presença de certos objetos, lugares ou pessoas, passam a ter sua mente invadida por pensamentos de conteúdo negativo, ameaçador ou catastrófico, interpretados como sinal de ameaça, que produzem grande ansiedade ou medo. Para diminuir o medo ou desconforto, esses indivíduos adotam medidas a fim de afastar tais ameaças, diminuir o perigo percebido com a execução de rituais e evitar situações, objetos ou pessoas que os provocam, como pode ser visto na Figura 3.1.

Figura 3.1 Modelo cognitivo-comportamental do TOC.

Exercício 3.1
Identificação e registro de pensamentos automáticos disfuncionais e suas consequências

Identifique o horário, o local ou a situação nos quais sua mente foi invadida por uma obsessão, a emoção associada e o que foi compelido a realizar (ritual, evitação). Responda às seguintes perguntas e anote as respostas no espaço em branco ou em um caderno, conforme o modelo a seguir.

1. **Situação ativadora:** Qual situação, local, objeto ou pessoa provocou a obsessão?
2. **Pensamentos automáticos disfuncionais:** O que passou por minha cabeça naquele momento?
3. **Emoção:** O que você sentiu na ocasião (medo, aflição, culpa, nojo, raiva)?
4. **Comportamento:** O que você foi levado a fazer para se livrar do desconforto ou do medo (ritual, evitação, ritual mental)?

SITUAÇÃO ATIVADORA (LOCAL, OBJETO, PESSOA)	PENSAMENTOS AUTOMÁTICOS (O QUE PASSOU POR MINHA CABEÇA?)	EMOÇÃO (O QUE SENTI?)	COMPORTAMENTO (O QUE FIZ?)
Ao deitar	O gás está escapando.	Medo, aflição	Verifiquei o gás

Exercício 3.2
Treino na identificação de pensamentos automáticos e crenças distorcidas associadas aos sintomas obsessivo-compulsivos

Liste pelo menos quatro rituais ou evitações que executa, identifique os pensamentos automáticos ou obsessões que os precedem e o tipo de crença distorcida associada, conforme o modelo a seguir.

RITUAIS OU EVITAÇÕES	PENSAMENTO AUTOMÁTICO/OBSESSÃO	TIPO DE CRENÇA
Verifico repetidas vezes se fechei completamente a torneira	Se a torneira ficar pingando, a casa pode inundar.	Exagerar o risco, intolerância à incerteza

Teste seus conhecimentos

1. A teoria cognitiva pressupõe que os pensamentos automáticos são os responsáveis pelas emoções e pelos comportamentos do indivíduo. Pensamentos automáticos são:
   (a) Pensamentos rápidos que invadem nossa consciência e devemos levá-los em consideração em nossas decisões por serem verdadeiros.
   (b) Pensamentos exclusivos de pessoas com TOC.
   (c) Pensamentos imutáveis com os quais temos que aprender a conviver, pois não há como questioná-los.
   (d) Pensamentos rápidos que acontecem com o fluxo normal do pensamento, são aceitos como verdadeiros no momento em que aparecem, mas, se questionados, podem perder sua força e validade.

2. Levando em conta a teoria comportamental do TOC, assinale a afirmativa ERRADA no que se refere aos rituais e às evitações:
   (a) Reforçam os sintomas do TOC.
   (b) São responsáveis pela perpetuação do transtorno.
   (c) Devem ser executados, pois produzem alívio e diminuem a intensidade das obsessões.
   (d) As situações que dão início aos sintomas nem sempre são identificadas.

3. Segundo a teoria cognitiva, as pessoas desenvolvem o TOC porque:
   (a) Apresentam muitos pensamentos de conteúdo violento, sexual indesejado ou blasfemo.
   (b) São preocupadas com limpeza e organização, o que ajuda no funcionamento da casa e no convívio com seus familiares, mas predispõe ao TOC.
   (c) Atribuem aos pensamentos intrusivos de conteúdo negativo um significado catastrófico e ameaçador, o que as leva a querer afastá-los.
   (d) Herdaram genes de familiares portadores de TOC e não tiveram como escapar da doença.

4. São crenças disfuncionais típicas do TOC:
   (a) Avaliar de forma excessiva o risco e a responsabilidade.
   (b) Avaliar de forma excessiva o poder dos pensamentos e a necessidade de controlá-los.
   (c) Intolerância à dúvida ou à incerteza.
   (d) Todas as alternativas.

Respostas: 1 – d; 2 – c; 3 – c; 4 – d

capítulo 4

O tratamento do TOC

Até bem pouco tempo atrás, o TOC era considerado um transtorno raro e de difícil tratamento, pois os recursos de que se dispunha, basicamente a psicanálise e a psicoterapia de orientação analítica, eram pouco efetivos. Felizmente, a situação mudou, e a boa notícia é que, hoje, temos pelo menos duas modalidades de tratamento que conseguem, se utilizadas em conjunto, reduzir os sintomas em 70% dos pacientes, percentual que pode chegar a até 80% e, muitas vezes, mesmo eliminá-los por completo. Essas duas modalidades são o uso de medicamentos antiobsessivos e a terapia cognitivo-comportamental (TCC).

Os medicamentos que se mostraram efetivos no TOC são a clomipramina, uma substância inibidora da recaptação de serotonina, bem como os inibidores seletivos da recaptação de serotonina (ISRSs): fluoxetina, paroxetina, sertralina, citalopram, escitalopram e fluvoxamina. Suas principais vantagens são a facilidade de uso e o fato de serem disponibilizados em qualquer lugar, bem como de não exigirem treinamento especial por parte dos médicos para prescrevê-los. Esses medicamentos conseguem reduzir os sintomas em 40 a 60% dos pacientes. O ideal é que sejam utilizados em associação com a TCC. A manutenção do uso do medicamento antiobsessivo parece exercer um efeito protetor contra recaídas, especialmente se usado em doses elevadas e em longo prazo. Entre as principais desvantagens dos medicamentos, estão a ainda baixa efetividade e os efeitos colaterais, sendo os mais comuns: náuseas, dor de cabeça, insônia ou sonolência, ganho ou perda de peso, boca seca e disfunções sexuais. Acredita-se que os medicamentos regularizem possíveis disfunções da neuroquímica cerebral e, por esse motivo, reduzam os sintomas obsessivo-compulsivos.

A TCC é um tratamento considerado de primeira linha para os sintomas obsessivo-compulsivos. Trata-se de uma terapia composta essencialmente de exercícios de *exposição e prevenção de resposta* (EPR), para serem feitos em casa, sendo muito efetiva quando o paciente está altamente motivado e adere aos exercícios propostos. A TCC tem se revelado efetiva quando predominam rituais de lavagem, verificações, repetições ou comportamentos evitativos; quando o paciente tem um bom *insight* (crítica) sobre a doença; e quando os sintomas não são demasiadamente graves ou incapacitantes. Além dos exercícios de EPR, a terapia também utiliza técnicas cognitivas com o objetivo de modificar pensamentos e crenças distorcidas e até erradas, de conteúdo negativo ou catastrófico, comuns no TOC e que contribuem para a gravidade dos sintomas, como visto no Capítulo 3.

As desvantagens da TCC são o fato de não ser efetiva quando há depressão grave associada – o que é muito comum em indivíduos com TOC –; quando, por diferentes motivos, o paciente não está motivado e não adere aos exercícios; e quando os sintomas obsessivo-compulsivos são graves. Outra desvantagem é o fato de existirem ainda poucos terapeutas cognitivo-comportamentais com experiência no uso dessa modalidade de tratamento no TOC. Acrescente-se que a formação é um tanto demorada e o custo da terapia pode ser, no início, um pouco maior do que o do tratamento medicamentoso. No entanto, como os medicamentos precisam ser administrados por longo prazo e a duração da terapia é, em geral, mais breve, esta acaba se tornando menos dispendiosa, além de, na maioria das vezes, ser mais efetiva. Na prática, é recomendável que, sempre que possível, sejam associadas as duas modalidades de tratamento, o que descreveremos brevemente a seguir. Também vamos tentar esclarecer as dúvidas mais comuns sobre o tratamento do TOC. Vamos começar falando dos medicamentos.

QUAIS SÃO OS MEDICAMENTOS USADOS NO TRATAMENTO DO TOC?

Uma das descobertas mais importantes em relação ao tratamento do TOC foi que seus sintomas poderiam ser reduzidos e até eliminados por um grupo de medicamentos que aumenta os níveis de serotonina nas sinapses nervosas, por meio da inibição de sua recaptação para dentro do neurônio. Historicamente, a clomipramina foi o primeiro medicamento com esse efeito antiobsessivo comprovado, ainda na década de 1970. Até alguns anos atrás, a clomipramina era o medicamento mais prescrito como antiobsessivo. Embora efetiva, ela apresenta muitos efeitos colaterais, como taquicardia, boca seca, tonturas, constipação intestinal, visão borrada, retenção urinária e ganho de peso, sendo contraindicada para pacientes que tenham problemas cardíacos, especialmente quando existe algum tipo de bloqueio na condução cardíaca, pois ela pode agravar essa condição. Apesar desses problemas, ainda hoje é considerada por muitos como o mais efetivo dos medicamentos antiobsessivos. Entretanto, em razão de seus efeitos colaterais, o que faz com que muitas vezes os pacientes abandonem o tratamento, seu uso vem se restringindo aos casos em que os demais antiobsessivos falham ou para potencializá-los quando a resposta é incompleta.

Nos anos de 1990, foram lançados vários antidepressivos do grupo dos ISRSs, como a fluoxetina, a paroxetina, a sertralina, o citalopram, a fluvoxamina e, mais recentemente, o escitalopram. Como a clomipramina, esses medicamentos foram lançados para tratamento da depressão, mas depois se verificou que também eram efetivos em reduzir os sintomas do TOC e a ansiedade. Seus efeitos colaterais mais comuns são náuseas, dor de cabeça, insônia (às vezes) ou sonolência, disfunção sexual e ganho de peso. Sua grande vantagem sobre a clomipramina é que apresentam menos efeitos colaterais, que são de menor intensidade e mais bem tolerados, o que favorece a adesão do paciente ao tratamento, que, em geral, é longo – em torno de dois anos quando efetivo ou por mais tempo quando a resposta é insatisfatória. Por esse motivo, os ISRSs passaram a ser a primeira escolha no tratamento farmacológico do TOC, suplantando o uso da clomipramina.

A resposta clínica, a dose efetiva e a adaptação aos efeitos colaterais de cada uma das substâncias mencionadas variam muito de indivíduo para indivíduo, e a preocupação do médico no início do tratamento é a escolha de um fármaco que, ao mesmo tempo, seja efetivo e produza o menor número de efeitos colaterais, e que estes, caso ocorram, tenham a menor intensidade possível. Para atingir esses objetivos, ele pode ajustar as doses e sugerir o horário de administração mais adequado (à noite ou pela manhã, em razão de produzirem sonolência ou insônia; após as refeições, etc.). Caso as reações sejam intoleráveis mesmo com doses mínimas e não desapareçam depois de algumas semanas, o médico pode sugerir a troca do medicamento, pois é comum o paciente não se adaptar a um fármaco e se adaptar melhor a outro.

Muitos pacientes têm preconceitos em relação ao uso de medicamentos. Acreditam que medicamentos podem causar dependência; que são apenas um paliativo; que, se precisam usá-los, são pessoas mais fracas; que eles representam uma muleta; ou que não tolerarão os efeitos colaterais. Na verdade, os medicamentos não causam dependência, mas podem (com exceção da fluoxetina) produzir uma reação de retirada, sintomas desagradáveis que ocorrem 1 a 2 dias após a interrupção abrupta, mas que se resolvem depois de alguns dias. Essa reação poderá ser evitada se a interrupção do medicamento for gradual. Ela é comumente observada quando o paciente deixa de tomar o medicamento por vários dias, seja porque ele acabou ou porque se esqueceu de tomá-lo. É verdade que o objetivo do uso dos medicamentos é o alívio dos sintomas obsessivo-compulsivos e não a eliminação das causas do TOC, até porque são pouco conhecidas, como vimos no Capítulo 2. O alívio proporcionado pelo uso de medicamentos, além de reduzir a ansiedade e o desconforto, melhora a qualidade de vida dos pacientes e a adesão aos exercícios de EPR, que, por sua vez, atuarão de forma efetiva na remoção de fatores que perpetuam o transtorno.

Quando se deve usar medicamentos?

Embora no tratamento do TOC seja recomendável, sempre que possível, associar o uso de antiobsessivos à TCC, os psicofármacos são a alternativa preferencial em pacientes cujos sintomas são muito graves ou incapacitantes e cujas rotinas de vida ou relações interpessoais estejam muito comprometidas. Esses pacientes, em geral, têm dificuldade de se abster de fazer rituais e em aderir aos exercícios de exposição propostos pela terapia, por esse motivo, é recomendável que comecem o tratamento usando primeiro os antiobsessivos, a fim de diminuir a intensidade dos sintomas, em especial da ansiedade, até que tenham condições de fazer os exercícios de EPR.

Os medicamentos também são preferidos quando os pacientes, além dos sintomas obsessivo-compulsivos, apresentam depressão, o que é muito comum, ocorrendo em mais de 40% dos casos, ou outros quadros psiquiátricos (comorbidades), como transtorno de pânico, ansiedade social ou ansiedade generalizada. São, ainda, a intervenção preferida no caso de pacientes que apresentam predominantemente obsessões não acompanhadas de rituais explícitos e convicções muito fortes e supervalorizadas sobre o conteúdo de suas obsessões, que se revelam difíceis de modificar mesmo com a terapia.

Alguns pacientes não se adaptam à TCC, pois não fazem os exercícios de casa que foram combinados, seja por não acreditarem que os exercícios possam ajudá-los, por apresentarem motivação insuficiente, por terem bastante medo de que o aumento da ansiedade seja muito grande e insuportável ou, ainda, por não serem suficientemente disciplinados e persistentes para fazer as tarefas de casa com regularidade. Pode acontecer, também, de, em sua localidade ou nos serviços de saúde que frequentam ou mesmo em cidades próximas, não existir profissional treinado em TCC e de sozinhos não conseguirem fazer os exercícios. Nesses casos, os medicamentos são a escolha preferencial para iniciar o tratamento e, assim que o paciente se sentir encorajado ou conseguir um terapeuta com experiência no tratamento do TOC, iniciar os exercícios de EPR.

Como usar os medicamentos?

Como já mencionado, todos os medicamentos usados no tratamento do TOC são antidepressivos do grupo dos inibidores da recaptação de serotonina (IRSs) ou inibidores seletivos da recaptação de serotonina (ISRSs) que foram lançados inicialmente para o tratamento da depressão. Posteriormente, foi constatada sua ação antiobsessiva, assim como um efeito em sintomas de ansiedade. Por esse motivo, são usados também em transtornos de ansiedade (pânico, ansiedade generalizada, ansiedade social). No TOC, o objetivo do uso desses medicamentos é diminuir a ansiedade e o medo associados às obsessões e, consequentemente, reduzir a necessidade de fazer rituais e possibilitar o enfrentamento das situações evitadas ou, pelo menos, minimizar a ansiedade que irá surgir com a realização dos exercícios de EPR. As doses administradas no tratamento do TOC são mais elevadas do que as usadas no tratamento da depressão. O desaparecimento dos sintomas obsessivo-compulsivos é gradual (e não tão rápido, como na depressão e no pânico), podendo levar vários meses. A melhora tende a ser, na maioria das vezes, incompleta, e a redução dos sintomas, via de regra, é parcial.

Infelizmente, ainda que sejam utilizadas as doses recomendadas ou mesmo as doses máximas por tempo prolongado, muitas vezes os sintomas continuam em níveis considerados ainda graves, e essa é a maior limitação do uso dos medicamentos: a resposta insatisfatória. Por esse motivo, como já foi comentado, recomenda-se que, sempre que possível, o medicamento antiobsessivo seja associado à TCC. A prescrição necessariamente deve ser feita por um médico, que orientará sobre doses, horários de administração, manejo de efeitos colaterais, troca de medicamento, retirada – que, em geral, deve ser gradual – e, quando for decidido, o término do uso do medicamento.

Quais as doses utilizadas?

No início, são utilizadas doses diárias menores do que as recomendadas, até o paciente se adaptar ao medicamento. Uma vez bem toleradas, as doses vão sendo aumentadas gradualmente em um período de 4 a 5 semanas, até serem atingidas as doses médias. Caso seja percebida alguma diminuição dos sintomas com essa dose, ela deverá ser mantida; caso não tenha havido qualquer resposta, então deve ser aumentada. As doses efetivas no tratamento do TOC estão apresentadas na Tabela 4.1. Eventualmente, pode ser utilizada dose menor (p. ex., se os efeitos colaterais são intensos) ou maior (p. ex.,

TABELA 4.1
Antiobsessivos e as doses diárias usuais

Clomipramina	100 a 300 mg/dia	Média: 200 mg/dia
Fluvoxamina	100 a 300 mg/dia	Média: 200 mg/dia
Fluoxetina	20 a 80 mg/dia	Média: 50 mg/dia
Sertralina	50 a 200 mg/dia	Média: 150 mg/dia
Paroxetina	20 a 60 mg/dia	Média: 50 mg/dia
Citalopram	20 a 60 mg/dia	Média: 50 mg/dia
Escitalopram	10 a 30 mg/dia	Média: 20 mg/dia

se o paciente já vinha utilizando antiobsessivos e não estava obtendo resultados). Como comentamos, o desaparecimento dos sintomas costuma ser gradual, podendo prosseguir ao longo de vários meses.

Por quanto tempo os medicamentos devem ser usados?

O objetivo de se manter o uso dos antiobsessivos por um longo período, mesmo depois do desaparecimento dos sintomas, é a prevenção de possíveis recaídas, pois foi constatado que é muito comum o retorno do transtorno após a interrupção do uso dos medicamentos. As chances de recaída são maiores sobretudo nos pacientes que não realizaram TCC, bem como naqueles que, antes do tratamento, apresentavam sintomas muito graves, que interferiam nas rotinas diárias e prejudicavam sua qualidade de vida, nos que já tiveram várias crises graves e incapacitantes ao longo da vida (p. ex., impedindo-os de sair de casa, frequentar as aulas, etc.) ou nos casos em que os sintomas estão presentes há muito tempo. Com base nesses fatos, os especialistas fazem algumas recomendações a fim de prevenir possíveis recaídas. Em princípio, pacientes com transtorno crônico e que apresentaram resposta satisfatória usando apenas medicamentos devem manter o medicamento por, pelo menos, 1 a 2 anos após o desaparecimento dos sintomas. Passado esse período, a retirada deve ser gradual, com redução de 25% da dose a cada dois meses, devendo o paciente estar atento para o reaparecimento dos sintomas e a eventual necessidade de retomar o uso do medicamento. Para pacientes com 3 ou 4 episódios de recaída leve ou moderada, ou 2 a 4 recaídas graves, deve-se pensar na possibilidade de manter o tratamento por períodos maiores ou, talvez, por toda a vida. No caso de tratamento de longo prazo, as evidências sugerem a manutenção da dose que, na fase ativa da doença, foi efetiva, isto é, em geral, dose alta.

Quando não se deve usar medicamentos antiobsessivos?

Em algumas situações, pode haver contraindicações ao uso de medicamentos antiobsessivos, como, por exemplo, no início da gravidez ou em mulheres que estão tentando engravidar ou amamentando (neste caso, a sertralina é bastante segura); em pacientes com transtorno bipolar, pelo risco de ocorrerem viradas maníacas com os antiobsessivos caso não estejam usando estabilizadores de humor ou se surgirem reações adversas intoleráveis. Muitas vezes, o próprio paciente se recusa a usar medicamentos em razão de experiências negativas anteriores ou até mesmo de preconceitos: acredita que os medicamentos podem provocar dependência, que são apenas paliativos ou que não será capaz de tolerar os efeitos colaterais. É fundamental esclarecer essas questões com o médico, que pode explicar os benefícios, antecipar os possíveis efeitos adversos e o que pode ser feito para atenuá-los (iniciar com doses muito pequenas, aumentos graduais das doses, alteração dos horários de administração) e garantir a ingestão regular dos comprimidos ou cápsulas para reações desagradáveis não ocorrerem se a retirada for abrupta.

O que fazer quando a resposta aos medicamentos é insatisfatória?

Como foi comentado, um dos maiores inconvenientes do uso dos medicamentos é o fato de, na maioria dos casos, a redução na intensidade dos sintomas ser parcial (em média, de 50%). Apenas um grupo menor, em torno de 20% dos pacientes, obtém remissão completa e fica totalmente livre dos sintomas.

Os médicos adotam algumas estratégias para lidar com esses resultados insatisfatórios. São elas:

1. Aumentar a dose do medicamento que está sendo empregado para os níveis máximos sugeridos (ver Tab. 4.1), depois de um período de 1 a 3 meses de uso, e observar se há melhora na resposta novamente por um período de três meses.
2. Trocar o medicamento por outro antiobsessivo após esse novo teste.
3. Associar antipsicóticos, como risperidona, haloperidol ou aripiprazol, entre outros.
4. Combinar um ISRS com clomipramina em doses menores de ambos os medicamentos.

Observar sempre um período sugerido de pelo menos três meses para concluir sobre a efetividade ou não de cada uma dessas estratégias. É possível que alguma delas apresente melhores resultados. Como recursos extremos e em casos nos quais haja indicação (casos muito graves, incapacitados e que não responderam a pelo menos três tentativas bem conduzidas de farmacoterapia), adesão do paciente (uso efetivo e comprovado dos medicamentos nas doses prescritas) e em que tenha sido feita pelo menos uma tentativa de TCC conduzida por um terapeuta experiente, pode ser indicada a neurocirurgia. Antes da neurocirurgia, entretanto, pode-se ainda tentar a TCC associada aos medicamentos em ambiente hospitalar e o uso de TCC assistida a domicílio.

Exercício 4.1

Você já usou ou usa algum medicamento para tratar os sintomas do TOC? Esse medicamento lhe ajudou? Por favor, preencha o quadro a seguir com os medicamentos que usou, conforme o exemplo.

MEDICAMENTO	DOSE	TEMPO	AJUDOU
Fluoxetina	60 mg	9 meses	Sim

A TERAPIA COGNITIVO-COMPORTAMENTAL DO TOC

Agora, vamos descrever a outra modalidade de tratamento de primeira linha para os sintomas obsessivo-compulsivos: a terapia cognitivo-comportamental, ou TCC, apresentando como foi seu início, quais são seus fundamentos e como é realizada na prática. Ela pode ser utilizada de forma isolada, quando os sintomas são de intensidade leve ou moderada ou, o que é mais recomendado, associada aos medicamentos antiobsessivos, especialmente se os sintomas são de intensidade grave.

Como foi descoberta a terapia de exposição e prevenção de respostas para o TOC

Antigamente se achava que, por trás dos sintomas obsessivo-compulsivos, existiam conflitos inconscientes típicos dos primeiros anos de vida que a pessoa não tinha conseguido resolver de forma adequada naquele período. Acreditava-se, ainda, que, se tais conflitos não fossem resolvidos por meio de uma terapia profunda, os sintomas obsessivo-compulsivos dificilmente desapareceriam e tenderiam sempre a voltar. Também se acreditava que impedir alguém de executar seus rituais poderia levá-lo a um desequilíbrio mental grave e, quem sabe, até a uma psicose. Supunha-se, ainda, que pensamentos intrusivos (obsessões) de conteúdo agressivo, blasfemo ou sexual inaceitáveis poderiam representar desejos ou impulsos inconscientes do indivíduo reprimidos pelo uso de mecanismos de defesa. E se, por algum motivo, esses mecanismos falhassem, o indivíduo correria o risco de vir a praticá-los, o que seria desastroso. Vale lembrar que tais pensamentos perturbadores são muito comuns e atormentam em torno de 30% dos pacientes com TOC. Por todos esses motivos, também se achava que era muito arriscado propor ao paciente que se abstivesse de fazer seus rituais, pois, mesmo causando problemas, representavam uma espécie de equilíbrio entre a repressão total de impulsos inaceitáveis e sua expressão por meio de sintomas. Além disso, orientava-se o paciente a procurar afastar-se de seus "maus" pensamentos e a tentar controlá-los como forma de evitar o risco de cometê-los, o que, como foi explicado no Capítulo 3, agrava ainda mais a situação, uma vez que aumenta a intensidade e a frequência de tais obsessões em razão do chamado "efeito urso branco" (ver p. 125).

Essas ideias levaram, na verdade, a um impasse no que se refere ao tratamento do transtorno, pois as terapias baseadas em tais pressupostos e que tentavam identificar e eliminar os supostos conflitos inconscientes que seriam os causadores dos sintomas obsessivo-compulsivos, mesmo quando prolongadas, não diminuíam sua intensidade e, eventualmente, até a pioravam. Foi quando alguns pesquisadores ingleses, insatisfeitos com essa situação, resolveram inovar e fazer alguns experimentos que contrariavam as premissas e crenças vigentes na época. Vamos voltar um pouco no tempo e ver como foram esses experimentos.

Os experimentos dos pesquisadores ingleses e o início da terapia de EPR: um pouco da história

No final dos anos de 1960 e início dos anos de 1970, em parte pelas dificuldades apresentadas pelos tratamentos de orientação psicanalítica, havia uma insatisfação com seus resultados, seus custos altos, sua duração prolongada e, sobretudo, sua baixa efetividade no tratamento de muitos transtornos psiquiátricos, entre eles o TOC. Na época, havia uma preocupação muito grande em desenvolver terapias mais breves, mais focadas nos problemas e sintomas do paciente e, se possível, mais efetivas. Terapia cognitiva, terapias comportamentais, terapias dinâmicas breves se tornaram populares. Nesse contexto, Meyer, Rachman, Hogdson, Marks, entre outros, em meados dos anos de 1960 e especialmente durante a década de 1970, resolveram testar, no tratamento do TOC, o uso de técnicas comportamentais que vinham sendo usadas com sucesso para fobias. Resolveram verificar, em vários experimentos repetidos, o que acontecia quando indivíduos que apresentavam sintomas obsessivo-compulsivos eram impedidos ou deixavam espontaneamente de realizar seus rituais.

Para realizar esses experimentos, solicitaram a voluntários que faziam verificações (verificadores de portas e de fogões) ou que lavavam muito as mãos em razão de medo de contaminação que se abstivessem de realizar tais rituais nas situações em que se sentiam compelidos a fazê-los, por exemplo, depois de ter desligado o fogão ou tocado em algum objeto "contaminado". A estes últimos, solicitaram ainda que tocassem nas coisas que evitavam tocar. Preocuparam-se também em medir e registrar o grau de desconforto subjetivo percebido desde o momento inicial até algumas horas depois. O resultado foi muito interessante: após um aumento instantâneo e acentuado da ansiedade e do desconforto subjetivo, essas sensações começavam a diminuir espontaneamente, e, depois de algum tempo, que podia variar de minutos até três horas, elas haviam desaparecido por completo. Se eram expostos de novo à mesma situação, o ciclo se repetia, mas em menor intensidade: a ansiedade subia de imediato, mas em menor grau do que no primeiro exercício, desaparecia de forma mais rápida e seguia diminuindo a cada repetição do exercício. Depois de alguns exercícios, o paciente já não sentia mais qualquer ansiedade ao repeti-los. Haviam desaparecido a ansiedade, o medo e, sobretudo, o impulso de executar os rituais. Também verificaram que o desaparecimento se mantinha no longo prazo (dois anos ou mais), e que os sintomas não retornavam como se acreditava. Esse fenômeno é conhecido como **habituação** (Fig. 4.1). Refere-se ao desaparecimento natural de reações de desconforto (frio, calor, cheiro desagradável, medo, ansiedade) quando o indivíduo permanece em contato com essas sensações desagradáveis pelo tempo necessário para que desapareçam. A habituação é a base da terapia comportamental do TOC, a primeira que se revelou capaz de reduzir e até eliminar os sintomas da doença.

Com base no resultado desses primeiros experimentos, ainda em meados dos anos de 1970, foram feitas duas pesquisas, chamadas de ensaios clínicos, envolvendo 15 e 20 pacientes com TOC, que seguiram um protocolo previamente definido de exercícios de exposição e prevenção de rituais em ambiente hospitalar, durante um período breve de 1 a 3 meses. Os pacientes eram ativamente estimulados pela equipe médica a se absterem de fazer rituais nas situações em que se sentiam compelidos a executá-los e a tocar nos objetos que costumavam evitar. O resultado novamente foi surpreendente, sendo o mesmo observado com os voluntários dos primeiros experimentos: depois do aumento inicial súbito da ansiedade, seguia-se uma melhora gradual até o desaparecimento completo. E, a cada exercício, o aumento da ansiedade e do desconforto era menor e seu desaparecimento mais rápido. Contrariando o que se acreditava, os pacientes não apresentaram desequilíbrios maiores quando deixaram de executar os rituais, os sintomas desapareceram sem serem substituídos por outros e não retornaram mesmo depois de longos períodos de acompanhamento após o encerramento do tratamento. De forma mais consistente, verificou-se, com esses ensaios clínicos, a efetividade dessa nova forma de tratamento para os sintomas obsessivo-compulsivos. Na verdade, ela já havia

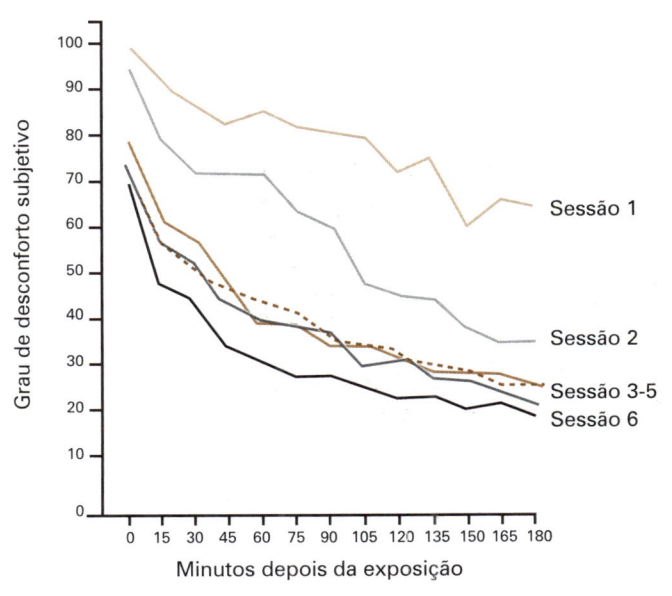

Figura 4.1 Desconforto subjetivo após a realização de exposição e em sessões sucessivas. Fonte: Likierman H, Rachman SJ. Spontaneous decay of compulsive urges: cumulative effects. Behav Res Ther. 1980;18(5):387-97.

sido usada com sucesso em 1966, para tratar duas pacientes com TOC, por um pesquisador chamado Meyer, mas, na época, não foi dada atenção à publicação do relato que ele fez desses casos.

Depois que esses primeiros tratamentos foram repetidos em vários outros países, com grande número de pacientes e igualmente com sucesso, o que ocorreu durante toda a década de 1970 e início dos anos de 1980, a terapia de EPR passou a ser considerada um dos tratamentos de primeira linha para o TOC, o sendo até hoje.

Dificuldades da terapia de EPR; a terapia cognitivo-comportamental do TOC

Após o entusiasmo inicial e depois de alguns anos de utilização da terapia de EPR, verificou-se que em torno de 30% dos pacientes não melhoravam. Atribui-se essa dificuldade ao fato de que muitos pacientes não apresentavam a devida motivação, o que comprometia a adesão aos exercícios. Um bom número – entre 20 e 30% dos pacientes – abandonava o tratamento.

Além disso, muitos não apresentavam rituais e evitações explícitos e, para eles, tornava-se difícil propor exercícios de exposição e prevenção de rituais se não se observavam evitações e rituais, havendo apenas o relato de obsessões. Na época, não se tinha a ideia de que poderiam haver rituais, evitações e neutralizações mentais aos quais também se poderia propor exposição e prevenção de rituais mentais e de neutralizações.

Percebeu-se ainda que, subjacentes aos sintomas, eram comuns crenças erradas, como exagerar o risco e a responsabilidade, acreditar no poder do pensamento e a necessidade de ter certeza. Geralmente, tais crenças eram muito antigas, arraigadas e difíceis de modificar, pelo simples fato de que o paciente estava convencido de que eram verdadeiras. Visando este último ponto e como estratégia para diminuir a rigidez e a intensidade de tais convicções e, consequentemente, melhorar a adesão aos exercícios, passou-se a dar uma atenção maior à psicoeducação do paciente sobre o TOC, para que ele obtivesse uma melhor compreensão do que reforça e do que diminui os sintomas, bem como do papel das crenças erradas. Foram também acrescidas à terapia de EPR técnicas cognitivas a fim de auxiliar o paciente a identificar e modificar crenças erradas, que se revelaram úteis sobretudo quando predominavam obsessões não acompanhadas por rituais observáveis. Com esse acréscimo, a terapia de EPR passou a ser denominada terapia cognitivo-comportamental (TCC), que é a designação mais comum na atualidade, embora os exercícios de exposição e prevenção de rituais continuem sendo as intervenções cruciais para eliminar os sintomas.

Agora, vamos ver como a TCC é na prática. Vamos começar descrevendo um pouco mais em detalhe a terapia de EPR.

O QUE É A TERAPIA DE EPR?

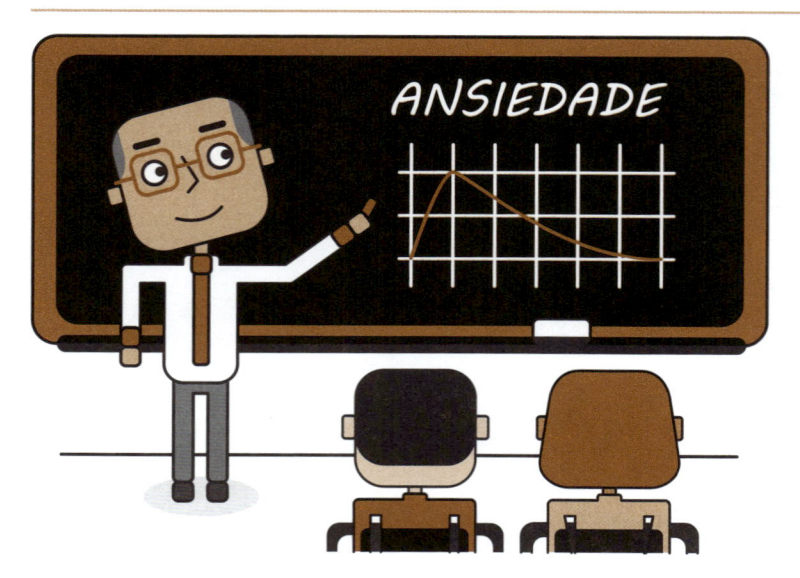

A terapia de EPR é considerada uma abordagem comportamental, porque seu foco é a modificação e a abolição de comportamentos que reforçam e mantêm o TOC. Essa modificação é obtida por meio de dois tipos de exercícios repetidos:

1. exposição às situações evitadas, e
2. abstenção (prevenção) da execução de rituais realizados para aliviar a ansiedade.

Uma das estratégias da terapia se chama **"Exposição"**, daí o "E". E a segunda, **"Prevenção de Resposta"** ou "das Respostas" ou, simplesmente, "Prevenção de Rituais" – o "PR", porque o paciente é convidado a abster-se de executar seus rituais. Com a realização desses exercícios, o indivíduo, em vez de evitar seus medos, expõe-se a eles e os enfrenta. O que ocorre, como vimos, é um aumento súbito da ansiedade, que vai diminuindo aos poucos e espontaneamente em razão da **habituação** (Fig. 4.1). Com a repetição dos exercícios, os medos (as obsessões) vão desaparecendo gradualmente, assim como a necessidade de fazer rituais (lavagens, verificações), bem como as evitações. O indivíduo tem também a oportunidade de confirmar que seus medos não têm fundamento e que são apenas sintomas de uma doença. Na verdade, não se vence os medos sem enfrentá-los. E essa regra vale também para o TOC, que não deixa de ser uma doença de medos.

TÉCNICAS COGNITIVAS ACRESCENTADAS À TERAPIA DE EPR: A TCC

Como visto no Capítulo 3, pensamentos catastróficos e crenças erradas são muito comuns em indivíduos com TOC, razão pela qual muitos deles têm medo de fazer os exercícios e podem até se recusar a realizá-los. Vimos também que, no início da terapia de EPR, um bom número de pacientes não melhorava, não aderia aos exercícios e abandonava o tratamento, e que se acredita que um dos motivos para isso fossem as crenças erradas muito intensas subjacentes aos sintomas. Por essas razões, além dos exercícios de EPR, são utilizados também exercícios cognitivos, que visam modificar esses pensamentos e crenças erradas. Um dos primeiros exercícios foi o que você realizou no Capítulo 3, quando identificou seus pensamentos e crenças erradas e as consequências em termos de emoções perturbadoras e comportamentos destinados a reduzir os riscos (rituais e evitações). Esse exercício é chamado de registro de pensamentos disfuncionais (RPD; Formulário 3 dos Anexos) e é a base para o uso de outras técnicas cognitivas, como o exame de evidências (questionamento socrático), a técnica das duas alternativas e outras, que serão apresentadas neste livro no momento oportuno, quando for descrito o tratamento das diversas manifestações do TOC.

COMO É A TERAPIA COGNITIVO-COMPORTAMENTAL NA PRÁTICA

A TCC se caracteriza sobretudo por ser uma terapia muito prática, focada nos sintomas de cada paciente, com exercícios diários de exposição e de abstenção da execução de rituais e exercícios cognitivos, combinados com o terapeuta em cada sessão, para serem realizados em casa nos intervalos entre as sessões, de forma frequente e repetida.

Como são as sessões de TCC? As sessões iniciais

As sessões, em geral, são semanais, centradas na realização dos exercícios de casa. No início, há um foco maior no treino da identificação dos sintomas. Com essa finalidade, a primeira tarefa que será solicitada, caso você opte por fazer a terapia, é a elaboração de uma lista o mais completa possível de todos os seus sintomas, que são também classificados pela gravidade. Dessa lista maior, você poderá ainda agrupar os sintomas de acordo com a gravidade em sublistas: sintomas leves, moderados e graves. Essa graduação e essas sublistas ajudam a programar os exercícios semanais de exposição (para as evitações) e prevenção de rituais (para os rituais), geralmente escolhidos pelo grau de dificuldade de realização. Começa-se sempre enfrentando os que provocam menos ansiedade e que, nas listas, aparecem como os de menor gravidade e, depois, gradualmente, vai se enfrentando os mais graves e mais difíceis. Também é útil a elaboração de um diário ou mapa do TOC (Formulário 2 dos Anexos) com a identificação dos horários e locais em que os sintomas ocorrem com mais frequência (p. ex., verificações antes de deitar, lavar as mãos ao usar um banheiro público, evitações de certos lugares). O mapa do TOC auxilia no planejamento dos exercícios.

Nas primeiras sessões, é comum que o terapeuta faça exercícios práticos no próprio consultório para ajudá-lo a identificar sintomas obsessivo-compulsivos, ou ainda realize demonstrações de exposições, prevenção de rituais e exercícios cognitivos (identificação de pensamentos e crenças disfuncionais e seu questionamento) que depois solicitará que você repita ainda durante a sessão e depois faça sozinho em casa. Também é comum o treino no preenchimento da lista de sintomas, do mapa do TOC e de outros questionários na própria sessão, quando o paciente tiver alguma dificuldade.

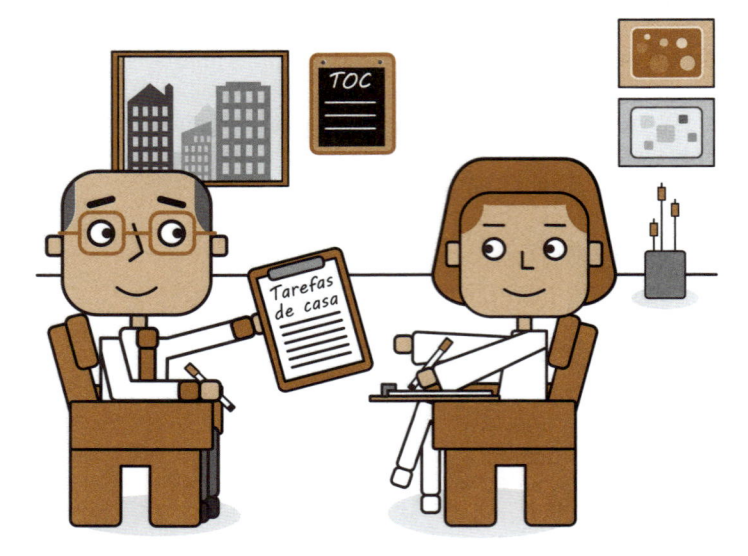

Antes do início do tratamento, é aplicada uma escala para avaliar a gravidade dos sintomas obsessivo-compulsivos (Escala Yale-Brown de Sintomas Obsessivo-compulsivos [Y-BOCS] – Formulário 4 dos Anexos) que depois será aplicada em intervalos de 1 a 2 meses para monitoramento do andamento da terapia. A diminuição nos escores indica que o paciente melhorou!

Se você não pretende ou está impossibilitado de procurar um terapeuta, pode começar os exercícios por si mesmo da maneira descrita no próximo capítulo: elaboração da lista e das sublistas dos sintomas, do diário ou mapa do TOC e preenchimento da escala Y-BOCS para avaliar a gravidade de seus sintomas.

Caderno de exercícios

Você tem de providenciar um caderno que deverá levar a todas as sessões da terapia. Nele, anotará suas tarefas de casa combinadas ao final de cada sessão e registrará a realização dos exercícios e as dificuldades encontradas. Mesmo que não pretenda fazer terapia, é recomendável ter o caderno ou um bloco para anotar as tarefas de cada semana.

Continuação da terapia ou dos exercícios

Depois das sessões iniciais de avaliação, identificação dos sintomas e escolha dos exercícios de casa, as sessões seguintes geralmente são iniciadas com a revisão dos sintomas e da lista dos exercícios programados na sessão anterior (como foram os exercícios) e encerradas com a combinação de novas tarefas e de exercícios a serem realizados em casa até a próxima sessão. Ao final, é feito um resumo da sessão pelo terapeuta e uma avaliação da própria sessão pelo paciente. Para a escolha dos exercícios, sempre são levadas em conta as listas de sintomas preenchidas no início do tratamento. Em praticamente todas as sessões, o terapeuta costuma fazer explanações sobre os sintomas do TOC; suas possíveis causas; os modelos explicativos para seu surgimento e sua manutenção; o papel de reforço exercido pelos rituais e evitações, que ajuda a manter os sintomas; como vencê-los; e o fenômeno da habituação, que embasa a TCC. Essas explanações têm por objetivo manter a motivação do paciente para fazer os exercícios sempre alta. Também é comum que sejam feitas novas demonstrações durante a sessão de terapia e que sejam repetidos os exercícios cognitivos. Além disso, discute-se a necessidade e a conveniência do uso de medicamentos. É usual, ainda, a recomendação da leitura de livros, capítulos de livros e a visita a *sites* como www.ufrgs.br/toc.

Qual a duração da terapia?

A TCC é em geral um tratamento breve. Recomenda-se que você dedique um tempo definido por dia, cerca de uma hora, para a realização das tarefas e dos exercícios (leituras, exposição e prevenção de rituais, exercícios cognitivos, preenchimento de questionários). Calcula-se que seja necessário um total de 8 a 20 sessões (15 em média), que podem se estender de 2 a 6 meses ou até mais, dependendo da adesão aos exercícios e da gravidade dos sintomas.

Dúvidas frequentes

Qual o risco de se expor ou de se abster de fazer os rituais?

O que ocorre com os exercícios de exposição e prevenção de rituais é um aumento da ansiedade que pode gerar desconforto físico e medo, mas não há riscos maiores. Ao contrário, é muito importante você aprender a tolerar os inevitáveis aumentos de ansiedade, mesmo que sejam desconfortáveis, e não ter medo deles. Na verdade, não há como perder um medo sem enfrentá-lo, e enfrentá-lo significa expor-se e sentir ansiedade. Muitos pacientes têm medo de sofrer um ataque cardíaco ou um acidente vascular cerebral (AVC), de desmaiar, de ficar fora de controle, de a ansiedade não acabar nunca e até de enlouquecer. A experiência tem demonstrado que mesmo o aumento da frequência cardíaca, o aperto no peito, a falta de ar e até as tonturas às vezes observados durante a realização de alguns exercícios mais difíceis não representam risco ao sistema cardiocirculatório (como provocar uma crise de angina, infarto ou AVC). Também não há risco de uma crise de loucura, de perder o controle sobre si mesmo ou de a ansiedade nunca passar. Lembre-se de que tudo o que sobe, desce! E assim é com a ansiedade. Não existe ansiedade que não passe depois de determinado tempo ou que dure para sempre.

Com a eliminação de um sintoma pode aparecer outro em seu lugar?

Algumas pessoas perguntam se o fato de eliminar um sintoma não faz, automaticamente, surgir outro em seu lugar. Era o que se pensava antigamente, quando se supunha que os sintomas do TOC eram manifestações de conflitos inconscientes e que não adiantaria eliminá-los sem resolver a causa mais profunda. Na verdade, essa hipótese sobre a origem e a natureza inconsciente dos sintomas obsessivo-compulsivos nunca foi comprovada. Diversos estudos têm acompanhado os pacientes após o tratamento, por períodos variados, de 1, 2 até 5 anos ou mais, e constataram que as melhoras obtidas com a terapia são mantidas. Um estudo realizado em nosso meio, que acompanhou por dois anos pacientes que haviam realizado TCC em grupo para o TOC, verificou que nenhum dos pacientes que havia obtido remissão completa ao final do tratamento recaiu durante o período de acompanhamento. Outro estudo acompanhou por cinco anos pacientes tratados da mesma forma e verificou que os sintomas não haviam retornado e se mantinham no mesmo nível em que estavam ao fim do tratamento. Na verdade, observa-se no dia a dia que os medos enfrentados e perdidos (nadar na piscina, atirar-se de um trampolim, dirigir carro, andar de patins ou de bicicleta, andar de avião ou saltar de paraquedas) dificilmente voltam, sobretudo se a exposição continua sendo praticada de forma repetida. Observa-se, sim, no TOC, que o sintoma eliminado por completo com os exercícios dificilmente retorna. Também é verdade que, com o passar do tempo, podem surgir outros sintomas (de outras dimensões) ou que podem ocorrer recaídas.

Quais são os sintomas mais fáceis de vencer e quais são os mais difíceis?

Os exercícios de EPR em geral iniciam pelos rituais dos quais o paciente considera mais fácil se abster e pelas evitações. A regra é começar por aqueles exercícios que o paciente acredita, pelo menos 80%, que será capaz de realizar. As obsessões são mais difíceis de desaparecer, pois, mesmo depois de fazer os enfrentamentos, persiste no paciente a lembrança (memória) dos medos que sentia quando entrava em contato com situações, objetos ou lugares que os provocavam. Essa lembrança custa mais a desaparecer. Ao fazer seus enfrentamentos, você perceberá, em alguns momentos, um pensamento (obsessão) invadindo sua mente e sentirá algum desconforto, mas o impulso de realizar os rituais ou de não entrar em contato ou de não tocar será mínimo ou praticamente não existirá mais, e você conseguirá resistir. Inclusive, com o tempo, as obsessões (medos) podem desaparecer por completo, e os locais, objetos ou pessoas perdem seu caráter patogênico de provocar ansiedade e voltam a ser neutros.

Em algumas situações, os sintomas custam mais a desaparecer: quando são muito graves ou incapacitantes e o paciente acredita completamente em seus pensamentos obsessivos, e quando a irrealidade dos medos é difícil de comprovar (p. ex., quando se referem a desgraças que o paciente imagina que ocorrerão em um futuro distante). As obsessões também são mais difíceis de tratar quando não são acompanhadas de rituais e evitações, como já comentamos. No entanto, com a identificação de rituais mentais e neutralizações, é possível fazer a prevenção desses fenômenos mentais, que, como as demais compulsões, se destinam a provocar alívio e, por esse motivo, igualmente perpetuam o TOC. De modo geral, acumulação compulsiva, alinhamento e simetria são mais difíceis de vencer do que lavações compulsivas, evitações e checagens.

Os sintomas podem voltar depois do término da terapia?

É possível também que, com a terapia ou com os exercícios que fez sozinho, você tenha eliminado alguns sintomas enquanto outros permaneceram inalterados ou tiveram apenas uma redução na intensidade, mas continuam presentes em algum grau. Quando, depois do tratamento, persistem sintomas residuais, com o passar do tempo há uma boa chance de ocorrerem recaídas, sobretudo daqueles sintomas que não foram eliminados por completo. Daí a importância de se ter como meta a eliminação completa de todos os sintomas.

Finalmente, é importante destacar que é comum, no TOC, os sintomas se modificarem ao longo da vida, na forma como se apresentam e em seu conteúdo; contudo, se você aprendeu como vencê-los, esse aprendizado pode ser usado no combate de sintomas que não existiam antes e que apareceram de repente.

O QUE FAZER NA PRÁTICA

Se, após ler estes primeiros capítulos, você concluiu que de fato tem TOC, identificou seus sintomas obsessivo-compulsivos, se estes são de intensidade leve ou moderada, e se você se sente animado a fazer exercícios de exposição e prevenção de rituais e cognitivos, ou se não tem como consultar um psiquiatra ou psicólogo com experiência em TCC do TOC, seja porque não há em sua região ou porque tem problemas financeiros para pagar o tratamento, poderá tentar fazer os exercícios sugeridos neste livro sozinho. Para ter chance de sucesso, é importante planejar os exercícios e ter disciplina para realizá-los de forma sistemática e repetida. É essencial que destine uma hora do dia para se dedicar às leituras e revisar os exercícios do dia anterior, e que reserve um dia por semana para avaliar os progressos e as dificuldades, para planejar as tarefas para determinado período (p. ex., uma semana) e, depois, para realizá-los na prática. Providencie um caderno ou bloco para fazer suas anotações e seu planejamento, como foi sugerido. Ou seja, planejamento e disciplina são as duas características-chave para ter sucesso em vencer o TOC sozinho.

Se você decidiu enfrentar o transtorno sozinho, antes de iniciar os exercícios, leia o próximo capítulo. Ele o orientará na identificação e na elaboração das listas de sintomas, bem como na avaliação da gravidade de seu TOC e no planejamento dos exercícios. Você será orientado a fazer um mapa detalhado dos lugares, objetos e horários críticos e que provocam ou funcionam como gatilhos dos sintomas. A partir das listas e do mapa, poderá escolher os primeiros exercícios de EPR. É interessante também, antes de começar os exercícios, ler os capítulos dedicados aos sintomas que mais o perturbam – medo de contaminação/lavagens, dúvidas e verificações, etc. –, apresentados mais adiante no livro, pois poderá encontrar informações e exercícios mais específicos para seu caso. Todavia, não deixe de ler o Capítulo 5, que, além de conter recomendações práticas para o início da terapia, traz exercícios que podem ser feitos apenas com a orientação do livro e sem o acompanhamento de um terapeuta. Muitos pacientes conseguiram, por esforço próprio e orientados pelas leituras, livrar-se dos sintomas obsessivo-compulsivos ou, pelo menos, diminuí-los significativamente.

Se os sintomas são graves ou muito incapacitantes e você tem dificuldade de escolher algum exercício, e se não é um sujeito disciplinado e capaz de se planejar, é melhor conseguir um profissional para ajudá-lo, pois talvez tenha também de usar medicamentos. Caso tenha dificuldades financeiras, em muitos serviços públicos existem psiquiatras que poderão atendê-lo. Se você já está em tratamento, provavelmente seu terapeuta irá indicar alguns dos exercícios que constam no livro e a leitura poderá ajudá-lo a aprofundar seus conhecimentos sobre o TOC. Lembre-se de que você deve saber tudo sobre o TOC, o que o leva a vencer o transtorno e o que faz com que perpetue os sintomas. Visite também o *site* www.ufrgs.br/toc.

UMA PALAVRA FINAL SOBRE MOTIVAÇÃO

O problema crucial para a obtenção de resultados com a TCC na eliminação dos sintomas do TOC é a adesão aos exercícios propostos no livro, o que, na prática, significa o efetivo envolvimento com as leituras, o preenchimento da lista e das sublistas de sintomas, e do diário ou mapa do TOC. Depois dessas tarefas preliminares, segue-se a escolha e a execução de exercícios repetidos de exposição e prevenção de rituais, bem como a realização de exercícios cognitivos de acordo com seus sintomas específicos, conforme descrito em vários capítulos do livro. Para ter sucesso em tudo isso, é importante estar motivado.

Motivação significa estar disposto a fazer os sacrifícios necessários para vencer o TOC, ou seja, tolerar o aumento da ansiedade que ocorre com a realização dos exercícios. Esse aumento é passageiro, perfeitamente tolerável e, como vimos, não oferece riscos. Significa enfrentar os medos, expondo-se às situações que os provocam, e abster-se de fazer rituais. Como vimos, os exercícios são essenciais para que ocorra a habituação, mecanismo por meio do qual os sintomas desaparecem. Em outras palavras, não se perde o medo sem enfrentá-lo, e todo enfrentamento implica sentir um pouco de ansiedade, que desaparece em curto período de tempo: de 15 minutos até 3 horas. Suportar esse aumento ao realizar os exercícios é o preço maior da terapia. Mas você define seus limites: escolha aqueles exercícios que realmente tem certeza de que é capaz de fazer.

Se você ainda não está muito convencido de que necessita de terapia, mas foi pressionado por sua família a buscar tratamento e, em razão disso, procurou um profissional, é provável que desista no meio do caminho. Adie um pouco sua decisão, leia mais alguns capítulos deste livro, pese as vantagens e as desvantagens ou o custo/benefício do tratamento e reflita: será que não vale a pena passar por alguma aflição transitória em troca de livrar-se dos sintomas definitivamente? Ponha na balança também o preço que você já pagou em termos de sofrimento, de tempo ocupado com as obsessões e com a realização dos rituais, o comprometimento da vida pessoal e profissional, o impacto que seu transtorno vem causando em sua família e o que você provavelmente ainda vai pagar caso não se livre do TOC. Lembre-se de que os sintomas raramente desaparecem de forma espontânea, sem tratamento. Se não tratar, é praticamente certo que eles continuarão presentes. Frequentemente, duram a vida toda e, de maneira geral, são difíceis de vencer sem esforço e dedicação. Faça o Exercício 4.2 e, depois de refletir, tome sua decisão, prossiga na leitura dos próximos capítulos e, se for o caso, comece os exercícios ou procure um profissional.

Exercício 4.2
Avalie prós e contras em fazer o tratamento

	PRÓS	CONTRAS
Curto prazo		
Longo prazo		

Teste seus conhecimentos

1. Quando o tratamento farmacológico de primeira escolha falha, a primeira conduta que o médico em geral adota é:
   (a) Suspender o medicamento.
   (b) Trocar por outro medicamento.
   (c) Aumentar a dose, caso não esteja usando a dose máxima indicada.
   (d) Acrescentar mais um medicamento, geralmente antipsicóticos.

2. Assinale a alternativa CORRETA:
   (a) Os ISRSs são altamente efetivos em reduzir os sintomas do TOC e, quando usados em doses elevadas, em geral possibilitam que o paciente viva sem sintomas.
   (b) Os medicamentos antiobsessivos devem ser usados com cautela, pois causam dependência.
   (c) As doses usadas no tratamento do TOC são as mesmas utilizadas para tratar a depressão.
   (d) Uma limitação importante dos medicamentos é que os sintomas diminuem, mas a redução, na maioria das vezes, é parcial.

3. A terapia de EPR fundamenta-se:
   (a) No alívio obtido pelo paciente ao entrar em contato com os objetos ou as situações que desencadeiam suas obsessões.
   (b) No fenômeno da habituação: o desaparecimento natural de sensações desagradáveis quando se é exposto a situações e objetos que as provocam e se permanece em contato pelo tempo necessário.
   (c) Na existência de impulsos agressivos de natureza inconsciente por trás das obsessões e compulsões, que devem ser identificados e tratados na terapia.
   (d) Em substituir gradualmente os rituais mais graves por outros mais leves.

4. Sobre os exercícios de exposição e prevenção de rituais (terapia de EPR), é verdadeiro afirmar:
   (a) São dispensáveis na terapia do TOC, pois o que de fato dá resultado é a modificação dos pensamentos.
   (b) Devem ser usados com cautela, porque deixar de fazer os rituais do TOC pode ser muito perigoso.
   (c) Não faz muita diferença escolher os sintomas que dão mais ou menos ansiedade para começar a se expor.
   (d) São exercícios fundamentais para vencer o TOC.

5. Na terapia do TOC, uma das questões mais críticas para o sucesso do tratamento é:
   (a) Você estar motivado e tomar a decisão de fazer o tratamento.
   (b) Os sintomas serem leves.
   (c) Alguém de sua família também participar do tratamento.
   (d) Identificar os pensamentos automáticos que estão por trás dos seus sintomas.

Respostas: 1 – c; 2 – d; 3 – b; 4 – d; 5 – a.

capítulo 5

Iniciando a terapia cognitivo-comportamental

A terapia cognitivo-comportamental (TCC) do TOC começa pelo reconhecimento dos sintomas da doença, bem como dos locais e horários ao longo do dia em que eles ocorrem com maior frequência. Uma das primeiras tarefas que o terapeuta irá lhe propor é a elaboração de uma lista, a mais completa e detalhada possível, de obsessões, compulsões ou rituais e evitações. Pedirá, ainda, que você avalie a gravidade de cada um deles: quais são os mais graves ou muito graves, que mais lhe incomodam, os de intensidade moderada e aqueles que são leves. Essa lista, juntamente com a identificação dos horários e locais mais críticos (mapa do TOC), irá possibilitar a programação dos exercícios de exposição e prevenção de resposta ou de rituais (EPR), cruciais para se vencer o transtorno. Na terapia, sempre é mais fácil começar os exercícios pelos que são voltados aos sintomas mais leves e depois enfrentar aqueles que são voltados para os mais graves – essa é a razão para que você pontue a gravidade em cada sintoma da lista. Iniciaremos este capítulo relembrando algumas características dos sintomas do TOC, para que você aprenda a identificá-los e distingui-los de sintomas de outras doenças mentais, o que nem sempre é fácil, e depois possa fazer sua lista a fim de programar os exercícios de EPR.

AS PRINCIPAIS CARACTERÍSTICAS DOS SINTOMAS DO TOC

Como visto no primeiro capítulo, três tipos de sintomas são muito comuns no TOC: obsessões, compulsões e evitações. São eles que caracterizam a doença. Vamos rapidamente relembrar o que significam esses termos.

- **Obsessões** são pensamentos que invadem a cabeça repetidamente e contra a vontade da pessoa. São desagradáveis, persistentes, perturbam por serem acompanhados de ansiedade ou medo e porque seu conteúdo é negativo, catastrófico ou inconveniente. Como exemplos, podemos citar medo de contaminação, dúvidas ou pensamentos de conteúdo indesejável. As obsessões induzem a pessoa a fazer algo – as compulsões e as evitações – para reduzir o medo e a ansiedade presentes.
- **Compulsões** são atos repetitivos executados com a finalidade de reduzir o medo, a aflição ou o desconforto que acompanha as obsessões (lavar as mãos, verificar a porta, repetir uma palavra ou frase). Podem ser atos facilmente observáveis, como verificar

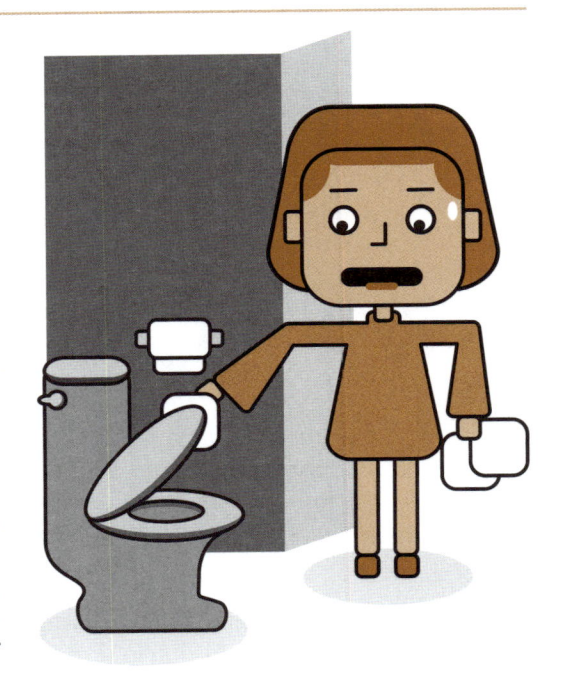

muitas vezes o gás ou a porta, ou atos mentais, que em geral não são visíveis (repetir frases ou palavras, contar mentalmente).
- **Evitações** são comportamentos destinados a impedir o contato direto ou a proximidade com objetos que muitas pessoas tocam (trincos de portas, botões de elevador, corrimãos). Alguns exemplos são usar papel ou lenço para tocar em objetos, não chegar perto ou evitar o contato com certas pessoas (mendigos, membros de determinada religião), usar luvas para cumprimentar pessoas, não ir a lugares considerados "perigosos" (hospitais, clínicas, cemitérios, banheiros públicos, certas praças ou ruas da cidade).

No TOC, esses sintomas são sempre desagradáveis, pois são acompanhados de ansiedade, medo ou desconforto, ocupam um bom tempo (mais de uma hora por dia) ou causam interferência clara no cotidiano da pessoa. Veja, então, se os medos e as preocupações que passam por sua cabeça o obrigam a fazer algo que não consegue evitar (p. ex., tem que lavar as mãos depois de tocar em dinheiro), fazem com que você se esquive do contato com objetos (tocar), lugares (frequentar) ou pessoas (chegar perto, cumprimentar) e se lhe tomam mais de uma hora por dia. Se têm essas características, desconfie de que possam ser sintomas do TOC, popularmente conhecidos como "manias".

COMO SABER SE ALGO QUE VOCÊ FAZ PODE SER TOC OU NÃO?

Se, mesmo após a leitura realizada até aqui, você ainda estiver com dificuldade em avaliar se algo que faz ou deixa de fazer vem a ser TOC, observe como se comportam as pessoas que não têm esse transtorno, no que tocam ou no que evitam tocar – se, por exemplo, usam papel para tocar no botão do elevador, no interruptor de luz ou para segurar-se no ônibus. Observe, ainda, o número de vezes que lavam as mãos durante o dia e em que ocasiões costumam lavá-las, o tempo que demoram no banho, se trocam de roupa todas as vezes que chegam da rua, se deixam os sapatos do lado de fora da porta da casa, se verificam todas as maçanetas das portas e os vidros do carro depois de estacionar e acionar o alarme, se passam sempre um guardanapo no prato antes de se servir em restaurantes, etc. Veja se você exagera em todos esses cuidados, e se os executa em razão de medos. Em caso positivo, é muito provável que você tenha TOC. Veja algumas dicas a mais para ajudá-lo a reconhecer os sintomas da doença.

> **Podem ser sintomas do TOC:**
> - Dúvidas se o que você fez foi bem feito ou se não fez errado (p. ex., assinar um papel, se não disse ou escreveu algo errado ou ofensivo) e se você se sente compelido a verificar ou a fazer de novo para ter certeza.
> - Comportamentos que você necessita repetir várias vezes (dar certo número de batidas na mesa, de toques na parede ou estalar os dedos determinado número de vezes).
> - Atos que você "tem que..." e não pode deixar de realizar, sob pena de ficar muito aflito (colocar um objeto em certo lugar – ou no lugar "certo" – ou alinhado).
> - Tudo aquilo que você necessita executar sempre da mesma maneira para não ficar aflito (alinhar os chinelos ao pé da cama ao deitar, vestir primeiro a perna direita da calça e depois a esquerda, deixar os objetos em certa posição em cima da mesa).
> - Pensamentos indesejáveis ou inconvenientes (de conteúdo violento ou agressivo, blasfemo, sexual indesejado) que o perturbam e que você não consegue afastar, dos quais sente vergonha ou teme vir a praticar; são também rotulados como pensamentos repugnantes.

Se restar alguma dúvida sobre o que são obsessões, compulsões e evitações, é interessante ler de novo o primeiro capítulo ou buscar a orientação de um profissional. Caso tenha compreendido bem as explicações, reconheça com facilidade esses sintomas e saiba diferenciar o que é TOC do que não é, você está apto a tomar as primeiras medidas que preparam o terreno para depois fazer os exercícios da terapia. Duas tarefas precedem a realização dos exercícios. São elas:

- **Elaboração da lista de sintomas e avaliação da sua gravidade.**
- **Elaboração do diário dos sintomas ou mapa do TOC.**

Uma vez realizadas essas duas tarefas, poderemos escolher os primeiros exercícios de exposição e prevenção de rituais e iniciá-los na prática.

Costuma-se, também, antes de iniciar a terapia, responder a um questionário ou escala (Y-BOCS, Formulário 4 dos Anexos) que fornece uma nota ou escore para a gravidade do TOC. A pontuação inicial da escala serve como referência para, de tempos em tempos, você avaliar se a terapia está tendo resultado ou não. Se você decidiu enfrentar o TOC sem solicitar a ajuda de um terapeuta, da mesma forma é interessante fazer as tarefas citadas. Na terapia com um profissional, certamente ele irá solicitá-las. Comecemos pela primeira tarefa: a elaboração da lista de sintomas e a avaliação de sua gravidade.

PRIMEIRA TAREFA: ELABORAÇÃO DA LISTA DE SINTOMAS DO TOC E AVALIAÇÃO DE SUA GRAVIDADE

Embora você possa fazer uma lista de seus sintomas com base no que lembra, recomendamos que se guie pelo formulário que está nos Anexos deste livro (Formulário 1 dos Anexos) e foi desenvolvido para auxiliá-lo nessa primeira tarefa, pois, assim, você correrá menos risco de esquecer sintomas importantes. O Formulário 1 é uma lista extensa e detalhada de sintomas do TOC e foi elaborado a partir de relatos de muitos pacientes com a doença e que fizeram TCC. Nele, você encontrará afirmativas que descrevem obsessões, rituais e evitações, abrangendo as diferentes apresentações do transtorno. Depois de ler atentamente cada afirmativa, atribua uma nota de 0 a 4 de acordo com os seguintes critérios:

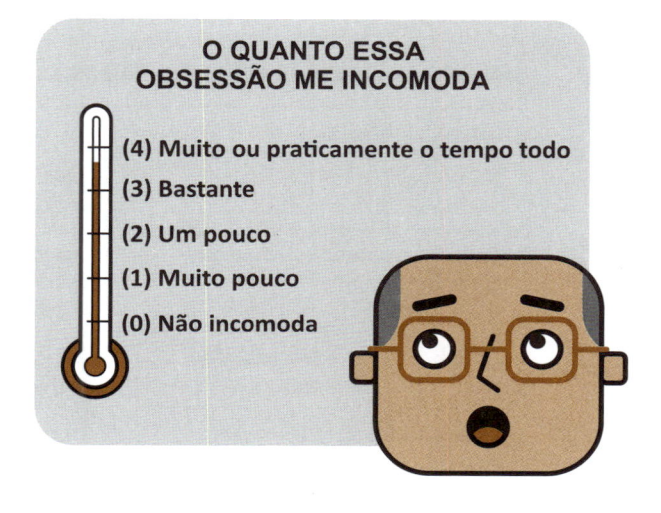

O QUANTO ESSA OBSESSÃO ME INCOMODA
- (4) Muito ou praticamente o tempo todo
- (3) Bastante
- (2) Um pouco
- (1) Muito pouco
- (0) Não incomoda

- 0 – ausente (não incomoda);
- 1 – leve (incomoda muito pouco);
- 2 – moderado (incomoda um pouco ou de vez em quando);
- 3 – grave (incomoda bastante ou com muita frequência); e
- 4 – muito grave (incomoda muito ou praticamente o tempo todo) fazendo um "X" ao lado de cada uma delas.

GRAU DE DIFICULDADE PARA NÃO FAZER O RITUAL
- (4) EXTREMA
- (3) INTENSA
- (2) MODERADA
- (1) LEVE
- (0) NENHUMA

Os exercícios da terapia (exposição às situações evitadas e prevenção de rituais) provocam aumento da ansiedade. Os sintomas mais leves geram menos ansiedade e, por esse motivo, é interessante começar os exercícios por eles a fim de criar coragem e depois se animar a enfrentar os que parecem mais difíceis. Ter um pouco de ansiedade com a realização dos exercícios é o preço para vencer o TOC. A boa notícia é que esse aumento é passageiro e, com a repetição dos exercícios, acaba deixando de ocorrer em razão do fenômeno da habituação, como explicamos no Capítulo 4, ao descrever como teve início a TCC e como foram as primeiras tentativas de terapia para o TOC (p. 46-48).

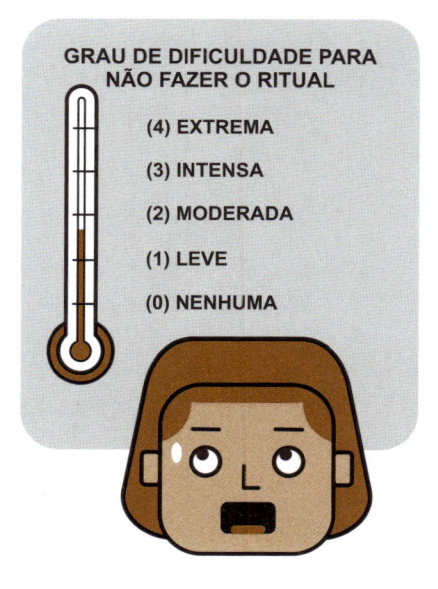

Pode ser que alguns sintomas que você apresenta não estejam na lista. Nesse caso, anote nos espaços em branco. Pode ser também que sejam sintomas de outros transtornos, pois não é só no TOC que estão presentes obsessões, compulsões e evitações. Na dúvida, leia de novo a seção "O que não é TOC", no Capítulo 1 (p. 18), ou então discuta com seu terapeuta, caso esteja iniciando a terapia com um profissional.

SEGUNDA TAREFA: ELABORAÇÃO DE SUBLISTAS ORGANIZADAS PELA INTENSIDADE DOS SINTOMAS

Agora que você já preencheu a lista de sintomas do TOC, sugerimos que separe em seu caderno de exercícios ou preencha nos espaços a seguir os itens da lista principal em três listas secundárias, ou sublistas, da seguinte forma:

- Sublista 1 – Sintomas de intensidade leve (pontuados com grau 1 e 2 na lista principal)
- Sublista 2 – Sintomas de intensidade moderada ou grave (grau 3)
- Sublista 3 – Sintomas de intensidade muito grave (grau 4)

Para preencher as sublistas, observe o exemplo do exercício feito por um paciente que agrupou alguns de seus sintomas conforme a gravidade da ansiedade que provocavam (Exemplo 5.1).

Exemplo 5.1
Sintomas agrupados pelo grau de ansiedade

GRAU DE ANSIEDADE 1 E 2	GRAU DE ANSIEDADE 3	GRAU DE ANSIEDADE 4
Quando entro em um hospital por medo de pegar doença.	Se tiver que chegar perto ou matar formigas, abelhas e moscas.	Tocar em maçanetas, objetos engordurados, moedas.
Se tocar em minha gata depois de tomar banho.	Se minha mãe não lavar as mãos antes de tocar em minhas coisas e em mim.	Se tiver que tocar em carne, alho, comida congelada, por causa do cheiro.
Se não passar o guardanapo no prato antes de comer.	Se não lavar as mãos quando chego da rua.	Se não abrir a geladeira com o pé.
Se não perguntar para meus pais se fechei o carro.	Se depois do banho sentar em outros locais diferentes da cama.	Se tiver que usar a mesma roupa ou a toalha mais de uma vez.

SUBLISTA 1 – SINTOMAS DE INTENSIDADE LEVE (PONTUADOS COM GRAU 1 E 2 NA LISTA DE SINTOMAS DO TOC)

SUBLISTA 2 – SINTOMAS DE INTENSIDADE MODERADA (PONTUADOS COM GRAU 3 NA LISTA DE SINTOMAS DO TOC)

SUBLISTA 3 – SINTOMAS DE INTENSIDADE GRAVE OU MUITO GRAVE (PONTUADOS COM GRAU 4 NA LISTA DE SINTOMAS DO TOC)

Essas listas secundárias, ou sublistas, feitas no início da terapia, apesar de trabalhosas, orientarão todo o tratamento e serão muito úteis para escolher os exercícios de casa. Naturalmente, os exercícios começarão pela lista de sintomas leves (Sublista 1) e, conforme você for conseguindo enfrentá-los, poderá ir avançando para as listas seguintes. Periodicamente, convém passá-las a limpo e refazê-las para realizar um balanço de como as coisas andam: o que já foi conseguido (riscar os sintomas que foram vencidos e não incomodam mais), os que não estão completamente vencidos e os que ainda não foram enfrentados, acrescentando outros que eventualmente ficaram de fora na primeira vez que as listas foram feitas. Apesar de ser mais comum iniciar os exercícios pelos sintomas mais leves para que a ansiedade provocada seja menor e mais facilmente suportada, você poderá esquecer essa regra e começar pelos sintomas que são mais graves e que causam grande interferência nas suas rotinas ou nas de sua família, caso sinta-se motivado para tanto. Porém, procure sempre escolher exercícios que acredita ter boa chance de ser capaz de realizar. Mais adiante, neste mesmo capítulo, será abordada essa questão (a regra dos 80%).

TERCEIRA TAREFA: ELABORAÇÃO DO DIÁRIO DOS SINTOMAS OU MAPA DO TOC

Uma característica interessante do TOC é que os sintomas, na maioria das vezes, têm horário e local para se manifestar. Esses locais e horários são momentos críticos ao longo de um dia típico que, se forem identificados, permitem que você se programe e se prepare com antecedência para enfrentá-los. Para tanto, é recomendável fazer um "mapa" desses horários e locais, o que constitui a nossa terceira tarefa e depois nos auxiliará no planejamento dos exercícios. O mapa também irá ajudá-lo a focar sua atenção no que passa por sua cabeça em tais situações e nas formas como lida com seus medos (fazendo rituais ou evitando o contato), o que faz e o que deixa de fazer. O objetivo é desenvolver em você o hábito de auto-observação, ou automonitoramento.

A seguir, apresentamos alguns exemplos de locais ou situações críticos que com frequência provocam medos e dúvidas em indivíduos com TOC e induzem a fazer rituais ou a evitar o contato ou a proximidade.

- **Ao sair de casa e antes de deitar:** dúvidas e necessidade de verificar a porta, o fogão, os eletrodomésticos, as torneiras, os documentos na carteira.
- **Na rua:** evitar passar perto de uma lixeira ou de um mendigo.
- **Ao estacionar o carro:** dúvidas e necessidade de verificar repetidamente portas, vidros, freio de mão.
- **Ao dirigir:** ficar olhando o espelho retrovisor para ter certeza de que não atropelou um pedestre.
- **Ao voltar para casa:** medo de contaminar a casa com germes trazidos da rua, necessidade de lavar as mãos, não entrar com os sapatos que usou na rua, não sentar no sofá sem antes tomar banho ou trocar de roupa.
- **Ao frequentar banheiros públicos:** evitar ou usar papel para tocar na maçaneta da porta, na torneira, na tampa do vaso, no botão da descarga; ter medo de contrair doenças.

Os rituais do TOC, muitas vezes, tornam-se hábitos executados de forma automatizada e, por esse motivo, com frequência nem sequer são percebidos pela pessoa. Desenvolver o hábito de observar-se (automonitoramento) é um primeiro passo para a mudança de tais comportamentos. Para fazer a lista dos sintomas e as sublistas, bem como para a elaboração do diário ou mapa do TOC, é interessante solicitar a ajuda de um familiar, que muitas vezes percebe mais seus sintomas obsessivo-compulsivos e os horários e locais críticos do que você mesmo(a). Pergunte a ele o que considera que sejam "manias" suas e que colocaria na lista. Veja o exemplo a seguir.

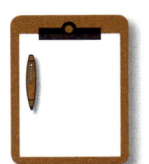

> **LAURA**
> A mãe de Laura, uma paciente com TOC, comentou na consulta, diante da filha: "A Laura precisa fazer vários rituais dentro do carro antes de começar a dirigir". Ao que Laura retrucou: "Eu?".
> "Sim, minha filha! Você não se deu conta, mas, antes de ligar o carro e vir para cá, precisou colocar sua bolsa de determinado jeito; olhou algumas vezes todos os espelhos para ver se estavam certos, sendo que só você dirige o carro; passou a mão nos cabelos várias vezes; ajustou cuidadosamente o cinto e, só depois de um tempo, conseguimos sair. Me parece que isso é demais!"

Elaborando o diário ou mapa do TOC

Observe o mapa do TOC elaborado por Laura (Exemplo 5.2). Depois escolha um dia da semana no qual você apresentou muitos sintomas ou que considera o pior dia e preencha o Formulário 5.1, "Diário de sintomas ou mapa do TOC" ou faça-o em seu caderno, seguindo o modelo do Exemplo 5.2. Na coluna "Grau de ansiedade", atribua um grau para a ansiedade sentida no momento, de acordo com os seguintes critérios: 0 = Nenhuma perturbação, 1 = Leve, 2 = Moderada, 3 = Grave e 4 = Muito grave.

Exemplo 5.2
Diário dos sintomas ou mapa do TOC de Laura

HORÁRIO	SITUAÇÃO, LOCAL	SINTOMA (OBSESSÃO, COMPULSÃO OU EVITAÇÃO)	GRAU DE ANSIEDADE	NÚMERO DE VEZES	TEMPO
8h	Verificar o fogão, o gás e a geladeira	Dúvidas e verificações repetidas	3	3 vezes	5 minutos
8h30min	Escovar os dentes depois do café	Escovação excessiva e ritualizada	3	Aproximadamente 20 vezes no mesmo local	5 minutos
8h40min	Me olhar no espelho antes de sair	Verificação excessiva da aparência	3	Arrumo o cabelo, passo o pente mais ou menos umas 15 vezes no mesmo local	10 minutos
9h	Sair de casa	Verifico se chaveei a porta	4	5 vezes	3 minutos

Formulário 5.1
Diário dos sintomas ou mapa do TOC

HORÁRIO	SITUAÇÃO, LOCAL	SINTOMA (OBSESSÃO, COMPULSÃO OU EVITAÇÃO)	GRAU DE ANSIEDADE	NÚMERO DE VEZES	TEMPO

QUARTA TAREFA: ESCOLHA DOS PRIMEIROS EXERCÍCIOS DE EXPOSIÇÃO E PREVENÇÃO DE RITUAIS

Você preencheu um extenso questionário sobre os sintomas do TOC e acrescentou mais alguns que não encontrou na lista. Também elaborou suas listas secundárias, ou sublistas, e fez seu diário ou mapa do TOC. Talvez, vendo o que assinalou, tenha se dado conta de que muitos dos comportamentos que considerava "normais" são, na verdade, sintomas do TOC. O transtorno é assim mesmo: cada paciente tem os próprios sintomas e é raro que apresente apenas um tipo. O mais comum é uma mistura: lavações, verificações, alinhamentos, pensamentos inconvenientes, etc., que estão presentes conjuntamente e com diferentes gravidades, e vão mudando com o tempo. Também é muito comum estarem presentes sintomas de outros transtornos, como depressão, transtornos de ansiedade ou do grupo do TOC (tricotilomania, roer unhas, beliscar-se), os quais, eventualmente, podem complicar a terapia. Nesse caso, diz-se que o paciente apresenta comorbidades. Se é isso que ocorre com você e essas comorbidades são graves, às vezes até mais que o TOC, é altamente recomendável buscar a orientação e a ajuda de um profissional. Se, no entanto, você pretende fazer os exercícios de casa sozinho, chegou a hora de escolher os primeiros e decidir por onde começar. Veja, a seguir, algumas regras e recomendações para fazer essa escolha.

Como escolher os primeiros exercícios

Um dos segredos do sucesso da TCC é uma escolha bem feita dos primeiros exercícios de casa, que basicamente, no início, se resumem a dois tipos:

1. **exposição** a tudo o que é evitado (objetos, lugares, pessoas, situações) e
2. **prevenção de rituais:** abster-se de realizar os rituais naqueles lugares ou horários em que costuma fazê-los.

Os primeiros exercícios devem ser pensados muito bem, incluindo na lista aqueles que você acredita, pelo menos 80%, em uma escala de 0 a 100%, ser capaz de realizar. Observe, a seguir, algumas recomendações para fazer essa escolha e aumentar as chances de sucesso. Não esqueça de ter em mãos seu caderno, no qual anotará seus exercícios. Recomendamos que essa escolha seja feita uma vez a cada semana. A lista das tarefas do período deve ser revisada uma vez ou mais ao dia.

1. Comece pelos rituais e pelas evitações

Os rituais ou compulsões e as evitações são comportamentos mais facilmente visíveis e dependem de você executá-los ou não (são atos voluntários), ao contrário das obsessões, que são pensamentos invasivos involuntários, nem sempre fáceis de identificar. Os exercícios da TCC começam pelo enfrentamento desses dois tipos de sintomas. O primeiro passo, portanto, consiste em localizar, na lista e nas sublistas e no diário ou mapa do TOC, seus rituais e evitações cujo grau de ansiedade foi pontuado como 1 e 2 (sintomas leves e moderados).

2. Comece pelos exercícios que considera mais fáceis e que acredita ser capaz de fazer

Depois de identificar, nas listas e no diário, os rituais e as evitações, escolha aqueles rituais que considera mais fáceis deixar de fazer (ou cuja abstenção provoca menos ansiedade). No caso das evitações, escolha quais lugares, objetos ou pessoas você imagina que chegar perto, entrar em contato ou tocar seja mais fácil ou provocará menos ansiedade. Como regra, a exposição deve ser programada para ser gradual, como no exemplo a seguir, de um paciente que tinha medo de contaminação e de sujeira.

> **Exemplos de exposição gradual**
> - Tocar com a ponta do dedo indicador na ponta do sapato.
> - Colocar a mão em cima do sapato durante um minuto.
> - Tocar com a mão na sola do sapato durante meio minuto.
> - Tocar nas próprias roupas depois de ter tocado na sola do sapato.
> - Tocar com o dedo na língua depois de tocar na ponta do sapato.

3. Siga a regra dos 80%

Inclua, na lista da semana, aqueles exercícios que você acredita ter pelo menos 80% de chance de realizar, conforme recomenda o doutor Lee Baer, um dos primeiros a escrever um manual para a terapia de EPR para o TOC.[*] Se você acredita menos de 80% que será capaz de fazer o exercício, é provável que não conseguirá realizá-lo, sendo melhor trocar por um outro mais fácil. Para isso, você pode fazer uma das seguintes perguntas em relação aos rituais e às evitações de sua lista: "Qual é a probabilidade (em percentual) de que eu consiga de fato me expor (tocar em um objeto ou entrar em determinado lugar que evito sempre) ou deixar de fazer certo ritual (não verificar a porta ou o gás, não lavar as mãos nos horários e locais ou situações em que sou compelido a fazer essas ações)?" ou "Considerando 10 tentativas, em quantas imagino de fato conseguir me expor ou deixar de fazer o ritual?". Caso esse percentual esteja abaixo de 80%, altere as condições de realização do exercício (número de vezes, tempo de exposição) ou divida em etapas, para aumentar o percentual de chances.
Veja o exemplo a seguir.

> **JOÃO**
> João tinha necessidade de lavar o prato cinco vezes em cima, cinco vezes embaixo e enxaguá-lo também cinco vezes. Dividiu essa série de rituais em partes: na primeira semana, achou mais fácil lavar apenas uma vez a parte de baixo do prato; na seguinte, enxaguou apenas uma vez; na terceira semana, conseguiu fazer o exercício completo, que consistia em lavar e enxaguar os pratos apenas uma vez.

---

[*] Baer L. Getting control: overcoming your obsessions and compulsions. New York: Plume; 2000.

4. Escolha de 6 a 8 (ou mais) exercícios por semana

A experiência clínica ensina um fato paradoxal: quanto mais sintomas constam nas listas, mais fácil é a escolha, pela simples razão de que é mais provável que em uma lista grande existam tarefas mais fáceis e mais difíceis. Quando a lista contém muitos sintomas e de vários tipos, recomenda-se que o paciente selecione o maior número de tarefas que considere ser capaz de cumprir, 6 a 8 ou até mais, nas quais concentrará os exercícios. Às vezes, poderá escolher apenas uma, se essa toma muito tempo, provoca muita aflição ou interfere de forma considerável em sua vida pessoal ou na de sua família.

Uma vez que um sintoma tenha sido superado, deve-se continuar fazendo a exposição e se abstendo de executar o ritual até que essa nova forma de lidar com os medos esteja bem consolidada, agora como um comportamento natural que não provoca mais ansiedade. É importante sempre repetir o maior número de vezes o exercício até ele não provocar mais ansiedade. É interessante manter o sintoma na lista até ter essa garantia. Vencidos os sintomas mais fáceis, novos exercícios focados em sintomas de gravidade maior e que eram considerados mais difíceis vão sendo escolhidos como tarefas da semana, e assim sucessivamente, até vencer todas as listas. É importante lembrar que, muitas vezes, os rituais e as evitações se tornam hábitos que a pessoa executa de forma automática, sem pensar.

5. Se os exercícios forem muito difíceis, solicite auxílio de um profissional ou de um familiar

O que fazer quando todos os exercícios são muito difíceis? As pesquisas, em geral, mostram que as pessoas com TOC têm mais facilidade de realizar exercícios quando assistidas pelo terapeuta, por um acompanhante terapêutico ou por um familiar que tenha recebido a devida orientação. O terapeuta pode executar alguns exercícios da lista de tarefas da semana perante o paciente no próprio consultório como demonstração para encorajá-lo e depois solicitar que ele repita ou convidá-lo para fazerem juntos. Por exemplo, ambos podem sentar no tapete, pisar no banheiro com os pés descalços, tocar no lixo, em dinheiro, na tampa do vaso sanitário, no sabonete usado, segurar a maçaneta da porta, tocar na sola dos sapatos e "espalhar a sujeira" pelo corpo sem lavar as mãos depois. Se seus sintomas forem muito graves, você poderá solicitar ao terapeuta que indique um acompanhante terapêutico para ir a sua casa uma ou mais vezes na semana e auxiliá-lo na realização das tarefas, se a família tiver condições para cobrir os custos desse tipo de ajuda. Se isso não for possível, veja se pode contar com o auxílio de um familiar, o que deve ser feito sob a orientação de um profissional (ver Cap. 10 sobre o TOC e a família). É importante lembrar ainda que, quando os sintomas são graves, é recomendável, sob prescrição médica, o uso de medicamentos antiobsessivos que ajudam a diminuir o grau de aflição com a realização dos exercícios.

Como os exercícios devem ser realizados

Uma vez selecionados os exercícios, você deve seguir algumas regras ao realizá-los para que sejam efetivos:

1. Faça os exercícios pelo maior tempo possível ou até a ansiedade desaparecer

Na prática, o objetivo dos exercícios de EPR é provocar o aumento da ansiedade e a posterior **habituação**, que, por sua vez, levará ao desaparecimento da necessidade de executar rituais e do medo do contato com objetos ou pessoas. O ideal é que a exposição ou a abstenção de executar os rituais prossigam até que a aflição ou o desconforto desapareçam por completo, o que, às vezes, ocorre em minutos (de 5 a 10 minutos) ou, em outras, quando os sintomas são muito graves, somente depois de horas. Se for inviável ficar tanto tempo executando os exercícios, faça pelo maior tempo que puder. Exposições de uma hora são mais efetivas do que exposições de cinco minutos. Se você não lembra o que é habituação, releia o Capítulo 4 (p. 46-48), uma vez que esse é um conceito importante na terapia do TOC.

2. Repita os exercícios o maior número de vezes possível

Faça os exercícios o maior número de vezes que puder ao longo do dia e da semana e diminua ao máximo o intervalo entre um exercício e outro. Quanto mais frequentes forem os exercícios, principalmente no início do tratamento, melhores serão os resultados. Aproveite as situações que fazem parte de sua rotina (ao deitar e ao sair de casa, não revisar mais de uma vez a porta ou a janela; no trabalho, não revisar repetidamente papéis ou textos; ao chegar em casa, não ir correndo lavar as mãos; usar o banheiro do trabalho, do *shopping* ou da faculdade sem pegar papel para tocar na torneira ou no botão da descarga, etc.).

3. Entregue-se totalmente aos exercícios e evite neutralizar seu efeito

Ao fazer os exercícios, evite manobras sutis ou disfarçadas, checagens (passar a mão, dar uma olhada) ou evitações dissimuladas que anulam o efeito da exposição ou da não realização do ritual. Por exemplo, abster-se de lavar as mãos depois de ter tocado em objetos "contaminados", mas estabelecer um tempo depois do qual irá lavá-las; decidir que irá tomar um banho e trocar as roupas, depois de ter ido ao cemitério, determinado número de minutos após entrar em casa; passar a mão depois de fechar a porta da geladeira para ver se ficou bem fechada ou ficar olhando demoradamente um documento depois de tê-lo assinado para ter certeza de que a assinatura está correta; não lavar as mãos de imediato ao entrar em casa, mas evitar tocar em qualquer objeto até tomar banho, etc. Evite querer obter garantias com os familiares fazendo perguntas do tipo: "Garante que minhas roupas estão bem lavadas?" ou "Garante que isso não é uma mancha e que não é de sangue?" ou "Garante que fechei bem a porta?" ou, ainda, "Garante que lavei bem todas as partes do corpo (durante o banho)?".

4. Identifique as situações críticas e programe os exercícios com antecedência

Quando você elaborou o diário de sintomas ou mapa do TOC, identificou os horários, locais e situações mais críticos, nos quais é compelido a realizar seus rituais ou a evitar o contato direto com objetos ou pessoas. Preste atenção especial a essas ocasiões e programe com antecedência os exercícios que irá fazer, bem como o tempo que durará cada exercício. Por exemplo, "Vou sentar na cama com a roupa da rua durante 10 minutos quando voltar para casa hoje" ou "Não vou ficar olhando o espelho retrovisor do carro para ter certeza de que não atropelei alguém" ou "Depois de estacionar, não vou revisar o carro para ver se tem algum amassado". Você poderá planejar a quebra de sequências ou trajetos que executa sempre da mesma maneira (escolher um trajeto diferente para ir ao trabalho ou voltar para casa, levantar pisando no chão com o pé esquerdo e não o direito, evitar subir uma escadaria contando os degraus ou pisar no primeiro degrau com o pé esquerdo, etc.). Exercícios programados com antecedência são mais efetivos do que os não programados.

5. Faça os exercícios prestando atenção

No momento da realização do exercício, sua atenção deve estar focada na tarefa, evitando distrair-se para diminuir a ansiedade (neutralização). Exercícios realizados dessa forma parecem favorecer a habituação e, consequentemente, os resultados do tratamento.

6. Faça exercícios que provoquem ansiedade

Para um exercício ser efetivo, deve provocar ansiedade. Exercícios muito leves, que não produzem qualquer ansiedade, não ajudam a vencer o TOC. Para vencer medos, é necessário provocá-los.

7. Use lembretes

Lembretes podem ser úteis para tranquilizar e controlar pensamentos catastróficos. Pode ser proveitoso escrever alguns lembretes em cartões e mantê-los a seu alcance (p. ex., no bolso da camisa ou da calça, na primeira página do caderno de exercícios ou em um compartimento da bolsa ou mochila) e lê-los várias vezes ao longo da semana. São exemplos de lembretes:

- Minha aflição não vai durar para sempre! Vai chegar um momento em que ela vai passar!
- A aflição não é um foguete que sobe sempre. Vai até certo ponto e depois desce! Tudo o que sobe desce!
- Quanto mais me preocupo com um pensamento, mais tempo ele permanece em minha mente!

Ou, ainda, o interessante lembrete do doutor Lee Baer:

> As quatro regras de ouro da terapia de exposição e prevenção de rituais:*
> 1. Enfrente as coisas de que você tem medo tão frequentemente quanto possível.
> 2. Se você perceber que está evitando algum objeto ou situação, enfrente-o.
> 3. Se você sentir necessidade de fazer algum ritual para se sentir melhor, faça esforço para não realizá-lo.
> 4. Repita os passos 1, 2 e 3 o maior número de vezes e pelo maior tempo possível.

8. Seja generoso consigo mesmo(a)

Na maioria das vezes, é difícil cumprir 100% dos objetivos estabelecidos como tarefas da semana. Pessoas perfeccionistas, que não conseguem realizar todos os exercícios da forma como foram planejados, sofrem, tendem a se culpar e achar que o tratamento fracassou. Pessoas com essa característica acham que falhar em parte equivale a falhar no todo. Você deve ficar atento para não desqualificar o que conseguiu, valorizar pequenos ganhos ou realizações mesmo que parciais e, sobretudo, não desistir. Em suma, seja generoso consigo mesmo.

Depois da leitura dessas orientações, você está apto para fazer a escolha dos primeiros exercícios de EPR, que deverão levar em conta os próprios rituais e evitações. É o início de uma caminhada que poderá levá-lo a vencer o TOC por completo. Crie coragem e siga em frente. A seguir, apresentamos mais alguns exemplos que poderão auxiliá-lo na escolha de suas tarefas:

- Não lavar as mãos durante 15 minutos depois de chegar da rua.
- Apertar a mão de seus colegas de trabalho e não lavar as mãos depois.
- Usar o banheiro do trabalho sem cobrir o vaso com papel.
- Verificar a porta e as janelas apenas uma vez antes de deitar.
- Deixar os objetos em cima da mesa desalinhados.
- Não lavar a torneira da pia do banheiro antes ou depois de usá-la; não passar a mão embaixo para ver se está pingando.
- Segurar no corrimão do ônibus e não lavar as mãos depois.

Anote, aqui ou em seu caderno, os exercícios de EPR para a próxima semana guiando-se pelos exemplos. Especifique a tarefa, o local ou a situação, o tempo a ser dedicado e o número de vezes, se for o caso. Concluída a semana, você pode anotar, em porcentagem, o quanto de cada tarefa foi realizado. Isso será útil para avaliar seu desempenho e auxiliar na definição das tarefas da semana seguinte.

---

* Baer L. Getting control: overcoming your obsessions and compulsions. New York: Plume; 2000.

TAREFAS: DE __/__/__ A __/__/__	%
1.	
2.	
3.	
4.	
5.	
6.	
7.	
8.	

Daqui para a frente, diariamente, você deve revisar essa lista de exercícios, que serve também como meta inicial. Periodicamente, você atualiza a lista: exclui aqueles sintomas que podem ser considerados 100% vencidos e, a partir de suas listas e sublistas de sintomas, escolhe os novos exercícios a serem realizados e anota em seu caderno, não se esquecendo de registrar também a data. O objetivo é a eliminação completa de todos os sintomas, o que representará também uma boa garantia para não ter recaídas. Nos capítulos seguintes, revisaremos os diferentes grupos (ou dimensões) de sintomas, e você será orientado na escolha de exercícios específicos para cada um deles.

Por último, e antes de iniciar a prática dos exercícios, é interessante avaliar a gravidade dos sintomas do TOC.

QUINTA TAREFA: AVALIAÇÃO DA GRAVIDADE DOS SINTOMAS OBSESSIVO-COMPULSIVOS

Para encerrar essa fase inicial do tratamento e da luta contra o TOC, é interessante que você pontue a gravidade dos sintomas obsessivo-compulsivos a fim de ter uma referência para avaliar periodicamente os resultados alcançados e se está avançando ou retrocedendo na luta contra o TOC. Para isso, você pode utilizar a Escala Yale-Brown de Sintomas Obsessivo-compulsivos (Y-BOCS – Formulário 4 dos Anexos). A escala é composta por 10 questões (cinco para obsessões e cinco para compulsões), cada uma com escores de 0 a 4. Assim, o escore máximo é 40, o que corresponde a sintomas extremamente graves. Escores de 16 ou mais indicam nível que pode ser considerado doença (TOC clínico). Sintomas abaixo desse nível são considerados leves ou subclínicos, e um escore menor que 8 representa ausência de sintomas, pois mesmo as pessoas que não têm TOC fazem alguns pontos na Y-BOCS. Veja a escala no Formulário 4 dos Anexos, bem como as instruções para seu preenchimento.

Para finalizar, teste seus conhecimentos.

Teste seus conhecimentos

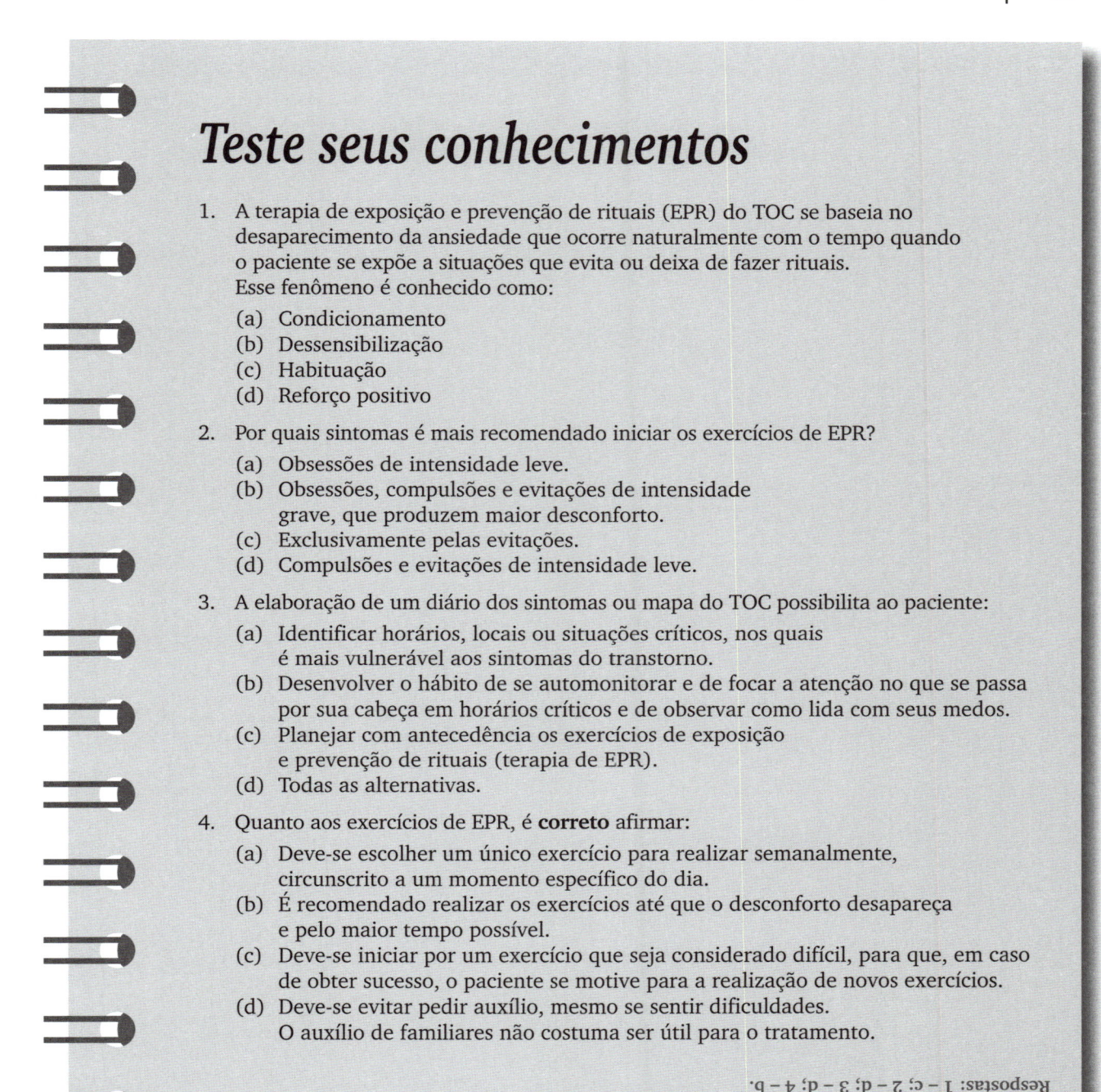

1. A terapia de exposição e prevenção de rituais (EPR) do TOC se baseia no desaparecimento da ansiedade que ocorre naturalmente com o tempo quando o paciente se expõe a situações que evita ou deixa de fazer rituais. Esse fenômeno é conhecido como:
   (a) Condicionamento
   (b) Dessensibilização
   (c) Habituação
   (d) Reforço positivo

2. Por quais sintomas é mais recomendado iniciar os exercícios de EPR?
   (a) Obsessões de intensidade leve.
   (b) Obsessões, compulsões e evitações de intensidade grave, que produzem maior desconforto.
   (c) Exclusivamente pelas evitações.
   (d) Compulsões e evitações de intensidade leve.

3. A elaboração de um diário dos sintomas ou mapa do TOC possibilita ao paciente:
   (a) Identificar horários, locais ou situações críticos, nos quais é mais vulnerável aos sintomas do transtorno.
   (b) Desenvolver o hábito de se automonitorar e de focar a atenção no que se passa por sua cabeça em horários críticos e de observar como lida com seus medos.
   (c) Planejar com antecedência os exercícios de exposição e prevenção de rituais (terapia de EPR).
   (d) Todas as alternativas.

4. Quanto aos exercícios de EPR, é **correto** afirmar:
   (a) Deve-se escolher um único exercício para realizar semanalmente, circunscrito a um momento específico do dia.
   (b) É recomendado realizar os exercícios até que o desconforto desapareça e pelo maior tempo possível.
   (c) Deve-se iniciar por um exercício que seja considerado difícil, para que, em caso de obter sucesso, o paciente se motive para a realização de novos exercícios.
   (d) Deve-se evitar pedir auxílio, mesmo se sentir dificuldades. O auxílio de familiares não costuma ser útil para o tratamento.

Respostas: 1 – c; 2 – b; 3 – d; 4 – b.

capítulo 6

Medos de contaminação e lavagens excessivas

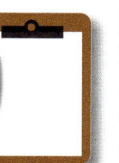

> **PATRÍCIA**
> Patrícia tem 32 anos e, desde que casou, há cinco anos, passou a preocupar-se muito com germes e limpeza. Ela tem um filho de 3 anos e, depois que ele nasceu, percebeu que suas preocupações com sujeira e contaminação aumentaram muito. Receia que alguém de sua família, especialmente seu filho, que considera mais frágil em razão da idade, possa adoecer e até vir a falecer em razão do contato com objetos que considera "sujos". Não abre as janelas da casa para evitar a entrada de germes, poluição ou vento, pois tem medo que o filho possa contrair alguma doença, como a gripe H1N1, ou desenvolver problemas como asma ou pneumonia. Lava excessivamente as mãos com uso abundante de álcool. Lava os objetos que tenham vindo da rua, como bolsas, carteira, sacolas, chave do carro, com detergente. Todas as compras do supermercado precisam ser lavadas antes de serem guardadas na despensa ou no refrigerador, incluindo sucos e leite em caixinhas. As lavagens são realizadas de maneira excessiva e metódica. Cada vez que ela, o marido ou o filho retornam para casa, os sapatos necessitam ser retirados ainda no *hall* de entrada e levados diretamente à área de serviço, onde são lavados de imediato. Além disso, todos devem ir para o banho e trocar de roupa antes de circular pelos diversos cômodos do apartamento, pois só assim se manterão realmente "limpos". Patrícia não permite que o marido e o filho sentem no sofá da sala vestidos com as roupas com que vieram da rua, pois "afinal de contas, estão cheias de germes", como justifica. As roupas são lavadas inicialmente na máquina, no entanto, o processo é finalizado de modo manual, realizando sempre um enxague adicional para certificar-se de que ficaram de fato livres de quaisquer manchas ou produtos químicos. Em razão de seus medos, Patrícia não aceita receber visitas em sua casa, o que vem causando discussões frequentes com o marido e prejuízo nas relações sociais. Além disso, em função das lavações, suas mãos estão muito machucadas.

Casos como o de Patrícia são muito comuns. Os sintomas causam grande sofrimento ao indivíduo e interferem gravemente no funcionamento da família, nas atividades sociais e no trabalho. Em razão dos medos de contaminação, muitos pacientes usam luvas para não tocar diretamente em maçanetas, botões de elevador, não apertam as mãos de outras pessoas e não utilizam banheiros públicos. Lavam as mãos inúmeras vezes, abusam de detergentes, sabão e álcool, razões pelas quais muitas vezes apresentam a pele ressequida, vermelhidões e rachaduras no espaço entre os dedos e, não raro, fungos debaixo das unhas. Estão sempre alertas para a presença de lixo e resíduos corporais (sangue, urina, esperma, fezes), e, quando andam na rua, ficam atentos para cuidar onde pisam. Pessoas que apresentam esse tipo de sintoma muitas vezes não se dão conta de que seus medos podem ser uma manifestação do TOC e acabam por procurar exclusivamente um dermatologista para o tratamento dos problemas de pele, sem reduzir, no entanto, o uso excessivo de álcool ou sabão, o que faz os problemas dermatológicos retornarem. Essas pessoas têm medo (obsessão) de contaminação, uma manifestação muito comum do TOC, seguido de lavagens excessivas (rituais ou compulsões) e evitações. O presente capítulo abordará essas manifestações, bem como seu tratamento por meio de exercícios práticos da terapia cognitivo-comportamental (TCC). Separamos os medos de contaminação de outros sintomas obsessivo-compulsivos para aprofundar seu estudo. Na prática comum, o tratamento é feito integrando-se todos os sintomas simultaneamente.

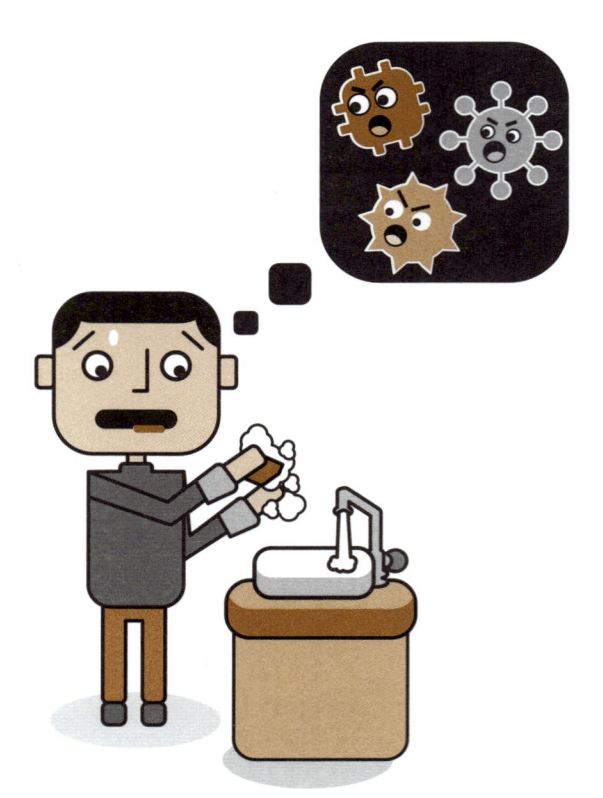

MEDOS DE CONTAMINAÇÃO: O QUE SÃO?

Medos de contaminação seguidos de lavagens compulsivas, de comportamentos evitativos e hipervigilância estão entre os sintomas mais comuns e mais conhecidos do TOC, afetando mais da metade das pessoas com o transtorno. Referem-se à sensação desagradável, intensa e persistente de ter sido contaminado ou de vir a contaminar-se em razão do contato direto ou indireto com pessoas, locais ou objetos considerados "sujos" ou "infectados" com sujeira de modo geral, germes, bactérias, substâncias nocivas e até "poluição" mental. A sensação é acompanhada por emoções desagradáveis ou negativas, como medo, nojo, impureza moral, vergonha, culpa, e por medidas imediatas para isolar e remover a sujeira, o germe ou o contaminante e impedir que se espalhe para outras partes do corpo, objetos, roupas, móveis e peças da casa. A remoção se dá por meio de rituais compulsivos de limpeza (lavagens), como lavagem imediata e meticulosa das mãos, banho demorado, troca repetida das roupas ou simplesmente jogando no lixo objetos como roupas, carteiras, mochilas, bolsas que, em algum momento, passaram a ser considerados sujos ou contaminados.

> **CLÁUDIA**
> Cláudia, 54 anos, participou de um tratamento em grupo para o TOC. Quando chegou ao Hospital de Clínicas para ser avaliada, uma das entrevistadoras tocou em sua bolsa sem querer. No momento da avaliação, Cláudia, sentindo-se triste, falou: "Por exemplo, agora, assim que eu voltar para casa, vou tirar as coisas desta bolsa e vou ter que colocá-la direto no lixo, porque sua amiga tocou nela e não senti uma energia boa".

As possíveis fontes de contaminação que os portadores de TOC consideram de maior risco são os produtos corporais, como fezes, urina, sangue, saliva ou esperma; objetos tocados por muitas pessoas, como corrimãos, trincos de porta, interruptores de luz, botão do elevador, telefones públicos, assentos de coletivos; lugares nos quais se acredita que exista alta concentração de germes, como banheiros públicos. Também são consideradas de "risco" ou potenciais contaminantes as pessoas avaliadas como "transportadoras" de germes, doenças contagiosas, câncer ou simplesmente porque têm "uma energia negativa", como mendigos, indivíduos com câncer ou homossexuais. Podem, ainda, ser consideradas fontes de contaminação a radioatividade, a poluição ambiental e as radiações em geral, como a radiofrequência emitida pelo celular ou pelo forno de micro-ondas.

Os indivíduos com medos de contaminação adotam basicamente quatro estratégias erradas para lidar com seus medos e afastar as ameaças percebidas:

1. Lavagens excessivas ou rituais de limpeza e checagens
2. Evitações
3. Hipervigilância
4. Busca de garantias, certeza e reasseguramentos

RITUAIS DE LIMPEZA E LAVAGENS EXCESSIVAS

Quando a pessoa se sente suja ou contaminada, o primeiro impulso é eliminar a sujeira ou a contaminação executando lavagens, como a lavagem repetida das mãos, que normalmente é feita de forma meticulosa, ritualística, difícil de interromper e que, muitas vezes, continuará sendo executada mesmo que machuque a pele. Há casos de pacientes que continuam a lavar as mãos mesmo depois de estarem sangrando. As lavagens podem se estender para todo o corpo (p. ex., exigindo um banho completo e meticuloso) e para as roupas e os objetos de uso pessoal, como chaves, carteira, telefone celular, *mouse* e teclado do computador, cartões de crédito, mochila, além de móveis, tapetes e até automóvel. Esse impulso, em geral, é muito intenso, assume prioridade em relação a outras preocupações e se sobrepõe a avaliações racionais e a recomendações usuais.

> **LUCAS**
> Lucas, 14 anos, após assistir a uma aula de biologia sobre o aparelho reprodutor, sentiu nojo exagerado do próprio pênis e começou a fazer rituais para "descontaminar" tudo que poderia ter contaminado pela "magia simpática". Se ele tocava sem querer com seu braço na calça que estava usando e tocava em algum móvel da casa, parede ou porta, imediatamente tinha que ir até a pia mais próxima, molhar as mãos e pingar água nos objetos. Os sintomas foram aumentando até que Lucas passou a evitar tocar no próprio pênis mesmo na hora do banho. Enquanto tocava guitarra, procurava proteger o instrumento para não tocar em sua calça, que, para ele, estava contaminada e, depois de tocar, tinha que fazer o mesmo ritual de pingar água na guitarra. Seus pais não suportavam mais secar as poças de água nos móveis, no banheiro e em objetos.

A seguir, apresentamos mais exemplos de compulsões de limpeza:

- Tomar diversos e demorados banhos ao dia, esfregando a pele em demasia.
- Escovar os dentes de maneira excessiva, demorada e ritualizada.
- Trocar inúmeras vezes de roupa em um mesmo dia e sem necessidade.
- Lavar roupas de maneira excessiva, repetindo diversas vezes a lavagem e o enxague.
- Lavar imediatamente as roupas usadas na rua, logo ao entrar em casa.
- Lavar pratos, talheres ou copos antes de usá-los, mesmo que estejam limpos, dentro de armário ou gavetas.
- Passar o guardanapo nos pratos e talheres do restaurante antes de servir-se.
- Realizar limpezas excessivas e meticulosas em móveis e outros objetos de casa.
- Usar sabão, desinfetante, detergente, álcool em demasia.

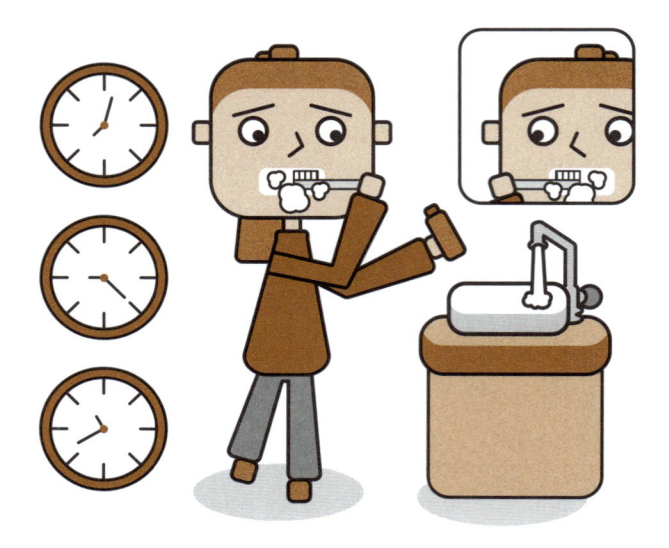

Os rituais de limpeza e as lavagens excessivas podem tomar muitas horas do dia. Uma paciente com 65 anos dedicava em média três horas por dia para realizar limpezas e lavagens. Seus sintomas iniciaram aos 8 anos de idade. Portanto, há 57 anos, gastava, em média, três horas diárias em seus rituais, ou seja, um total de 62.415 horas, que correspondem a mais de sete anos de vida dedicados exclusivamente à limpeza. Se levarmos em conta apenas o período em que a paciente estava acordada, a proporção de tempo que os rituais ocupavam em sua vida desperta seria ainda maior.

Os rituais de limpeza com o tempo transformam-se em hábitos muitas vezes arraigados. É comum os pacientes, ao livrarem-se dos sintomas, relatarem uma sensação de "vazio" e estranhamento, como se fossem outras pessoas. No entanto, dia após dia, se sentem mais livres, podendo utilizar o tempo para atividades mais úteis e mais prazerosas do que desperdiçá-lo em rituais de limpeza e checagens inúteis que nunca fornecerão a garantia almejada.

EVITAÇÕES

Uma segunda medida adotada como consequência dos medos de contaminação e como forma imediata de afastar a "ameaça" e reduzir a ansiedade são as evitações, talvez o sintoma que mais causa interferência nas rotinas e no dia a dia do indivíduo. A pessoa com medos de contaminação passa a evitar, de forma sistemática, o contato com objetos, pessoas ou lugares que considera "contaminados", como banheiros públicos, bancos de praça ou de coletivos, hospitais, clínicas ou cemitérios. Evita passar perto de lixeiras ou de pessoas consideradas de "risco", como mendigos e homossexuais, ou cumprimentar e até mesmo se aproximar de pessoas que tenham algum curativo nas mãos ou que estão com câncer. Caso não possa evitar completamente alguma dessas situações, o portador do TOC pode ainda adotar medidas para impedir a propagação da contaminação pelo contato, como, por exemplo, separando as roupas "limpas" das "sujas", utilizando a palma da mão para tocar nos objetos "contaminados" (dinheiro, carteira, maçanetas, chaves) e o dorso para tocar em objetos "limpos" e, então, cuidando para que essa parte do corpo não toque em áreas "limpas", como, por exemplo, o rosto. Também é comum que sejam adotadas barreiras físicas para evitar o contato, como o uso de luvas, máscaras, papel ou lenço para tocar em objetos considerados contaminados. Como a evitação produz uma sensação de segurança, de alívio da ansiedade e do medo, ela é considerada uma medida que parece correta e recomendável e passa a ser adotada como estratégia de rotina para lidar com os medos de contaminação.

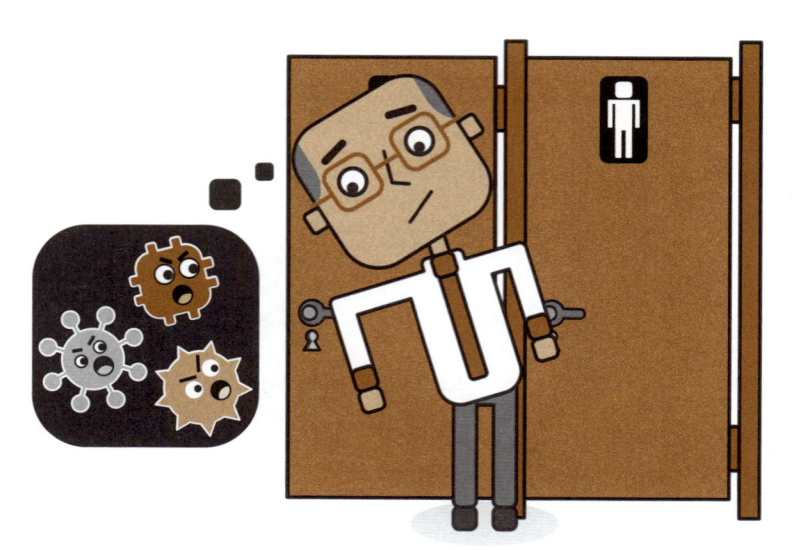

Seguem mais alguns exemplos de evitações:

- Não tocar em maçanetas de portas, corrimãos, torneiras e tampas de vasos de banheiro (ou usar o cotovelo ou os pés para tocá-los).
- Passar o guardanapo no prato e nos talheres do restaurante antes de servir-se e comer.

- Evitar hospitais e cemitérios. Lavar exaustivamente, jogar no lixo ou até mesmo queimar as roupas utilizadas nesses locais.
- Não compartilhar toalhas de rosto ou sabonetes com outros membros da família.
- Não sentar no sofá ou na cama com roupa utilizada na rua (ou utilizar algum lençol ou manta para protegê-los).
- Não abrir as janelas de casa, para evitar os "germes" da rua.

HIPERVIGILÂNCIA

Pessoas com medos de contaminação sentem-se extremamente vulneráveis a contrair doenças e em risco muito maior do que os demais indivíduos. Por esse motivo, estão sempre mais atentas ou vigilantes a determinados estímulos externos, considerados possíveis fontes de contaminação, como indícios de sujeira, pó, germes, secreções ou resíduos corporais (fezes, urina, sangue), etc. Como consequência dessa hipervigilância, os indivíduos com medos de contaminação percebem muito mais possíveis focos de sujeira ou contaminação.

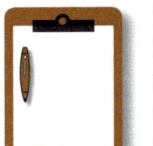

> **MAURÍCIO**
> Maurício ficava atento a todas as manchas que notava na calçada e nas roupas das pessoas. Revisava cuidadosamente os lençóis, as fronhas e as toalhas dos hotéis onde se hospedava, e até mesmo as paredes de banheiros, pois temia que pudessem ser de sangue ou de esperma, para não tocar inadvertidamente em alguma delas. Imaginava que, se tocasse, poderia contrair HIV e contaminar sua namorada. Inevitavelmente, encontrava alguma mancha que o deixava aflito em demasia. Nos hotéis, com frequência obrigava a camareira a trocar todas as roupas de cama e toalhas.

Além de ser pouco provável que as manchas encontradas por Maurício fossem de sangue ou de esperma de indivíduos contaminados com HIV, sabemos que é impossível contrair o vírus tocando nessas manchas.

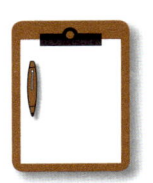

> **ANA PAULA**
> Ana Paula tinha muito medo de contrair leptospirose – uma doença que é transmitida pela urina de ratos. Com impressionante frequência, encontrava fezes ou sinais de urina desses roedores em seu pátio e até na sacada de seu quarto, o que confirmava sua certeza de que eles estavam em todos os lugares.

A seguir, apresentamos mais alguns exemplos de estímulos que podem ser foco da atenção (hipervigilância) e de checagens e que as pessoas com medos de contaminação percebem muito mais do que indivíduos sem TOC:

- Secreção ou resíduo corporal em banheiro público (manchas no vaso sanitário ou na parede, que a pessoa com medos de contaminação imagina que possam ser de esperma)
- Impressões digitais de outras pessoas em superfícies de madeira ou vidro
- Curativos ou lesões de pele em outras pessoas
- Presença de lixeiras, fezes de animais, manchas de sangue, preservativos ao andar pela rua

- Manchas em pratos, copos e talheres em restaurantes
- Pó em móveis

Como se pode ver, os medos de contaminação são os sintomas primários, enquanto as lavagens, as evitações, a hipervigilância e as checagens são suas consequências comportamentais e têm por finalidade a redução do medo, da ansiedade e do risco percebido.

INCERTEZA, NECESSIDADE DE GARANTIAS OU REASSEGURAMENTOS E VERIFICAÇÕES

As pessoas com medos de contaminação muitas vezes têm dúvidas se a sujeira foi de fato eliminada, pois não confiam nas próprias observações e apresentam, em razão disso, dificuldades de decidir quando encerrar uma lavagem ou o banho, por exemplo. Também é bastante comum a dúvida em relação a situações passadas, como se a mancha do lençol do hotel era ou não de esperma, ou se se espetou ou não com a agulha de uma seringa que viu na rua, ou, ainda, se não teria sido picada por um desconhecido no ônibus, depois de ter sentido o que parecia ser uma picada e, pior, se teria ou não contraído HIV. É comum também a necessidade de ter certeza de que não houve contaminação após beijar em pessoa desconhecida em uma festa ou após o rompimento do preservativo durante uma relação sexual com um(a) novo(a) parceiro(a).

Em razão dessas dúvidas, os indivíduos com medos de contaminação precisam fazer verificações que, em geral, não lhes dão a certeza que gostariam de ter: de que não se contaminaram ou de que a limpeza foi bem feita e de que a ameaça foi afastada. Podem, ainda, solicitar garantias adicionais de outras pessoas, geralmente familiares, de que o banho foi realizado direito e foi completo, de que as mãos foram bem lavadas ou de que não existem manchas na roupa que chegou da lavanderia. Essas buscas de garantias podem se expressar sob a forma de perguntas repetidas ou até obrigando algum familiar a assistir a seu banho (para garantir que todas as partes do corpo foram lavadas de forma adequada ou que o xampu foi usado em todo o cabelo) ou, ainda, por meio de consultas médicas e de exames de laboratório repetidos. Também são comuns as checagens mentais, como repassar mentalmente uma situação em que poderia ter ocorrido uma contaminação (p. ex., dúvida se a seringa era de fato descartável quando colheu sangue no laboratório ou se a broca do dentista estava esterilizada, pois não viu o profissional trocá-la). A questão é que 100% de certeza, na maioria das vezes, é impossível de obter, o que aumenta a ansiedade e a necessidade de ficar repassando mentalmente a situação (checagem mental).

> **LUCIANO**
> Luciano chegou a repetir mais de 40 vezes (mais precisamente 43 vezes) o teste de HIV em um período de dois anos a fim de certificar-se de que não se contaminara ao praticar sexo oral com uma garota de programa. Mesmo os exames negativos repetidos não lhe davam essa garantia.

Intensidade dos sintomas

O medo, a ansiedade, os rituais, a hipervigilância e as evitações podem ser leves e circunscritos a determinados objetos ou locais, ou podem ser muito intensos e generalizados, comprometendo, muitas vezes de forma grave, as rotinas do indivíduo e de sua família, não raro incapacitando-o para o trabalho.

POLUIÇÃO MENTAL

Entre os medos de contaminação também pode estar presente a chamada "poluição mental", uma sensação de "sujeira" interna que pode ser provocada por pensamentos intrusivos indesejáveis ou imagens de conteúdo repugnante (violência, abuso de crianças) ou blasfemo. Tais pensamentos ou imagens fazem o indivíduo se sentir moralmente "sujo" e são interpretados como indicativo de desvios morais ou de desejos secretos que poderia vir a praticar em algum momento, sendo moralmente condenáveis. Podem ser ativados por objetos ou pessoas associados a lembranças negativas ("más lembranças") ou a um significado negativo (pessoas azaradas, fracassadas ou consideradas "más", "malignas", que têm ligação com o demônio ou que transmitem "energia negativa") e determinam, da mesma forma, a necessidade de lavar as mãos, os olhos, tomar banho ou trocar de roupa e, sobretudo, de evitar o contato.

NOJO OU REPUGNÂNCIA

Alguns pacientes referem que evitam tocar em certos objetos apenas por nojo ou repugnância (p. ex., carne, gelatina, cola, urina, sêmen). Não há propriamente o medo de contrair doenças ou de se contaminar, apenas nojo acompanhado de náuseas e repugnância em alguns momentos, seguido de evitações.

FATORES PSICOLÓGICOS QUE CONTRIBUEM PARA A ORIGEM E A MANUTENÇÃO DOS MEDOS DE CONTAMINAÇÃO

Por que algumas pessoas passam a ter medos de contaminação em determinado momento de suas vidas enquanto a maioria dos indivíduos não apresenta esses sintomas? Não se tem, até o presente, uma resposta única para essa pergunta. Não se sabe o que desencadeia ou dá origem aos medos de contaminação. Existem evidências da influência da predisposição genética e de alterações funcionais de certas regiões cerebrais – em relação a estas últimas, não se tem claro se são causa ou consequência dos medos de contaminação. O fato é que muitas pessoas, desde pequenas, são mais propensas a ter tais medos. No entanto, alguns fatores psicológicos que contribuem para o aparecimento e, sobretudo, para a manutenção dos medos de contaminação são bem conhecidos, a saber:

1. **Fatores comportamentais:** as lavagens, as evitações, as verificações e a hipervigilância produzem alívio e, por esse motivo, **reforçam** a doença.
2. **Fatores cognitivos:** avaliações e crenças erradas fazem o indivíduo exagerar o risco, a responsabilidade e acreditar na possibilidade de ter certeza (sobre a eliminação dos riscos e dos contaminantes), entre outros.

É sobre esses dois grupos de fatores que a terapia cognitivo-comportamental (TCC) atua com o objetivo de reduzi-los e até suprimi-los e, assim, eliminar os sintomas. Vejamos um pouco mais em detalhes esses dois grupos de fatores que podem ser modificados com os exercícios da TCC.

FATORES COMPORTAMENTAIS: O PAPEL DO REFORÇO DAS LAVAGENS, DAS EVITAÇÕES E DAS VERIFICAÇÕES

Fatores chamados de comportamentais, como o reforço, estariam entre os que induziriam os indivíduos a fazer rituais e adotar comportamentos evitativos. Na perspectiva do modelo comportamental, acredita-se que o alívio do medo e da ansiedade obtido com as lavagens, as evitações e as verificações tem o efeito prático de reforçar esses sintomas, bem como as obsessões a eles relacionadas, contribuindo fortemente para perpetuar os medos de contaminação. Por exemplo, se estou me sentindo sujo porque cheguei da rua e vou imediatamente lavar as mãos, o comportamento de lavar as mãos vai me proporcionar uma sensação de alívio e bem-estar, com isso aprendi e fui reforçado a lavar as mãos sempre que entrar em casa. Além de aliviar os medos, os rituais impedem a mudança de crenças e das avaliações erradas, dando a elas certa credibilidade. Fazem também o indivíduo perder a oportunidade de se dar conta de que os medos de contaminação são exagerados e até mesmo irreais e sem fundamento. E pior, o alívio obtido com tais atos faz o portador de TOC se convencer de que essa é a maneira correta de lidar com esses medos. Impedem, também, de aprender a suportar aumentos da ansiedade, de aguardar até que ocorra seu desaparecimento natural e de vencer os medos de contaminação pelo enfrentamento, e não por meio de recursos que perpetuam a doença. Seriam formas erradas, aprendidas em algum momento, de lidar com os medos de contaminação.

FATORES COGNITIVOS: CRENÇAS ERRADAS QUE CONTRIBUEM PARA OS MEDOS DE CONTAMINAÇÃO

As pessoas que têm medo de contaminação apresentam várias crenças distorcidas e até erradas. Avaliam de forma exagerada o risco de se contaminarem, têm excesso de responsabilidade (medo de contaminar os outros), não toleram a incerteza (necessidade de ter garantias de que não estão contaminadas) e são, muitas vezes, perfeccionistas (necessidade de lavar "direito"), entre outras características. Também está presente o pensamento mágico: a crença de que a contaminação pode se transmitir pelo contato, a distância ou se dar pela semelhança, e seu efeito pode ocorrer no futuro. Vejamos um pouco mais em detalhes cada uma dessas crenças relacionadas com os medos de contaminação.

Avaliar o risco de forma errada

Pessoas que apresentam medos de contaminação têm a tendência a avaliar de forma exagerada e até errada o risco ou o perigo em situações comuns do cotidiano, tanto no que se refere à probabilidade quanto à gravidade de alguma consequência. Essa crença errada refere-se à possibilidade de se contaminar, de contrair doenças e de vir a morrer, ou então de contaminar outras pessoas, em especial os familiares. Assim, para garantir ou minimizar o risco, a pessoa passa a evitar determinados objetos, locais, indivíduos ou situações, ou a realizar lavagens excessivas.

No caso de Patrícia, descrito no início do capítulo, é possível identificar um exemplo de avaliação exagerada ou errada do risco. Patrícia tinha o receio de ter sua família contaminada por germes, em especial o filho. Acreditava que, ao entrar em casa com roupas ou objetos vindos da rua, poderia estar contaminando seu lar, o que levaria alguém a adoecer e vir a falecer (exagero da probabilidade e da gravidade). Para diminuir o risco, adotava comportamentos evitativos (não entrar com roupas e sapatos em casa, não sentar no sofá com roupas vindas da rua, não receber visitas) e lavagens excessivas (limpeza de objetos vindos da rua utilizando álcool ou detergente). Os medos de Patrícia são reais e suas precauções se justificam ou são exageradas? A maioria das pessoas tem esses medos? O que mais protege contra doenças: fazer lavagens a todo momento ou ter contato com germes que induzem a formação dos anticorpos responsáveis pela imunidade?

Excesso de responsabilidade, intolerância à incerteza e perfeccionismo

A pessoa com medos de contaminação, além do medo de contaminar-se, acredita que é sua a responsabilidade de prevenir que os demais membros da família se contaminem e adoeçam. Além disso, necessita ter certeza de que a sujeira foi eliminada e que de fato não está contaminada (intolerância à incerteza). Muitos indivíduos com medos de contaminação são exigentes consigo mesmos e necessitam ter certeza de que a lavagem foi perfeita ou foi feita "direito" (perfeccionismo). Em razão disso, demoram muito tempo no banho ou lavando as mãos, fazem checagens repetidas e têm grande dificuldade em decidir que a lavagem foi suficiente e encerrá-la. Um banho, por exemplo, pode demorar várias horas, e sair dele pode gerar tanta aflição que alguns pacientes preferem nem iniciá-lo, ficando dias sem entrar no chuveiro. As pessoas que não têm TOC interrompem a lavagem das mãos quando veem que a sujeira foi removida e depois de um período de tempo breve, às vezes apenas alguns segundos, de forma quase automática e sem esforço. Pessoas com TOC podem lavar as mãos até sangrarem e, mesmo assim, permanecer em dúvida: "Será que lavei o suficiente?", "Será que lavei 'direito'?", "Será que estou bem limpo?". Querem chegar a um grau de 100% de certeza que é impossível de atingir. Não há como ter certeza absoluta de que não se irá contrair câncer em algum momento da vida ou de que a garota com quem se ficou na festa do fim de semana não era portadora de HIV. Muitos pacientes, mesmo depois de um teste negativo, continuam com a dúvida, pois: "Quem garante que o teste nunca falha?".

Nosso corpo contém bilhões ou trilhões de bactérias, muitas delas são essenciais para o funcionamento de nossos órgãos, como, por exemplo, o intestino. São as chamadas bactérias "do bem". Muitas estão no ar, em nossas mãos, nossa pele e auxiliam em funções essenciais do organismo, como a digestão. Com as bactérias "do bem", podem também estar presentes bactérias altamente patogênicas e vírus, e, graças à nossa imunidade, não desenvolvemos doenças. É possível se ter certeza absoluta de que não há germes perigosos dentro de casa ou de que não iremos contrair uma gripe com uma nova cepa de vírus? Chegar a essa certeza na maioria das vezes é impossível.

Na verdade, o que nos protege é nossa imunidade. Um percentual muito grande de índios americanos morreu em razão de doenças trazidas pelos europeus que aqui chegaram, pois não tinham defesa contra essas doenças por nunca terem tido contato com elas antes. No caso do câncer, existem diversos fatores envolvidos no risco de desenvolver a doença, muitos dos quais não estão sob o nosso controle, como, por exemplo, a predisposição genética.

A paciente Patrícia, além dos inúmeros rituais de limpeza, também evitava abrir as janelas para que não entrassem germes, poluição ou vento. No entanto, os germes estão no ar, por toda parte, como foi comentado, e um ambiente fechado, no qual respiram muitas pessoas, aumenta a concentração de germes e as chances de contaminação. Ou seja, as medidas adotadas por Patrícia, embora estivesse convencida de que eram corretas, certamente eram contraproducentes, iam na direção contrária das recomendações dos médicos e profissionais da saúde sobre a importância da renovação do ar em ambientes fechados; logo, não diminuem o risco de contaminação, o aumentam.

Pensamento mágico: transmissão pelo contato, a distância e ação no futuro

Uma distorção cognitiva interessante em pessoas com medos de contaminação é a crença de que esta pode se transmitir pelo contato, pela semelhança e a distância. Acreditam que a "contaminação" se transmite aos objetos pelo simples contato e por semelhança, como, por exemplo, por cores (leis da magia), crenças que são encontradas também nas superstições e incluídas no chamado pensamento mágico. O contato pode ser visual (ver certa pessoa na televisão), pelo telefone (falar com alguém que está telefonando de um hospital ou cemitério) ou apenas pela proximidade física. Em razão dessas crenças, o risco não diminui mesmo depois de contatos em série: um objeto "contaminado" (p. ex., roupa, bolsa) transmite essa propriedade a tudo que tocar e em cadeia sucessiva, que não se atenua nem com os contatos sucessivos, tampouco com o tempo. Um objeto "contaminado" pode conservar essa propriedade por décadas! A Figura 6.1 ilustra como os medos de contaminação são mantidos e o que contribui para o seu surgimento.

Agora que você já compreende melhor os medos de contaminação e conhece os fatores que mantêm e reforçam esses sintomas, vamos ver como é feito o tratamento.

VENCENDO OS MEDOS DE CONTAMINAÇÃO: EXPOSIÇÃO E PREVENÇÃO DE RITUAIS E EXERCÍCIOS COGNITIVOS

As técnicas cruciais para vencer os medos de contaminação são a **exposição e a prevenção de rituais** (EPR). São utilizadas com sucesso há mais de 40 anos na terapia do TOC, como visto no Capítulo 4. As técnicas **cognitivas** permitem a correção das crenças erradas que estão por trás dos sintomas e são descritas mais adiante neste capítulo. Elas diminuem a ansiedade e o medo, e auxiliam o indivíduo a fazer os exercícios de EPR.

Exposição designa o ato de entrar em contato direto com as situações, os lugares, as pessoas ou os objetos que despertam os medos de contaminação e desencadeiam o impulso de realizar lavações e a adoção de comportamentos evitativos. Envolve ainda a abolição de recursos que impedem

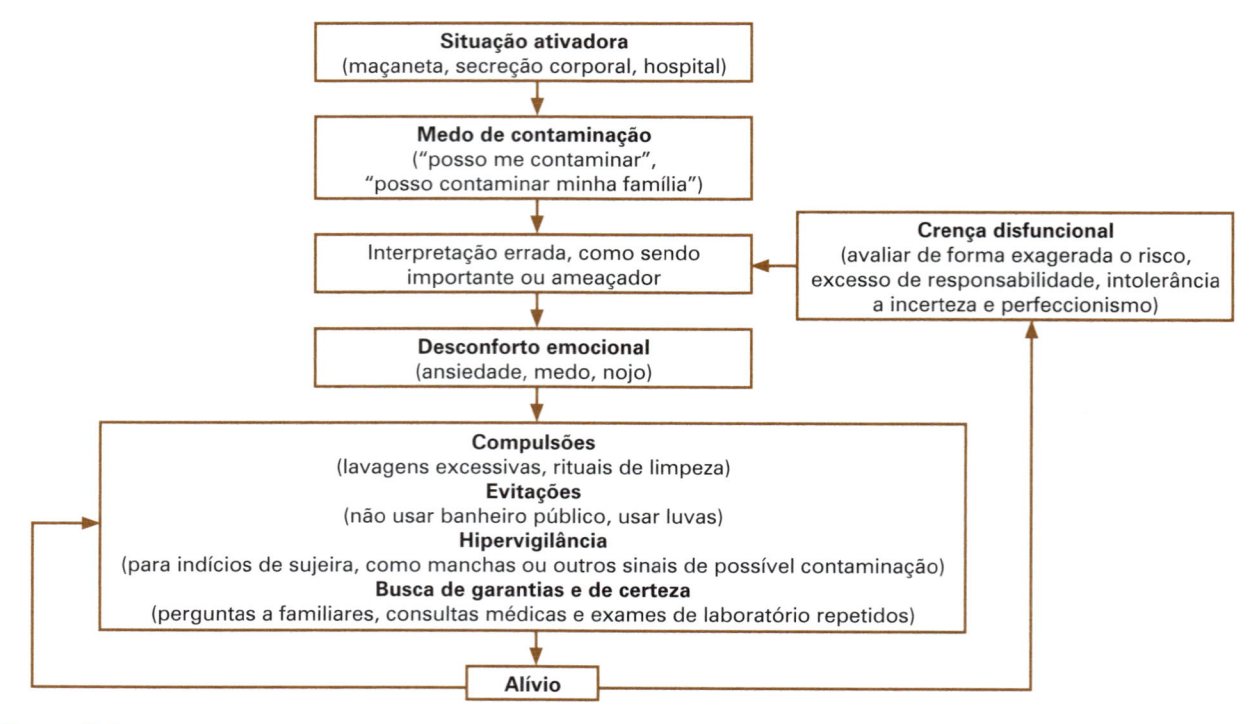

```
                    ┌─────────────────────────────────────┐
                    │        Situação ativadora           │
                    │ (maçaneta, secreção corporal, hospital) │
                    └─────────────────────────────────────┘
                                    ↓
                    ┌─────────────────────────────────────┐
                    │       Medo de contaminação          │
                    │        ("posso me contaminar",      │
                    │     "posso contaminar minha família") │
                    └─────────────────────────────────────┘
                                    ↓
                    ┌─────────────────────────────────────┐       ┌─────────────────────────────────────┐
                    │ Interpretação errada, como sendo    │←──────│         Crença disfuncional         │
                    │    importante ou ameaçador          │       │  (avaliar de forma exagerada o risco, │
                    └─────────────────────────────────────┘       │ excesso de responsabilidade, intolerância │
                                    ↓                             │    a incerteza e perfeccionismo)    │
                    ┌─────────────────────────────────────┐       └─────────────────────────────────────┘
                    │       Desconforto emocional         │                        ↑
                    │        (ansiedade, medo, nojo)      │
                    └─────────────────────────────────────┘
                                    ↓
        ┌───────────────────────────────────────────────────────────────────┐
        │                          Compulsões                               │
        │             (lavagens excessivas, rituais de limpeza)             │
        │                          Evitações                                │
        │           (não usar banheiro público, usar luvas)                 │
        │                        Hipervigilância                            │
        │ (para indícios de sujeira, como manchas ou outros sinais de possível contaminação) │
        │                  Busca de garantias e de certeza                  │
        │ (perguntas a familiares, consultas médicas e exames de laboratório repetidos) │
        └───────────────────────────────────────────────────────────────────┘
                                    ↓
                            ┌───────────────┐
                            │     Alívio    │
                            └───────────────┘
```

Figura 6.1 Modelo cognitivo-comportamental dos medos de contaminação.

o contato direto, como o uso de lenços, papel, luvas. São exemplos de exposição: tocar na maçaneta ou na torneira do banheiro com a mão sem usar papel, tocar em dinheiro, entrar em casa com a roupa usada na rua e sentar no sofá da sala.

Prevenção de resposta ou de rituais é a abstenção planejada e intencional da realização de rituais, como a lavagem das mãos ou a troca imediata de roupa ao entrar em casa, destinados a diminuir ou afastar o "perigo" de contaminação e suas consequências, com a finalidade de vencer os medos de contaminação.

EXERCÍCIOS PRÁTICOS DE EXPOSIÇÃO E PREVENÇÃO DE RESPOSTAS OU DE RITUAIS

Caso você tenha medos de contaminação e realize lavagens excessivas, faça os exercícios práticos de EPR propostos a seguir como uma forma de vencer, por você mesmo, esses sintomas do TOC. Antes de começar, é importante lembrar que os exercícios devem ser graduais, iniciando pelos mais fáceis, para depois enfrentar os mais difíceis. Por esse motivo, antes de começar, é importante avaliar a gravidade de seus sintomas, como já explicamos no Capítulo 5. Para isso, você deve preencher a lista de suas obsessões e compulsões, caso ainda não o tenha feito, e dar uma nota de 0 a 4 para a gravidade de cada uma delas, conforme já orientado.

Ainda, antes de começar os exercícios propriamente ditos, vamos conversar um pouco sobre o que é uma lavagem normal, pois o indivíduo com TOC perde essa noção e não consegue mais distinguir o que é recomendável em termos de hábitos de higiene do que é claramente excessivo ou prejudicial.

O QUE É CONSIDERADA UMA LAVAGEM "NORMAL"?

Uma boa maneira de identificar o que é uma lavagem "normal" é observar como e em quais momentos as pessoas que não apresentam TOC, e que têm bons hábitos de higiene, a realizam. Por exemplo, pessoas sem TOC lavam todas as compras (p. ex., embalagens de sucos e leite) ao chegar do supermercado? Ou precisam imediatamente tirar as roupas e ir para o banho quando entram em casa? Esses são sintomas que Patrícia apresentava, mas não são condutas usuais de pessoas sem TOC. Outro exemplo é o uso de álcool para higienização. Os hospitais dispõem de recipientes com álcool gel nos corredores e nos quartos e solicitam a todas as pessoas que circulam dentro da instituição que o passem nas mãos ao chegar da rua ou antes de irem para casa, como forma de evitar a contaminação hospitalar e reduzir a disseminação de bactérias muitas vezes resistentes aos antibióticos. Também é comum que as autoridades da área da saúde recomendem a lavagem frequente das mãos e o uso de álcool gel quando ocorre uma epidemia de gripe, de meningite ou outra doença altamente contagiosa. Nessas circunstâncias, o uso de álcool gel é até recomendável; mas andar com uma garrafinha desse produto na bolsa, fora de períodos de epidemia, quando se está de férias na praia e a toda hora passá-lo nas mãos, nas chaves do carro ou da casa, no celular, na carteira em razão de medos de contaminação certamente é um exagero, e esses atos devem ser considerados sintomas obsessivo-compulsivos (compulsões por limpeza). Temos de admitir que, em algumas situações, é difícil dizer o que é recomendável e o que é exagero. Nesses casos, é interessante observar como se comportam, nas mesmas situações, as pessoas que não têm TOC ou, então, perguntar para elas como se comportam nessas ocasiões. Feitas essas considerações preliminares, vamos aos exercícios práticos.

Exercício 6.1

Fazendo a lista dos medos de contaminação (obsessões), rituais de limpeza (compulsões), checagens e evitações e classificando conforme a gravidade

Para começar a terapia ou os exercícios de EPR para os medos de contaminação, o primeiro passo é fazer a lista dos sintomas relacionados a medos de contaminação e avaliar sua gravidade, como sugerimos há pouco. É importante, ainda, identificar os locais ou as situações que ativam seus medos, o grau de desconforto que provocam, o tipo de pensamento que passou por sua cabeça, a crença errada envolvida e o que você faz para diminuir a aflição. Por exemplo, ao entrar em casa vindo da rua, ao usar um banheiro público, ao cruzar com um mendigo ou ao passar perto de uma lixeira, etc. Identificando esses locais, você tem praticamente um "mapa" do TOC, útil para programar os exercícios (ver exemplo na Fig. 6.2).

Consulte a lista de sintomas do TOC que você deve ter preenchido quando leu o Capítulo 5 (Formulário 1 dos Anexos, item A), bem como as sublistas que provavelmente elaborou. Reveja o que marcou no tópico "Obsessões de contaminação, rituais de limpeza e evitações", observe também se, na lista de checagens, encontra alguma relacionada a medos de contaminação, e copie os que você pontuou como diferente de "0" em seu caderno de exercícios conforme o exemplo de Patrícia. Você pode ainda separar em três sublistas, de acordo com a gravidade: Sublista 1 – intensidade leve ou moderada; Sublista 2 – intensidade grave; e Sublista 3 – intensidade muito grave, como foi orientado naquele capítulo. Caso ainda não tenha preenchido sua lista, faça-o antes de começar os exercícios, de acordo com o exemplo da Figura 6.2.

SITUAÇÃO ATIVADORA	RITUAIS OU EVITAÇÕES	PENSAMENTO (OBSESSÃO)	CRENÇA ERRADA	GRAVIDADE
Ao chegar em casa	Lavo imediatamente as mãos e troco toda a roupa.	Posso contaminar meu bebê com germes trazidos da rua.	Exagerar o risco Exagerar a responsabilidade	4
1.				
2.				
3.				
4.				

Figura 6.2 Lista de sintomas avaliados pela gravidade (exemplo).

INICIANDO OS EXERCÍCIOS DE EXPOSIÇÃO E PREVENÇÃO DE RITUAIS

Se você identificou medos (obsessões) de contaminação, rituais, checagens relacionadas a ter ou não se contaminado e evitações na lista de sintomas e fez sua própria lista no caderno de exercícios, pode agora programar os primeiros exercícios de EPR focados nesses sintomas.

TAREFAS	% (QUANTO CONSEGUIU REALIZAR)
1. Colocar as chaves do carro em cima do balcão da sala sem realizar lavagem prévia (todos os dias)	100%
2. Entrar com os sapatos em casa, circulando por todos os cômodos (todos os dias)	70%
3. Sentar no sofá com a roupa vinda da rua (todos os dias)	70%
4. Deixar uma fresta da janela da sala de estar aberta (todos os dias, durante, no mínimo, 30 minutos)	80%
5. Realizar a lavagem das roupas exclusivamente na máquina (sem enxague adicional)	80%
6. Convidar os pais para uma visita em casa	100%

Figura 6.3 Lista das primeiras tarefas de casa de Patrícia.

Exercício 6.2
Primeiras tarefas de casa para medos de contaminação

Em sua lista ou na Sublista 1 do Capítulo 5, identifique os sintomas que são de gravidade leve ou moderada que você acredita ser capaz de enfrentar. Dê uma olhada na lista das primeiras tarefas de casa de Patrícia (Fig. 6.3), para ver como programar suas tarefas. Por enquanto, deixe as obsessões de lado e foque as lavagens, as verificações relacionadas a contaminação e, sobretudo, as evitações. Se identificou evitações (p. ex., não usa o banheiro do *shopping*), observe como você poderá fazer exposições (usar o banheiro na próxima vez que for ao *shopping*); se identificou rituais (lavagens excessivas de mãos, de objetos, da roupa), escolha quais desses rituais poderá se abster de fazer e anote em uma nova lista em seu caderno, no que poderia ser chamada de "lista dos primeiros exercícios de EPR". Ou anote essas primeiras tarefas no espaço em branco da Figura 6.3, após a lista de Patrícia. Especifique a tarefa, o local ou a situação ativadora, o tempo a ser dedicado e o número de vezes que deverá realizar, se for o caso (p. ex., se você precisa lavar com álcool a carteira ou as chaves do carro ao voltar para casa, o exercício pode ser abster-se de lavar esses objetos quando voltar para casa; se você tem que trocar as roupas de imediato, o exercício é não trocar ou deixar para trocar algum tempo depois ou só de noite, etc.). Lembre-se da regra dos 80% que explicamos no Capítulo 5: procure sempre escolher exercícios os quais acredita ter no mínimo 80% de chance de realizar.

Você irá praticar os exercícios que se propôs ao longo de uma semana e, ao fim desse período, avaliar e anotar ao lado de cada tarefa a porcentagem do quanto conseguiu realizar. Isso será útil para avaliar seu desempenho e auxiliar na definição das tarefas da semana seguinte. Depois desse período, escolha as novas tarefas, e assim sucessivamente, até eliminar por completo os medos de contaminação e abandonar os rituais de lavagem e as evitações de contato.

COMO LIDAR COM O TEMPO DEMORADO NO BANHO E NA ESCOVAÇÃO DOS DENTES (PROGRAMAÇÃO DE TAREFAS E TEMPOS)

É muito comum em indivíduos com medos de contaminação a demora no banho, na escovação de dentes e a dificuldade de interromper ou de encerrar essas tarefas que acabam se estendendo no tempo em razão de repetições. Deve-se corrigir os tempos por meio de metas de redução do tempo envolvido, bem como identificar e corrigir crenças de perfeccionismo e necessidade de ter certeza (certeza de que o banho e a escovação foram perfeitos). Na correção dos tempos, a dica é cronometrar o tempo e estabelecer como meta reduzi-lo em 30% a cada semana, ou mais rapidamente, até chegar a um tempo razoável. O tempo pode variar um pouco de pessoa para pessoa, de acordo com questões como lavagem ou não de cabelos, por exemplo; no entanto, um tempo razoável para o banho é em torno de 10 minutos ou até menos, até em razão da necessidade de poupar água. Pode-se utilizar um alarme, que deve tocar quando o tempo estabelecido estiver esgotado ou cinco minutos antes. Pode-se pedir auxílio a algum familiar para que avise quando o tempo estiver se esgotando ou até que desligue o registro ao término do tempo estabelecido – uma medida mais radical. Uma cronometragem parecida pode ser adotada para a escovação de dentes: três minutos é um tempo razoável.

TÉCNICAS COGNITIVAS

Aprendendo a questionar as crenças responsáveis pelo medo de contaminação e pelas lavagens excessivas

A exposição e a prevenção de rituais são os exercícios cruciais para vencer os medos de contaminação. No entanto, técnicas cognitivas destinadas a corrigir as avaliações e crenças erradas (exagerar o risco e a responsabilidade, pensamento mágico, intolerância à incerteza e perfeccionismo), comuns em quem tem medos de contaminação, podem auxiliar a corrigir tais pensamentos e crenças erradas e, com isso, a diminuir a ansiedade, bem como os medos de fazer os exercícios de exposição e de abster-se de realizar os rituais de lavagem/limpeza, o que pode ajudar muito a reduzir os sintomas. Para início de conversa, considere que suas crenças sobre contaminação possam estar erradas ou que, no mínimo, são exageradas. Considere que essas crenças sejam hipóteses que devem ser testadas: mantidas se forem confirmadas e abandonadas se as evidências não as apoiarem.

Para usar as técnicas cognitivas, preste atenção, em primeiro lugar, para o que passa por sua cabeça quando determinado objeto, pessoa ou local provoca medo de contaminação. São pensamentos catastróficos do tipo "Posso contrair uma doença", "Tem germes e posso levá-los para casa e alguém pode adoecer" ou são pensamentos intrusivos, também chamados de pensamentos automáticos, e, no caso, de conteúdo negativo ou catastrófico? A terapia cognitiva parte do princípio de que são os pensamentos que provocam as emoções: nesse caso, os medos de contaminação. Modificar os pensamentos muda também suas consequências (emoções e comportamentos patológicos, como os rituais e as evitações). Os pensamentos negativos ou catastróficos são a matéria-prima para os exercícios que descreveremos a seguir. Eles também apontam as crenças erradas que estão por trás dos medos de contaminação, das evitações e dos rituais: exagerar o risco, exagerar a responsabilidade, acreditar no poder do pensamento, etc.

Um dos exercícios cognitivos mais usados é o exame de evidências, também chamado de questionamento socrático. Além desse, podem ser usados a técnica das duas hipóteses, o exame das condições necessárias, a consulta a especialistas e os experimentos comportamentais. Veja os exemplos descritos a seguir. Identifique seus pensamentos automáticos negativos ou catastróficos e as crenças erradas, e utilize o mesmo modelo de técnica cognitiva do exemplo para corrigi-los.

Exame (questionamento) de evidências que apoiam ou contrariam a crença sobre o risco

Identifique o que passa por sua cabeça e faça o questionamento conforme os exemplos a seguir. Por exemplo: "É possível contrair HIV pisando em uma mancha de sangue na rua?", "O que você sabe a respeito confirma essa crença ou a contraria?", "Pode-se contrair doenças indo a um cemitério?", "Tem algum fundamento lavar as roupas depois?", "O que é mais saudável: deixar as janelas abertas e ventilar a casa ou mantê-las permanentemente fechadas para que os germes da rua não entrem?", ou ainda: "Que evidências existem de que as pessoas que usam banheiros públicos contraem doenças?". Imagine uma cidade como São Paulo ou Rio de Janeiro, com milhões de pessoas usando banheiros públicos todos os dias, quantas adoeceriam se essa crença fosse verdadeira? Você conhece alguém que adoeceu por ter usado um banheiro público? Depois de fazer essas perguntas, o que você diria dessas crenças? Elas têm evidências a favor ou você acredita nelas em razão do TOC? O que é mais provável?

A técnica das duas hipóteses

É uma forma mais simplificada de fazer o questionamento de uma crença.

- **Hipótese A:** Meus medos são reais porque possuem base no conhecimento médico e são comprovados pela pesquisa. Pelo resto de minha vida, devo seguir fazendo as lavagens excessivas que realizo e evitando tocar nas coisas que evito para prevenir que qualquer pessoa de minha família adoeça e venha a falecer.
- **Hipótese B:** Sou uma pessoa muito sensível ao medo de ser contaminado por ter TOC e reajo a esse medo de uma forma que compromete minha vida, fazendo inúmeras lavações seguidas e de modo excessivo.

Qual dessas duas alternativas, A ou B, parece mais provável? Já tentei lidar com esse problema de acordo com a segunda hipótese: um medo excessivo em razão do TOC e não um problema real? Quem sabe...

Exame das condições necessárias

Por exemplo, para contrair HIV, é necessário que uma quantidade razoável de sangue contaminado penetre na circulação sanguínea por meio de lesão de pele ou mucosa. Essas condições são preenchidas em um aperto de mãos de uma pessoa com aids?

Consulta a especialistas ou pesquisas por meio de leituras ou na internet

O que dizem os médicos e especialistas ou *sites* confiáveis sobre como se contrai câncer, HIV? Pode-se falar com pessoas com câncer ou HIV sem se expor a riscos? O que de fato aumenta o risco e o que de fato protege? O que protege mais: usar lenços, papel, luvas para não tocar nos objetos ou ter contato com sujeira e com germes para desenvolver a imunidade?

Experimento comportamental

É um exercício que pode ser útil para vencer os medos de contaminação quando estão presentes crenças baseadas no pensamento mágico (transmissão pelo contato, a distância ou desencadeamento de desastres no futuro). Essas crenças geralmente não se subordinam à lógica ou ao exame de evidências. É necessário um teste prático: ir a um cemitério e ver se alguém na família adoece; tocar em um objeto (roupa, carteira, bolsa) "intocável" por estar "contaminado" e ver o que acontece. Para fazer o exercício, escreva em seu caderno, antes de fazer o experimento, qual sua hipótese e o que você prevê que possa acontecer caso se exponha. Por exemplo, "Se eu for ao cemitério, minha mãe vai adoecer nos próximos 15 dias". Vá ao cemitério (ou funerária), use a roupa que você tem medo de usar (preta, vermelha) e depois verifique se aconteceu o que você previu: "Fui ao cemitério, e minha mãe continuou saudável". Se a hipótese não se confirmou, você deve pensar na alternativa de que sua crença esteja errada e seja sem fundamento, e em abandoná-la.

UMA PALAVRA FINAL

Continue praticando os exercícios de EPR, que são os mais importantes e cruciais para vencer os medos de contaminação, até que seus medos diminuam e parem de interferir em sua vida. Lembre-se: Pare de fazer os rituais! Eles dão vida ao TOC. Reveja suas listas e exponha-se a tudo o que provoca ansiedade, não evite o contato direto com os objetos (botão do elevador, corrimão de escada, interruptores) e as pessoas, especialmente quando não há qualquer recomendação das autoridades da área da saúde nesse sentido. Repita esses exercícios todos os dias, o maior número de vezes e pelo máximo de tempo possível, até que a lista de sintomas fique vazia.

Teste seus conhecimentos

1. Uma paciente relatou sensação de nojo ao tocar em carne crua. Quando precisa cozinhar esse tipo de alimento, costuma usar luvas de borracha para manipulá-lo. O uso das luvas é um exemplo de:
   (a) Compulsão
   (b) Evitação
   (c) Habituação
   (d) Pensamento mágico

2. Quanto às lavagens excessivas, **NÃO** é correto afirmar:
   (a) São realizadas em resposta às obsessões ou aos medos de contaminação.
   (b) Podem ser realizadas em razão de nojo.
   (c) Permitem que se tenha certeza absoluta sobre a limpeza de determinada parte do corpo ou um objeto, eliminando os riscos de contaminação.
   (d) Elimina as barreiras de proteção do organismo, aumentando o risco de desenvolvimento de doenças de pele.

3. Um paciente precisava lavar o rosto, em especial os olhos, quando via, na televisão, alguma cena com pessoas doentes ou que haviam morrido de câncer, pois acreditava que pudesse contrair a doença ao ter tal contato visual. Esse tipo de crença está relacionado a:
   (a) Pensamento mágico
   (b) Excesso de responsabilidade
   (c) Exagero do risco
   (d) Perfeccionismo

(Continua)

(*Continuação*)

4. Quanto às lavagens excessivas realizadas por indivíduos com medos de contaminação, é correto afirmar que:
   (a) O alívio da ansiedade que produzem no momento em que são realizadas contribui para a manutenção dos medos de contaminação.
   (b) Costumam diminuir paulatinamente se o paciente se abstiver de executá-las.
   (c) Exercícios com o objetivo de corrigir crenças disfuncionais relacionadas com medos de contaminação podem ser úteis.
   (d) Todas as alternativas estão corretas.

Respostas 1 – b; 2 – c; 3 – a; 4 – d.

capítulo 7
Dúvidas e verificações

JOÃO PAULO
João Paulo, advogado, 32 anos, apresenta sintomas do TOC desde a adolescência. Seus sintomas foram se agravando com o passar do tempo e, no último ano, parou de trabalhar porque se sentia incapacitado para dirigir. Ficava em dúvida se havia ou não atropelado alguém no trânsito ou se não provocara um acidente sem se dar conta. Inúmeras vezes, filmava seu trajeto e assistia aos filmes assim que voltava para casa. Fazia também arquivos no computador sobre todos os detalhes do trajeto que havia percorrido para poder revisá-los caso as dúvidas ressurgissem. Além disso, acompanhava todos os noticiários e páginas policiais para ter certeza de que não ocorrera um acidente no percurso que fizera para ir ao trabalho ou voltar para casa. Os sintomas se agravaram de tal forma que, mesmo quando havia pegado carona, ficava em dúvida se era ele quem havia dirigido ou não, vigiava as mãos para ter certeza de que não havia tocado no volante e perguntava várias vezes para seus familiares quem havia dirigido durante o percurso.

LAURA
Laura tinha muito medo de machucar seus animais de estimação. Sempre que saía de casa, colocava os três no sofá e ficava olhando fixamente para ter certeza que não corria o risco de esmagar a cabeça de um deles ao fechar a porta. Perdia muito tempo nessa função, porque sempre um ia atrás dela e, como todo cachorro, corria para a porta. Muitas vezes, Laura se sentia incapacitada de sair.

DAVID ADAM
David Adam, 43 anos, editor da revista científica *Nature* e autor do livro *O homem que não conseguia parar: TOC e a história real de uma vida perdida em pensamentos*, descreve em detalhes sua vida com o transtorno e, em especial, as dificuldades em interromper as verificações. Seus sintomas iniciaram aos 18 anos, após ter mentido para um amigo que havia tido relações sexuais com uma veterana de seu curso. O diálogo foi assim:
N: "Você transou com a garota?"
D: "Transei!"
N: "Usou camisinha?"

(Continua)

> D: "Não."
> N: "Você pode ter pegado aids."
> D: "Deixa de loucura."
>
> O pensamento "Você pode ter pegado aids" voltou à cabeça de David nos meses seguintes. Ele, inicialmente, conseguia anulá-lo com outro pensamento: "Deixa de loucura". Até que, aproximadamente nove meses depois, não conseguiu mais afastá-lo. A dúvida tomara conta de sua cabeça e o levou a fazer exames para verificar se tinha ou não se contaminado com a doença temida, apesar de nunca ter tido relação sexual. Após se deparar com o resultado negativo, sentiu um alívio muito intenso, que, no entanto, durou apenas alguns minutos. Logo sua mente voltou a ser assombrada pela dúvida, e ele passou a repetir os exames inúmeras vezes, sem conseguir obter um alívio que perdurasse.

DÚVIDAS OBSESSIVAS: O QUE SÃO?

Dúvidas de natureza patológica e verificações estão entre os sintomas mais comuns do TOC. Aparentemente, estão associadas aos diferentes tipos de sintomas obsessivo-compulsivos, justificando o fato de o TOC ter sido, no passado, rotulado pelos franceses como a loucura da dúvida (*la folie du doute*).

Dúvidas obsessivas são pensamentos repetitivos, persistentes, associados a medo e ansiedade de ter cometido algum erro ou de ter corrido algum risco (p. ex., de ter se contaminado), bem como a um sentimento de urgência, por parte do indivíduo, em relação a dever fazer algo – as verificações, para ter certeza de que a ameaça foi afastada, de que o perigo não existiu ou deixou de existir. A certeza geralmente é de curta duração e nem sempre possível, sobretudo no que se refere a fatos do passado, cuja memória já não é mais nítida, bem como a riscos relativos ao futuro terem sido de fato removidos.

> **ANGÉLICA**
> Depois de debater-se por horas com a dúvida sobre se havia ou não desligado a cafeteira elétrica ao final do expediente de trabalho, Angélica somente se acalmou após pegar o carro, a uma hora da manhã, e ir até o escritório no centro da cidade para certificar-se que de fato ela estava desligada.

DÚVIDAS OBSESSIVAS E OS DIFERENTES TIPOS DE SINTOMAS OU DIMENSÕES DO TOC

As dúvidas obsessivas estão presentes em praticamente todos os tipos ou dimensões de sintomas do TOC. Elas são comuns, por exemplo, em indivíduos que têm medos de contaminação: "Será que me contaminei com HIV quando cumprimentei aquele vendedor que tinha um curativo na mão?" ou "Será que minhas mãos estão bem limpas?". É muito comum, também, estarem relacionadas com obsessões de conteúdo agressivo, violento: "Será que não atropelei aquele pedestre (ou um cachorro ou gato) que passou na frente do meu carro e que depois não vi mais?". Também ocorrem em indivíduos com obsessões de conteúdo sexual inconveniente: "Será que não sou pedófilo ou posso me tornar um (ao ter um pensamento sexual de conteúdo inconveniente relacionado a crianças)?". Ou como dúvidas envolvendo a orientação sexual: "Será que sou homossexual?". Ou, ainda, relacionadas a compulsões por ordem e simetria: "Será que meu cabelo está bem alinhado?", "Será que minhas roupas estão bem ajustadas e combinando?" ou "Aquele livro está no lugar certo?". Comum em todas essas situações é a aflição decorrente da incerteza sobre se algo muito grave aconteceu ou poderá acontecer e a necessidade de eliminar a ameaça fazendo verificações para certificar-se de que o perigo não existiu ou foi definitivamente afastado. Tal certeza, no entanto, é de curta duração. A incerteza retorna, muitas vezes, imediatamente depois, compelindo o indivíduo a repetir as verificações, exatamente como aconteceu com David Adam.

VERIFICAÇÕES COMPULSIVAS (VERIFICAÇÕES OU CHECAGENS): O QUE SÃO?

As verificações compulsivas, ou simplesmente verificações, são atos executados com a finalidade de afastar uma dúvida que representa uma ameaça e, consequentemente, prevenir possíveis danos para si mesmo ou para outras pessoas. Seu objetivo mais imediato é o alívio da ansiedade e da culpa geradas pela dúvida, pelo sentimento de responsabilidade e pela necessidade de ter garantias de que a ameaça imaginada não existiu ou deixou de existir. Como comentamos, a verificação elimina temporariamente a dúvida e a aflição dela decorrente, mas o alívio em geral é de curta duração, pois o indivíduo não confia na memória da checagem realizada e se sente compelido a realizá-la novamente em um ciclo que parece interminável.

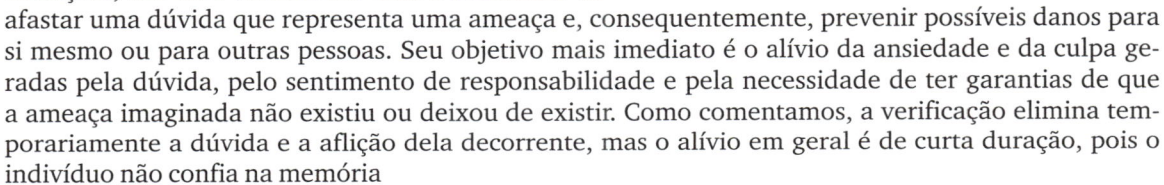

Exemplo comum de verificações compulsivas é a necessidade de verificar várias vezes a porta, as janelas, a geladeira, as torneiras, os eletrodomésticos, o fogão ou o gás, extratos bancários ou a lista de supermercado. É comum, ainda, a necessidade de dar a volta várias vezes na quadra ou de olhar pelo espelho retrovisor do carro a fim de certificar-se de não ter atropelado um pedestre ou um animal, ter de reler várias vezes um parágrafo ou uma notícia de jornal para ter certeza de que não deixou escapar nenhum detalhe, repetir várias vezes a mesma pergunta para os familiares, entre outros. O que move todos esses comportamentos é a necessidade de ter certeza e a dificuldade de conviver com a dúvida.

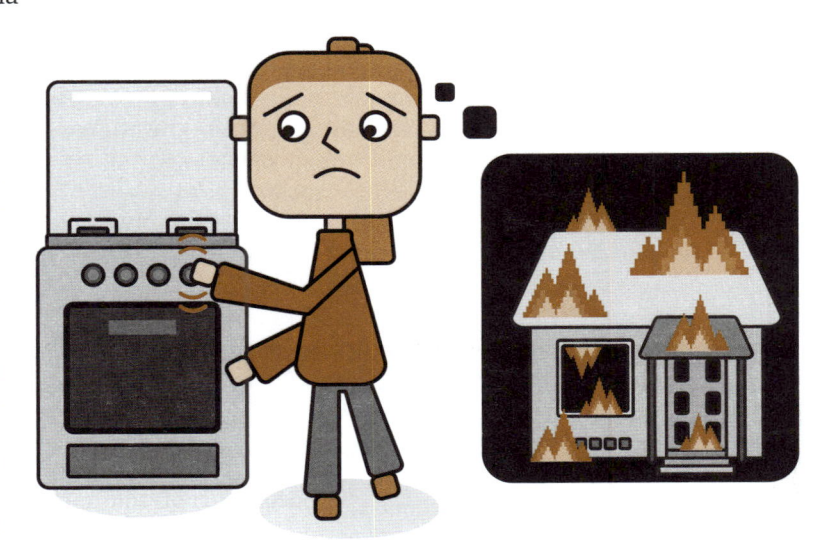

Verificações encobertas e verificações mentais

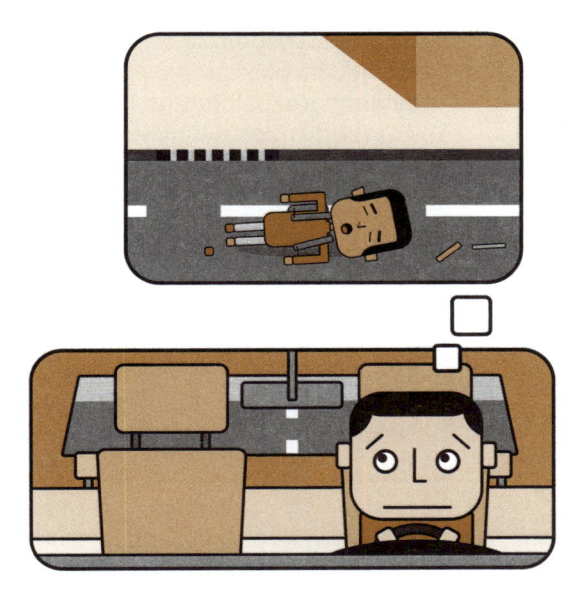

Algumas verificações podem ser muito sutis, a ponto de não serem percebidas pelas demais pessoas, como olhar discretamente os botões do fogão, passar a mão na porta da geladeira ou ficar olhando de modo fixo a fechadura da porta ou a assinatura em um cheque. Podem, ainda, ser totalmente encobertas, como as checagens mentais. São exemplos de verificações mentais: repassar mentalmente diálogos ou cenas de situações passadas, reconstruir de memória e em minúcias fatos ocorridos no passado e sua sequência, diálogos travados para garantir que não cometeu uma falha, relembrar em detalhes uma verificação anterior para certificar-se de que foi executada de forma correta.

> **CARMEN**
> Carmen necessitava reconstituir, minuto a minuto, o passeio que realizara no *shopping* com o filho de 4 anos para ter certeza de que, em nenhum momento, se distraíra ou fora descuidada com ele.

As dúvidas e verificações repetidas podem dar margem a um fenômeno conhecido como "ruminação obsessiva".

Ruminação obsessiva

Indivíduos perfeccionistas ou escrupulosos são induzidos, pelas dúvidas, a ficar muito tempo repassando fatos, relembrando argumentos ou evidências no intuito de eliminá-las e conseguir chegar a um estado de certeza absoluta, o que geralmente é impossível. Os temas dessas dúvidas envolvem questões como certo/errado, pecado/não pecado, culpa/não culpa, por exemplo: "Me masturbei numa Sexta-feira Santa. Será que foi ou não pecado? Devo ou não me confessar para poder comungar na Páscoa?". Os padrões de exigência são sempre elevados e rígidos e muitas vezes inatingíveis. Falhas menores têm o mesmo peso que falhas graves. Um erro, por menor que seja, compromete o todo. Essas são algumas das crenças e das regras seguidas por essas pessoas.

Vários outros comportamentos, como repetir perguntas e olhar fixamente, podem ser considerados variantes das verificações físicas, pois são realizados de forma discreta, mas com a mesma finalidade: reduzir a ansiedade decorrente da dúvida. Já a demora em tomar decisões, a protelação e a lentidão obsessiva podem ser consequências comportamentais das dúvidas obsessivas.

Repetir perguntas, necessidade de ter garantias

Familiares de indivíduos com TOC com muita frequência se queixam de que eles repetem inúmeras vezes e de forma insistente uma mesma pergunta, não raro minutos depois de lhes ter sido dada uma resposta. A necessidade de ter garantias pode ser relativa ao horário de um compromisso, sobre as roupas estarem combinando, sobre se uma compra foi bem feita e se o preço foi o melhor que havia, ou sobre ter, de fato, executado determinada tarefa. Isso muitas vezes parece bizarro, pois as respostas são absolutamente óbvias. "Garante que eu lavei as mãos?", perguntava uma paciente, mostrando as mãos molhadas para sua mãe. O alívio obtido com a resposta em geral dura pouco. As garantias oferecidas rapidamente perdem seu efeito, as perguntas são repetidas, às vezes, minutos depois, fazendo a convivência se tornar difícil, os familiares perderem a paciência e, não raro, tornarem-se irritados e até agressivos com o paciente.

Muitas vezes, subjacente às perguntas repetidas, está a necessidade de compartilhar com outras pessoas a responsabilidade sobre uma possível falha ou de prevenir um possível desastre ou, ainda, de transferir a responsabilidade completamente, querendo ter garantias dessas outras pessoas, em geral familiares, de que não há chances de um desastre acontecer ou de ter acontecido (p. ex., contaminação, atropelar ou dar um soco em um pedestre na rua).

> **JOSÉ LUIZ**
>
> José Luiz é arquiteto e passou a ser atormentado pela dúvida de que o armário aéreo que havia projetado com seu sócio poderia cair e esmagar a criança que morava na casa. Como consequência, todos os dias pedia garantias para o sócio de que não havia risco de o armário cair. Também estava evitando assumir novos trabalhos profissionais. Já cansado de falar sobre todas as buchas e parafusos que haviam sido colocados no móvel, e que era mais fácil cair o prédio do que o armário, o sócio falou: "Se acontecer alguma coisa, a responsabilidade é minha!". No início, essa frase trouxe um grande e indescritível alívio, mas logo a dúvida e as ruminações voltaram a atormentar José Luiz, bem como a necessidade de novamente solicitar garantias ao sócio.

Na Figura 7.1, ilustramos, com o exemplo de José Luiz, o modelo cognitivo-comportamental para dúvidas obsessivas e verificações. Veja como, em razão de uma situação que envolvia responsabilidade (situação ativadora), o arquiteto passou a ter pensamentos intrusivos (dúvidas) de natureza catastrófica, que, por sua vez, geravam desconforto emocional e a necessidade de ter garantias do sócio (verificações) de que o armário não desabaria. As garantias por parte do sócio e, sobretudo, o fato de ele assumir a responsabilidade produziam alívio, o que fazia com que esse comportamento se repetisse. Veja também que José Luiz exagera os riscos e tem medo de ser responsabilizado pela eventual queda do armário.

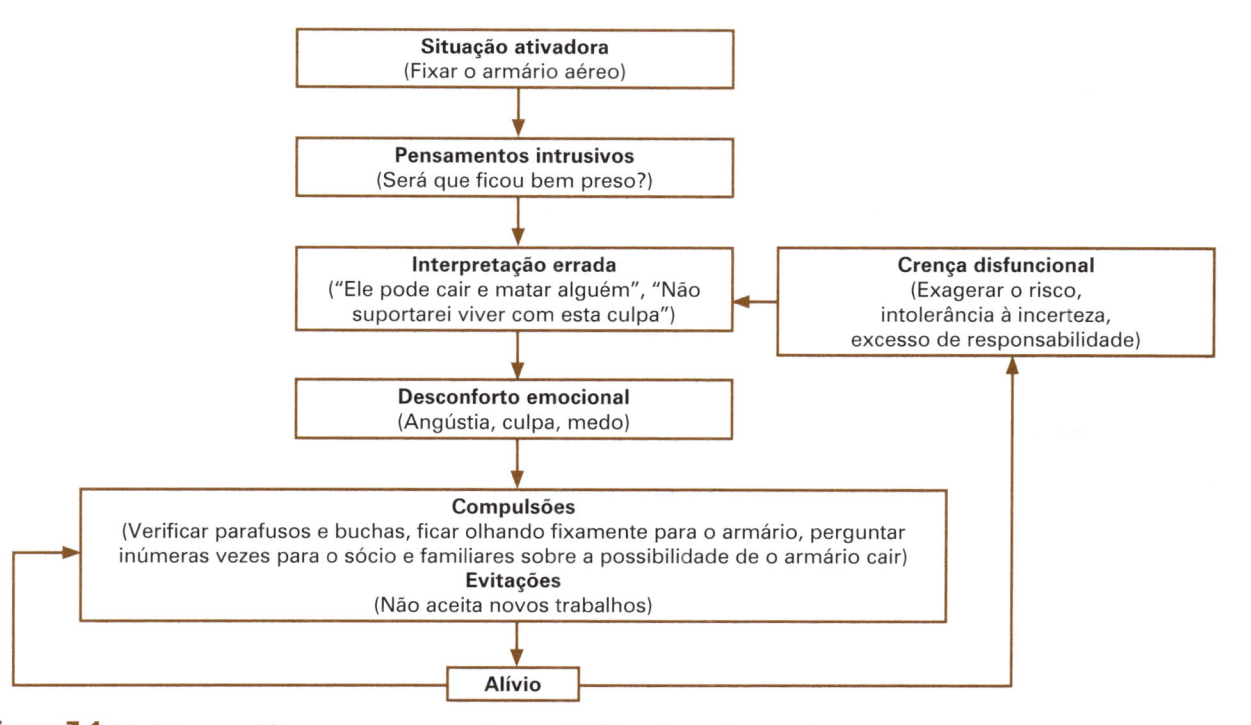

```
┌─────────────────────────────────┐
│      Situação ativadora         │
│    (Fixar o armário aéreo)      │
└────────────────┬────────────────┘
                 ▼
┌─────────────────────────────────┐
│     Pensamentos intrusivos      │
│   (Será que ficou bem preso?)   │
└────────────────┬────────────────┘
                 ▼
┌─────────────────────────────────┐     ┌─────────────────────────────┐
│       Interpretação errada      │     │     Crença disfuncional     │
│  ("Ele pode cair e matar alguém",│◄────│    (Exagerar o risco,       │
│  "Não suportarei viver com esta │     │   intolerância à incerteza, │
│            culpa")              │     │  excesso de responsabilidade)│
└────────────────┬────────────────┘     └─────────────────────────────┘
                 ▼                                     ▲
┌─────────────────────────────────┐                    │
│      Desconforto emocional      │                    │
│      (Angústia, culpa, medo)    │                    │
└────────────────┬────────────────┘                    │
                 ▼                                     │
┌─────────────────────────────────────────────────────┐│
│                   Compulsões                        ││
│ (Verificar parafusos e buchas, ficar olhando        ││
│ fixamente para o armário, perguntar inúmeras vezes  ││
│ para o sócio e familiares sobre a possibilidade     ││
│ de o armário cair)                                  ││
│                   Evitações                         ││
│           (Não aceita novos trabalhos)              ││
└────────────────┬────────────────────────────────────┘│
                 ▼                                     │
┌─────────────────────────────────┐                    │
│             Alívio              │────────────────────┘
└─────────────────────────────────┘
```

Figura 7.1 Modelo cognitivo-comportamental para dúvidas obsessivas e checagens.

Olhar fixamente ou encarar

Pacientes com TOC com frequência apresentam um comportamento bastante comum (e aparentemente estranho) de olhar de modo fixo ou de permanecer por um bom tempo, às vezes minutos, encarando um objeto, como, por exemplo, a porta da geladeira, os botões do fogão ou a lingueta da fechadura da porta depois de fechada; ou a assinatura de um documento, o carimbo do caixa do banco, etc. A impressão que se tem é de que encarar demoradamente esses objetos é uma forma de garantir que não houve qualquer falha, de que foi feita a coisa certa, e decorre da dificuldade e da indecisão de assumir a responsabilidade por determinado ato, no qual pode haver uma chance absolutamente remota de que tenha havido algum erro com consequências desastrosas.

> **FERNANDA**
> Fernanda permanecia alguns minutos olhando fixamente o interior da caixa do correio para garantir-se de que a esvaziara completamente, ou então olhando para o chão a fim de certificar-se de que não deixara cair qualquer correspondência. Isso era feito mesmo quando a caixa estava completamente vazia.

Lentidão obsessiva e indecisão

Decisões que, para as pessoas normais, requerem pouco esforço consciente e são tomadas quase que instantaneamente podem ser difíceis para os indivíduos com TOC e com dúvidas obsessivas, sendo acompanhadas de indecisão, insegurança, aflição e protelações.

> **RICARDO**
> Ricardo perdia muito tempo escolhendo o mercado em que iria fazer as compras do mês. Pegava panfletos de todos e, como algumas coisas estavam mais baratas em um e outras em outros, acabava indo a vários mercados para garantir o melhor preço. Mesmo depois de realizada a compra, continuava investigando os preços para confirmar se havia ou não feito o melhor negócio.

> **JOANA**
> Joana era incapaz de fazer compras sozinha e obrigava-se a levar a mãe ou a irmã, que eram as pessoas que finalmente decidiam e, por conseguinte, arcavam com a responsabilidade da decisão (e de possíveis erros). Mesmo assim, várias vezes as dúvidas persistiam, e Joana acabava voltando às lojas e trocando os produtos que comprara.

O resultado final para essas pessoas era a extraordinária demora (lentidão obsessiva) na realização das tarefas mais comuns e a diminuição da produtividade. Não raro, essa lentidão acarreta demissões no trabalho. Outras vezes, no entanto, a dificuldade é simplesmente de interromper um comportamento repetitivo, como escovar os dentes ou alinhar objetos na estante, tarefas que podem se tornar "intermináveis" pela dúvida sobre se foram realizadas de forma perfeita.

Por que as pessoas são atormentadas por dúvidas obsessivas e necessitam fazer verificações?

Atualmente se tem uma compreensão bem melhor e mais ampla dos motivos pelos quais certas pessoas são atormentadas por dúvidas e necessitam fazer verificações. Além da necessidade mais imediata de diminuir a ansiedade, acredita-se que, subjacentes a esses sintomas, elas apresentam crenças e avaliações distorcidas e até erradas a respeito da necessidade de ter certeza, têm excesso de responsabilidade, avaliam de forma exagerada o risco e as consequências de cometer falhas e apresentam, eventualmente, perfeccionismo. Vejamos o que são e como funcionam essas crenças disfuncionais em pessoas com dúvidas obsessivas.

Intolerância à dúvida ou necessidade de ter certeza

Uma questão central em verificadores é a meta, em geral impossível de atingir, de ter certeza absoluta em relação à ocorrência no passado e quanto à possibilidade de ocorrência no futuro de eventos negativos ou catastróficos, como contaminar-se, contrair doenças, haver um vazamento de gás, a casa inundar ou magoar outra pessoa. As verificações continuam porque o indivíduo necessita chegar a um estado de absoluta certeza em relação a esses fatos imaginários, o que é impossível.

Superestimar a responsabilidade

Designa a tendência de indivíduos que fazem verificações excessivas a acreditar que têm a grande e especial responsabilidade de afastar possíveis ameaças e de prevenir possíveis danos a si mesmos e aos outros, bem como de que detêm o poder crucial de impedir que desastres ou fatos negativos aconteçam. Os desastres temidos são os mais variados: a casa incendiar, alguém da família contrair uma doença, o carro ser roubado ou um ladrão entrar no apartamento. Poderiam ocorrer em consequência de falhas, desatenções e esquecimentos que, mesmo involuntários, não seriam facilmente perdoados.

Superestimar o risco de ocorrer um evento negativo

De modo geral, os verificadores calculam que um evento negativo tem probabilidade muito maior de acontecer do que a probabilidade real. Por exemplo, "Se esqueci o ferro de passar ligado, a casa vai incendiar" ou "Se eu deixar o carro aberto na rua, é 100% certo que, quando voltar, não estará mais no local, pois terá sido roubado". Por isso, a necessidade de verificar várias vezes se fechou ou não todas as portas e os vidros, e de ligar e desligar o alarme do carro repetidamente, o que pode confundir ainda mais a pessoa.

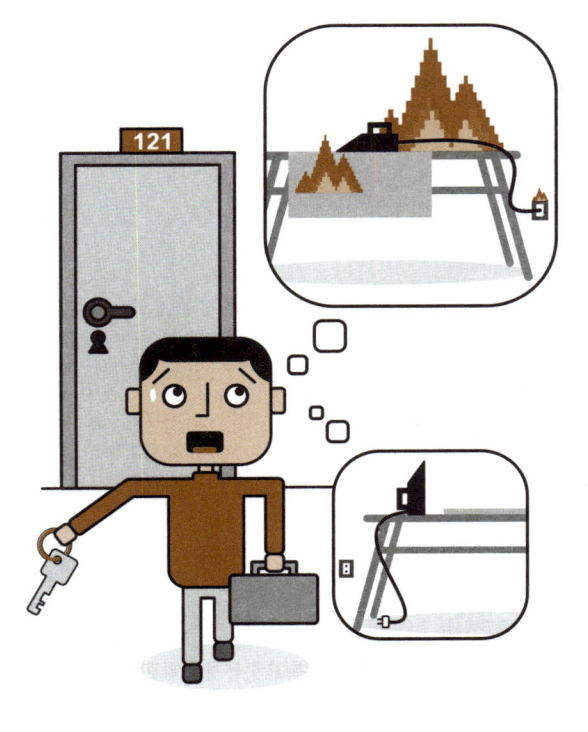

Perfeccionismo

É a tendência a acreditar que existe uma solução perfeita para cada problema e que fazer algo de forma impecável não é apenas possível, mas necessário, e que mesmo pequenos erros podem ter consequências sérias. O perfeccionismo está associado a dúvidas obsessivas, verificações, postergações pela necessidade de fazer as coisas de forma perfeita, completa ou sem falhas (banho perfeito, escovação de dentes perfeita, trabalho sem erros) e para se ter certeza de que esse nível de exigência foi atingido, o que, na maioria das vezes, é impossível, daí as verificações repetidas.

"Borramento" da memória

Durante certo tempo, questionou-se se os verificadores apresentavam ou não problemas de memória, o que não foi confirmado. Na verdade, acredita-se que as verificações repetidas, especialmente quando executadas sob estresse e desatenção, dificultam ao indivíduo prestar atenção, focar o que está fazendo e depois lembrar com nitidez certos atos considerados de grande responsabilidade, como fechar a porta da casa ou o carro, desligar o ferro de passar ou desligar o fogão. Acredita-se, inclusive, que esses comportamentos podem causar uma confusão ou "borramento" da memória. Com as repetições, a confiança das pessoas em suas memórias diminui, ainda mais se forem muitas repetições e realizadas sob estresse. É provável que a preocupação exagerada em não falhar, a responsabilidade e o grau de ansiedade no momento da realização da verificação prejudiquem a atenção e a concentração, contribuam para o "borramento" da memória, dificultem a posterior lembrança do ato com clareza e favoreçam a dúvida, compelindo a pessoa a fazer uma nova verificação.

COMO VENCER AS DÚVIDAS OBSESSIVAS E A NECESSIDADE DE FAZER VERIFICAÇÕES

Caso você seja uma dessas pessoas atormentadas por dúvidas obsessivas e necessita fazer inúmeras verificações ao longo do dia, perde muito tempo repassando mentalmente suas dúvidas e quer sempre ter 100% de certeza antes de tomar qualquer decisão, prossiga na leitura da segunda parte deste capítulo, que irá fornecer uma série de exercícios práticos para vencê-las. É importante lembrar, ainda, que, como regra, no tratamento do TOC, especialmente quando os sintomas são graves ou quando há associação com outros transtornos, como, por exemplo, depressão, recomenda-se também o uso de medicamentos juntamente à terapia. Se esse for o seu caso, é interessante consultar um psiquiatra para prescrever um dos medicamentos efetivos no tratamento do TOC (inibidores seletivos da recaptação de serotonina [ISRSs] ou, então, clomipramina). No presente capítulo, não abordaremos o uso desses medicamentos, pois foram descritos de forma mais detalhada no Capítulo 4. Focaremos a terapia cognitivo-comportamental (TCC) das dúvidas obsessivas e verificações: seus fundamentos e, em especial, os exercícios práticos de exposição e prevenção de respostas ou rituais (EPR), que são essenciais, e mais alguns exercícios cognitivos que podem auxiliá-lo a vencer esses sintomas.

O modelo cognitivo-comportamental das dúvidas obsessivas e verificações

Um comentário preliminar: o TOC é uma doença caracterizada por medos, desconfortos, ansiedade e comportamentos repetitivos (rituais). Medos de se contaminar, de cometer falhas, de praticar pensamentos horríveis que passam pela cabeça, desconforto se as coisas não estão no lugar certo ou se estão desalinhadas, nojo de tocar em certas substâncias ou objetos. Esses medos e desconfortos são manejados pela pessoa acometida pela doença de forma errada por meio da realização de rituais e de evitações que, embora aliviem momentaneamente a ansiedade, perpetuam o TOC. Nas dúvidas obsessivas, acontece algo parecido. As dúvidas se manifestam sob a forma de medo de não ter feito as coisas bem feitas ou de ter cometido uma falha que pode ter consequências desastrosas para si ou para os outros. Esses medos são mais intensos em pessoas mais sensíveis à responsabilidade, a ter culpa e a exagerar os riscos que situações do dia a dia (fechar uma torneira, desligar o fogão, fechar a porta, passar ferro na roupa) apresentam. A pessoa tenta aliviar esses medos procurando ter garantias de que não cometeu as falhas que imagina, de que fez as coisas bem feitas ou de que fatos negativos (pegar fogo, inundar) não aconteceram e não irão acontecer. As verificações dão alívio momentâneo e passageiro, o que mantém a necessidade de fazer novas verificações com frequência, pois não eliminam de forma definitiva a dúvida. Veja novamente o modelo cognitivo-comportamental para dúvidas obsessivas, verificações e crenças associadas na Figura 7.1.

Os objetivos da terapia

Com base no entendimento das dúvidas obsessivas que descrevemos e ilustramos na Figura 7.1, a TCC tem como estratégia central para vencê-las a necessidade de aprender a conviver com as dúvidas, não de evitá-las, expondo-se às incertezas tão comuns no dia a dia. Para tanto, a terapia propõe:

1. que você aprenda a conviver com as dúvidas e desista de querer ter certeza, especialmente quando ela é impossível de atingir;
2. exponha-se a situações em que não se pode ter 100% de certeza, não evitando aquelas que provocam esse tipo de sensação ruim;
3. abstenha-se de fazer verificações, tanto as visíveis e explícitas (verificar o gás, o fogão, a torneira, a porta, os eletrodomésticos, as notícias do jornal, repetir exames) quanto as mentais (repassar cenas, fatos, diálogos, argumentar);
4. abstenha-se de buscar garantias com as demais pessoas (perguntar) como forma de compartilhar a responsabilidade; e
5. aprenda a assumir riscos.

Esses são os exercícios críticos para vencer as dúvidas obsessivas e os rituais de verificação. A TCC busca, ainda, como recurso adicional, a correção de pensamentos e crenças distorcidas ou erradas subjacentes a esses sintomas.

Como funciona a terapia

O resultado da exposição a situações que provocam dúvidas e da abstenção de fazer verificações como recurso para afastá-las é um aumento súbito da ansiedade, que, de forma natural e espontânea, irá desaparecendo se você continuar se expondo, ou seja, se evitar fazer uma checagem, ficando com a dúvida até que ela acabe de forma natural, você se habituará e suportará conviver com ela. Com esses exercícios, você terá a oportunidade de constatar que seus medos eram infundados ou, no mínimo, exagerados – os desastres não aconteceram (a porta não havia ficado aberta, a casa não incendiou ou não foi inundada, o carro não foi roubado) –, e de vencer um medo. Esse fenômeno do desaparecimento natural da ansiedade com a exposição se chama de **habituação** e foi descrito com mais detalhes no Capítulo 4 (p. 46-48). É ele que fundamenta os exercícios de EPR que iremos propor para vencer as dúvidas obsessivas, conviver com elas e eliminar a necessidade de fazer verificações.

Lidando com questões existenciais

Antes de falarmos nos exercícios práticos, é importante um breve comentário sobre uma questão existencial que você deve sempre levar em conta. Você deve saber que, em muitas situações, é impossível ter certeza a respeito de problemas reais importantes; por exemplo, se, no momento em que você está lendo este parágrafo, sua casa ou o local onde trabalha não foram arrombados ou se não irá se acidentar ao retornar para casa hoje, ao fim do dia. Dúvidas fazem parte da vida. Como diz o ditado: "A única certeza da vida é a morte!". Será? Acho que sobre a realidade da morte você não tem dúvidas e, se parar para pensar, verá que não tem conhecimento sobre muitas coisas que estão acontecendo; por exemplo, você não pode garantir que, neste exato momento, todos os seus familiares mais próximos estão com saúde e que estão todos vivos. Ou que não irá contrair uma doença até a próxima semana. Tem como garantir?

Identificando as dúvidas obsessivas e as verificações ou checagens

Para poder iniciar os exercícios de EPR, é necessário que você identifique suas dúvidas obsessivas e as checagens que faz. Para isso, reveja o item B de sua lista de sintomas (Formulário 1 dos Anexos), no tópico "Obsessões de dúvidas e compulsões de verificação ou controle (checagens)", que você deve ter preenchido quando leu o Capítulo 5. Veja se confirma as dúvidas obsessivas e checagens que assinalou naquela ocasião e se acrescentaria outras mais. Caso não tenha preenchido a referida lista, aproveite e preencha agora. Com a leitura deste capítulo, você certamente estará mais apto a identificar as dúvidas obsessivas e as verificações.

> ### Dica
> Se você repete algum comportamento mais de uma vez, desconfie de que possa ser uma verificação e observe se não é precedido por alguma dúvida; alguns comportamentos, como ficar encarando um objeto, a assinatura ou o carimbo de um documento; passar a mão na porta da geladeira para ver se ficou bem fechada ou apagar e acender a luz para ter certeza de que está apagada; ficar repassando mentalmente cenas, fatos; repetir várias vezes a mesma pergunta, etc., são altamente suspeitos de que sejam checagens. Se identificou alguns desses comportamentos e se confirma que são realizados em razão de dúvidas, anote em sua lista.

Diário ou mapa das obsessões e das verificações

Uma segunda tarefa que antecede o início dos exercícios e é importante para o seu planejamento é o diário ou mapa do TOC. Como o tema do presente capítulo são as dúvidas obsessivas e as verificações, preencha o diário focando esses sintomas caso, ao completar a lista, você tenha identificado que eles estão presentes.

As verificações geralmente são feitas em certos horários e locais, por exemplo, ao sair de casa, antes de deitar, ao estacionar o carro. Repasse suas rotinas de um dia típico, desde a hora de levantar até deitar, e veja se, em algum momento, ficou com dúvidas, sentiu ansiedade e teve que repetir algum ato para ter certeza de que estava tudo certo. Com essas recomendações em mente, repasse novamente um dia típico, observe os locais e horários mais críticos e preencha o diário de sintomas ou mapa do TOC (Formulário 2 dos Anexos), como foi orientado no Capítulo 5, com foco nas dúvidas e checagens.

Observe também como as pessoas que não têm TOC se comportam nas mesmas situações e estabeleça como objetivo comportar-se como elas. Como primeiro exercício, anote no quadro a seguir (Exercício 7.1) todas as repetições que executou durante o dia típico escolhido e que desconfia que possam ser checagens (são precedidas por medo, dúvidas, e têm por finalidade eliminar esses desconfortos) e como imagina que uma pessoa que não tem TOC faria. Coloque o maior número possível de exemplos.

Exercício 7.1
Lista de checagens

No quadro a seguir, na coluna da esquerda, liste os comportamentos repetitivos que imagina que possam ser verificações. Na coluna da direita, descreva como uma pessoa que não tem TOC e que você conhece bem se comporta diante das mesmas situações.

MINHAS VERIFICAÇÕES (SITUAÇÃO, LOCAL, HORÁRIO, O QUE FAÇO)	COMO _____ SE COMPORTA DIANTE DAS MESMAS SITUAÇÕES
Quando estaciono o carro, preciso conferir várias vezes se os vidros estão fechados.	Meu namorado aperta o controle, espera para ver se os vidros fecham e dá as costas para o carro.

Vencendo a necessidade de ter certeza e aprendendo a conviver com as dúvidas

Partindo do princípio de que desistir do objetivo de ter certeza de tudo e conviver com dúvidas e incertezas é o caminho para se vencer as dúvidas obsessivas e a consequente necessidade de fazer checagens, vamos prosseguir agora com os exercícios de exposição a dúvidas e prevenção das verificações (**EPR**), que são os exercícios essenciais para vencer esses sintomas. A exposição à dúvida é uma consequência inevitável de abster-se de fazer uma verificação. Lembre que, se você voluntariamente se abstiver de fazer uma verificação, a dúvida irá se manter e talvez até aumentar, sendo acompanhada de ansiedade; se você continuar se abstendo, ela persistirá por algum tempo, mas depois desaparecerá por si e, aos poucos, a cada exercício repetido, voltará com menos intensidade, até desaparecer por completo, como já explicamos.

Escolha dos primeiros exercícios

Os exercícios de exposição e prevenção de executar verificações serão escolhidos a partir da lista de sintomas (Formulário 1 dos Anexos) que você preencheu no Capítulo 5, obedecendo às seguintes regras:

1. considere o grau de aflição que esses exercícios irão provocar (inicie pelas verificações da lista que considera mais leves, ou seja, cuja não execução produzirá menos ansiedade), e
2. considere o quanto você acredita que será capaz de se abster de executá-las (pelo menos 80%).

Você deve ter um cuidado especial com as verificações encobertas e mentais, que também devem ser incluídas na lista de tarefas. A seguir, apresentamos alguns exemplos de tarefas de EPR para indivíduos com dúvidas obsessivas e verificações repetidas.

- Verificar apenas uma vez se fechei as portas, as janelas ou a geladeira, se desliguei o fogão, o ferro de passar, os demais eletrodomésticos, se fechei as torneiras, a válvula do botijão de gás.
- Parar de olhar no espelho do carro para ver se não atropelei alguém ou algum animal.
- Não refazer o trajeto que fiz de carro para ter certeza de que não atropelei um pedestre, um ciclista ou um animal.
- Parar de passar a mão ou os dedos em portas de geladeira ou gavetas para verificar se estão bem fechadas.
- Após girar a chave na fechadura, não repetir o movimento, não forçar a porta para verificar se ficou bem fechada.
- Abster-se de fazer verificações visuais (p. ex., dar uma olhada adicional depois de fechar alguma porta, a geladeira, se os botões do fogão estão na vertical).
- Parar de ficar olhando fixamente para ter certeza que meus documentos estão na carteira.
- Parar de repassar diálogos mentalmente para me certificar se disse ou não a coisa certa.
- Não reler parágrafos, notícias de jornal ou da internet para ter certeza de que não perdi nenhum detalhe.

Exercício 7.2
Escolha das primeiras tarefas de prevenção de checagens

Com base nas regras e nos exemplos que mencionamos e na lista que você preencheu no Exercício 7.1, escolha os primeiros exercícios de prevenção de checagens. Veja quais são as verificações que você faz e anote no quadro as que acha que pode deixar de fazer primeiro. Especifique a tarefa, o local ou a situação, o tempo a ser dedicado e o número de vezes a ser feito. No quadro à direita, anote o percentual da tarefa que foi realizado ao longo de uma semana. Veja o exemplo.

TAREFAS	% DE REALIZAÇÃO
Fechar a porta ao sair de casa, não sacudir a maçaneta, não olhar se a lingueta está encaixada e não voltar para verificar se ficou bem fechada (todos os dias pela manhã).	70%
1.	
2.	
3.	
4.	
5.	
6.	

Como foi sugerido, comece escolhendo tarefas nas quais considera mais fácil obter sucesso para depois encarar as mais difíceis.

Prevenção de verificações mentais

Se você apresenta dúvidas obsessivas, é muito provável que também execute as chamadas verificações mentais: repassar cenas, memórias, fatos, diálogos e argumentos para ter certeza de que não cometeu uma falha ou de que não houve o risco imaginado. Como você não consegue chegar a uma conclusão, perde muito tempo repassando mentalmente cenas acontecidas e argumentos. Quanto mais se esforça, menos nítidas ficam as lembranças (o chamado "borramento" da memória do qual já falamos), a dúvida aumenta e as compulsões mentais também, constituindo o fenômeno conhecido como "ruminação obsessiva". Muitas vezes, torna-se difícil interrompê-las quando não se consegue chegar a um estado de certeza, ainda mais quando são fatos de um passado já distante. Quando a dificuldade é finalizar uma verificação mental, o exercício do "Pare!" – uma analogia com o sinal de trânsito –, poderá ajudá-lo a interromper esse comportamento repetitivo. É importante, em primeiro lugar, perceber quando está "ruminando" dúvidas ou repetindo checagens mentais, argumentos, para tentar interrompê-los com o "Pare!", mesmo sem ter conseguido chegar a uma resposta tranquilizadora. A interrupção terá como efeito a exposição à dúvida e à incerteza.

Exercício 7.3
Abster-se de repetir perguntas, obter garantias e de reassegurar-se

Você fica mais tranquilo quando outras pessoas decidem por você ou oferecem garantias em relação a possíveis falhas ou ameaças? Como vimos, repetir perguntas, obter garantias e reassegurar-se devem ser atitudes compreendidas como comportamentos destinados a diminuir a incerteza e a aflição, compartilhando a responsabilidade com outras pessoas. Embora proporcionem algum alívio imediato, esses comportamentos não eliminam definitivamente as dúvidas e a insegurança, pois impedem que você aprenda a conviver com situações de incerteza ou ambíguas e que tome decisões mesmo quando não tem todos os elementos ou informações necessárias para uma decisão correta. O resultado são atrasos, demora na realização de tarefas, desde as mais simples como vestir-se, entregar o trabalho na faculdade ou decidir a qual restaurante irá com a(o) namorada(o). Essas indecisões acabam gerando protelações, comprometendo o desempenho e criando conflitos em casa, no trabalho ou na escola. Como regra, evite incomodar os familiares com perguntas repetidas. Fique com a dúvida e decida mesmo sem ter certeza.

É bastante comum que os familiares acabem participando diretamente dos seus rituais, como, por exemplo, respondendo às suas perguntas intermináveis, decidindo por você qual roupa vestirá ou se o banho está direito. Combine com as pessoas envolvidas para absterem-se de responder às suas perguntas repetidas e de tomar decisões por você. O ideal é fazer essa combinação com o terapeuta, porque talvez você não se anime a fazer essa proposta sozinho.

Exercício 7.4
"PARE!"

- Fique atento às situações, aos horários ou aos locais em que é atormentado por dúvidas que não consegue esquecer ou deixar de repassar uma sequência de fatos para chegar ao estado de absoluta certeza de que algo temido não aconteceu, ou em que começa a repetir para si mesmo argumentos no sentido de que houve ou não uma falha, ou de que nada de ruim vai acontecer.
- Prepare-se com antecedência para utilizar o **"Pare!"**.
- Ao perceber essas "ruminações" mentais, repita em voz alta: **"Pare!"** ou **"Pare com isso!"** e interrompa a "ruminação". O exercício é um comando que pode ser usado para interromper quaisquer outras checagens ou comportamentos repetitivos.
- Ao mesmo tempo em que você fala em voz alta o comando, pode dar uma batida forte na mesa, bater palmas ou focar a atenção em outro estímulo mais intenso, como ouvir uma música, telefonar para um amigo para se distrair e cortar o fluxo do pensamento, desistindo de ter certeza e se expondo à dúvida.

Exercício 7.5
Lidando com a lentidão obsessiva e atrasos: tarefas e tempos

Ainda na linha do que abordamos no exercício anterior, observe as orientações descritas a seguir para melhorar um comportamento que, de modo geral, é consequência de dúvidas obsessivas, muitas vezes relacionadas com níveis exagerados de perfeccionismo: a lentidão obsessiva e a dificuldade de tomar decisões.

> - Evite protelações para encerrar trabalhos ou tomar decisões para eliminar o risco de cometer erros.
> - Evite adiar a entrega de trabalhos para revisar mais uma vez se está tudo certo, mesmo que esteja inseguro e não tenha certeza de que não tenham escapado erros. Respeite as datas combinadas.
> - Marque prazos para terminar tarefas.
> - Marque o tempo que deve dedicar à determinada tarefa, tentando diminuí-lo (p. ex., o número de horas em que estudará para uma prova ou o tempo necessário para tomar um banho).
> - Tome decisões sem ter certeza e corra o risco de entregar trabalhos com falhas, sujeitando-se a ouvir críticas.

TÉCNICAS COGNITIVAS

Crenças disfuncionais

Crenças distorcidas ou erradas têm um importante papel no aparecimento e na manutenção de dúvidas obsessivas e verificações repetidas. Destacam-se:

1. a crença na necessidade e na importância de ter certeza ou a dificuldade de conviver com a incerteza;
2. excesso de responsabilidade;
3. avaliar de forma exagerada o risco; e
4. perfeccionismo.

Essas crenças se manifestam sob a forma de pensamentos rápidos, chamados de pensamentos automáticos, cujo conteúdo é negativo ou catastrófico e relacionado com as citadas crenças. Desenvolver um ponto de vista crítico em relação aos pensamentos, modificá-los, bem como mudar as crenças subjacentes que eles representam é o objetivo do uso das técnicas cognitivas. Conforme a pessoa acredita menos ou em menor grau nos pensamentos automáticos catastróficos que passam por sua cabeça, sua ansiedade diminui e ela sente mais coragem de contrariá-los, de abster-se de fazer checagens e de se expor a dúvidas. Ou seja, as técnicas cognitivas, além de diminuir a ansiedade, facilitam a adesão aos exercícios de EPR – no caso, em relação às checagens –, que são os exercícios verdadeiramente efetivos para eliminar as dúvidas obsessivas e vencer a necessidade de fazer verificações. Vejamos, então, como usar essas técnicas.

Exercício 7.6
Registro de pensamentos disfuncionais

Para você usar as técnicas cognitivas, o primeiro passo é identificar os pensamentos automáticos negativos ou catastróficos que passam por sua cabeça nas situações em que é perturbado por dúvidas e compelido a fazer checagens. Identifique uma ou mais dessas situações (p. ex., quando desliga o fogão, quando sai de casa, quando está no trânsito ou estaciona o carro) e responda à pergunta: "O que me passou pela cabeça naquela ocasião?". A resposta a essa pergunta identifica os pensamentos catastróficos geralmente relacionados à possibilidade de ocorrerem desastres ou falhas, como "A casa pode incendiar", "Vão roubar o carro", "Acho que atropelei alguém" ou "Devo ter dito alguma coisa que magoou meu amigo". Nos anexos deste livro, há um formulário próprio para fazer o registro de pensamentos disfuncionais (RPD; Formulário 3 dos Anexos). Seguindo tal modelo, faça o RPD anotando em seu caderno pelo menos três situações em que teve sua mente invadida por dúvidas obsessivas. Anote o que passou por sua cabeça, o que sentiu e o que foi compelido a fazer (verificações, perguntas, checagens mentais, etc.). Com base nesse RPD, faça o questionamento socrático desses pensamentos como descrito a seguir.

Exercício 7.7
Questionamento socrático

O questionamento socrático é uma estratégia cognitiva utilizada para corrigir pensamentos errados ou crenças distorcidas. Após a identificação dos pensamentos automáticos negativos (o que passou por sua cabeça, no Exercício 7.6), questione esses pensamentos por meio de perguntas. O objetivo é você dar-se conta de que exagera os riscos e a responsabilidade, e que acredita que é possível ter certeza e que, quando a tem, não comete erros. Identifique, em seu RPD, os pensamentos que passam por sua cabeça nas situações em que tem dúvidas e faz checagens e se pergunte: "É possível eu ter certeza, por exemplo, se a porta ficou bem fechada? Ou de que não estourou um cano e a casa não alagou?" ou "Se eu desliguei de fato o ferro de passar?". Muitas vezes, a memória fica borrada e não há como lembrar direito. Pode-se questionar, ainda, as consequências imaginadas (um ladrão entrar, ocorrer um curto-circuito e a casa incendiar, escapar o gás), se é 100% certo que elas irão ocorrer ou se tais consequências têm uma boa chance de não acontecer.

Você pode também questionar-se sobre a possibilidade de ter certeza absoluta, mesmo sobre questões de vida, como ter saúde, estar vivo. Por exemplo: "É possível eu ter certeza de que vou estar vivo no próximo ano? Ou mesmo na próxima semana?". Pense em uma pessoa querida: "Tenho como garantir que essa pessoa está viva neste momento, em que estou lendo este livro?", "Não existe a possibilidade, mesmo que remota, de que essa pessoa tenha morrido e que eu não tenha sido informado?", "Tenho certeza absoluta de que minha casa não foi arrombada? Ou de que o gás não está escapando?". Então, "Vale a pena ficar repassando essas dúvidas?".

Exercício 7.8
Seta descendente

O exercício da seta descendente é, ao mesmo tempo, uma exposição na imaginação e uma tarefa cognitiva de identificação de pensamentos catastróficos e de questionamento quanto à sua plausibilidade. Ele é feito em duas etapas. Na primeira etapa, você identifica uma situação na qual é assaltado por uma dúvida obsessiva relacionada com o medo de que aconteça alguma desgraça em razão de ter cometido uma falha, o que o leva a fazer verificações para conseguir se acalmar. Depois da identificação de uma situação, você faz uma lista das consequências catastróficas que imagina que poderiam ocorrer em resposta às perguntas: "Se isso aconteceu, qual poderá ser a consequência?" ou "O que de pior poderia acontecer?". Por exemplo, se você já está no trabalho e vem a dúvida: "Será que desliguei bem o botão do fogão depois que aqueci a chaleira com água para passar café ou o gás ficou escapando?". Em vez de ligar para casa ou voltar para ter certeza de que o fogão estava desligado, considere a possibilidade de ter de fato esquecido o fogão aceso ou de não tê-lo desligado direito, imagine todas as consequências que esse seu esquecimento poderia ter e anote em seu caderno de exercícios: "Deixei o fogão aceso, a água da panela secou, o alumínio derreteu e caiu por cima da chama do gás, a chama apagou, mas o gás continuou escapando e acabou ocorrendo uma explosão. Quando voltar para casa, os bombeiros estarão lá na frente, tentando apagar o fogo, mas não irão conseguir; nada sobrará de meus pertences e dos meus vizinhos. E a culpa será toda minha!". Veja que é uma sequência de desgraças imaginadas cada vez mais graves e pelas quais você se sente responsável. Na segunda etapa, reveja cada resposta e reavalie o risco de cada consequência possível com a seguinte pergunta: "O que é mais provável que tenha acontecido: que o fogão ficou ligado ou que o desliguei e não me lembro direito? Se ficou aceso, será que acabou apagando e o gás segue escapando ou a chama continua acesa até agora, a panela derreteu e nada mais aconteceu ou, depois de queimar bastante tempo, acabou o gás?". E assim continue questionando sucessivamente a probabilidade de ocorrência das consequências catastróficas que imaginou ou quem sabe das alternativas menos catastróficas.

Eis mais exemplos:

"Não passei a mão por baixo da torneira, ela ficou pingando água e a casa pode inundar." O que é mais provável: que não tenha ficado pingando; que tenha ficado pingando, mas não chegou a vazar da pia; que ficou pingando, a pia vazou e molhou o chão do banheiro; ou que ficou pingando, a pia vazou e inundou a casa? E se acontecer o pior: a casa chegou a alagar, teria solução? Eu sobreviveria? O que é mais provável que tenha acontecido?

"Não olhei meus documentos e posso ser parado em uma *blitz*; como esqueci a carteira de motorista, vou ser preso ou vou ser multado e meu carro vai ser apreendido." O que é mais provável que aconteça: ter que pagar uma multa, ter o carro apreendido ou ir preso?

Ou ainda: "Estacionei em uma ladeira e não me lembro de ter puxado com força o freio de mão do carro; ele pode não ter ficado firme, pode escapar e bater em outros carros". O que é mais provável: que você puxou o freio, mas não se lembra direito ou que de fato aconteceu o que imaginou? Alguém telefonou para avisar do ocorrido?

Sempre, depois de cada afirmativa catastrófica, faça a pergunta: "O que é mais provável? Que aconteça o que imaginei ou, não, isso é muito improvável?". Ou: "Qual a alternativa mais realista para esse pensamento e qual a mais catastrófica?".

Uma vez explicitada a alternativa mais catastrófica (a casa inundar, ser preso, a casa incendiar), faça a pergunta: "Mesmo acontecendo o que imaginei de pior, eu poderia sobreviver?". Depois de fazer esses questionamentos, você poderá compreender que, mesmo se acontecerem as piores consequências, irá sobreviver. De qualquer forma, abstenha-se de fazer checagens (o fogão, a torneira, os documentos, o freio de mão) com base nas evidências de que exagera os riscos e as probabilidades de danos e depois compare as consequências que imaginou com o que de fato aconteceu. O objetivo não é provar que as consequências negativas imaginadas são exageradas (o que é bastante óbvio) e que não podem de forma alguma acontecer, pois é praticamente impossível ter essa garantia com 100% de certeza. É mais importante você aprender que será capaz de lidar com catástrofes, acidentes ou doenças, sejam quais forem, caso aconteçam.

Exercício 7.9
Mais questionamentos sobre crenças relacionadas à incerteza e ao perfeccionismo

Este exercício ajuda você a correr o risco de cometer falhas e a tomar decisões sozinho. Imagine uma situação real ou antes de fazer um ritual na qual possa cometer uma falha ou tomar uma decisão errada. Faça as seguintes perguntas a si mesmo:

- É possível ser perfeito e sempre ter certeza?
- Tendo certeza, a gente sempre faz as escolhas certas e acha soluções perfeitas?
- Você condena alguém que comete erros ou que faz trabalhos malfeitos?
- Uma falha é sempre imperdoável, mesmo se for involuntária ou não intencional?
- Uma falha sempre representa um fracasso?
- Falhar em parte é o mesmo que falhar totalmente?
- Se algo de ruim acontecer, a razão disso é porque falhei em prevenir? O mal poderia ter sido evitado? Ou existem outras explicações?
- Fracassar em prevenir (ou deixar de tentar prevenir) o dano aos outros é o mesmo que praticá-lo?

Exercício 7.10
Experimentos ou testes comportamentais

Uma forma muito efetiva de modificar crenças é desafiá-las em situações reais nas quais as dúvidas são ativadas, por meio de testes comportamentais, que não deixam de ser exposições realizadas de forma planejada e intensiva, pois ativam os medos relacionados à incerteza e os pensamentos negativos subjacentes (a casa incendiar, um familiar morrer, perder dinheiro em transações erradas).

Veja algumas sugestões de testes ou experimentos comportamentais e faça algum deles:

- Tente efetuar um depósito no banco digitando o número da própria conta de forma errada para ver o que acontece.
- Deposite uma pequena quantia de dinheiro em uma conta errada e tente ver se é possível reaver o dinheiro (para constatar que, mesmo quando se erra, sempre há solução).
- Compre uma roupa ou um eletrodoméstico sem ter certeza de que está pagando o melhor preço.
- Revise o texto de um *e-mail* importante somente uma vez.
- Não releia a página ou o parágrafo do livro mais de uma vez e veja se faz diferença.

Teste seus conhecimentos

1. As dúvidas obsessivas:
   (a) São sintomas exclusivos do TOC.
   (b) São um dos sintomas mais frequentes em pessoas com TOC e podem estar associadas a vários tipos ou dimensões de sintomas obsessivo-compulsivos.
   (c) São importantes, pois, em razão delas, me obrigo a ser mais cuidadoso e a buscar as certezas necessárias para não cometer falhas e não contrair doenças.
   (d) Fazendo as verificações consigo proteger a mim mesmo e as pessoas que amo.

2. Em pacientes que têm dúvidas obsessivas e necessitam fazer checagens de forma repetida há evidências de que:
   (a) A memória está prejudicada.
   (b) Há falta de confiança na memória.
   (c) Há prejuízo do raciocínio lógico.
   (d) Todas acima.

3. Dúvidas obsessivas seguidas de verificações são sintomas associados a algumas crenças disfuncionais. As principais são:
   (a) Intolerância à dúvida, necessidade de controlar os pensamentos e superestimar a responsabilidade.
   (b) Intolerância à dúvida, superestimar o risco e superestimar a responsabilidade.
   (c) Superestimar o risco, necessidade de controlar os pensamentos e superestimar a responsabilidade.
   (d) Nenhuma das alternativas.

4. É INCORRETO afirmar que:
   (a) As estratégias cognitivas apresentadas neste capítulo são suficientes para que eu consiga parar de fazer verificações, já que as tarefas de EPR me causam muita ansiedade.
   (b) Para aprender a conviver com a dúvida, é muito importante fazer os exercícios de EPR propostos neste capítulo.
   (c) Quando estiver realizando as tarefas de EPR, minha ansiedade vai aumentar. Se eu continuar fazendo as exposições, ela diminuirá e conseguirei suportar.
   (d) A principal função das técnicas cognitivas é aumentar minha crítica sobre meus sintomas e modificar os pensamentos disfuncionais que me atrapalham, me encorajando a realizar os exercícios de EPR para a modificação de meu comportamento.

Respostas: 1 – b; 2 – b; 3 – b; 4 – a.

capítulo 8

Alinhamento, simetria, sequência, ordenamento e repetições

ADRIANO

Adriano, 31 anos, tem tido conflitos e discussões frequentes com a esposa em razão da organização da casa e dos objetos de uso do casal. A última briga aconteceu depois que a esposa trocou de lugar alguns móveis no *living*, e Adriano mostrou-se muito irritado, agressivo e incomodado com a nova disposição. A esposa relata que, logo que casaram, eles tinham apenas um guarda-roupas no quarto, que era compartilhado. No entanto, ele começou a demonstrar muito incômodo ao abrir o armário e ver o lado das roupas da esposa desorganizado. Assim, comprou outro armário, que colocou em outro quarto para que pudesse manter suas roupas e seus objetos em ordem. Além de manter suas roupas e seus sapatos milimetricamente alinhados, Adriano também os separa por tipo, cor e tamanho. Após as roupas serem passadas pela empregada, exige que elas sejam deixadas em cima da cama para que ele mesmo possa dobrá-las e guardá-las, a fim de garantir que as peças fiquem organizadas de acordo com o que acredita ser o ideal. Também verifica tudo o que a esposa organiza e impõe as próprias regras; por exemplo, revisa e alinha os talheres e copos depois que ela os põe na mesa. À noite, refaz a arrumação da cama que ela fez pela manhã, para que as cobertas fiquem perfeitamente alinhadas e os lençóis, sem vincos. Adriano trabalha na área administrativa de uma grande empresa e refere que sua preocupação com organização contribuiu para melhorar muitas das rotinas lá adotadas. No entanto, também reconhece que isso o prejudica em alguns pontos, uma vez que se sobrecarrega e tem dificuldade de delegar tarefas, pois não confia que os outros as executarão tão bem quanto ele (p. ex., documentos e tabelas com espaçamentos, tamanhos de letras e margens considerados corretos por ele). Leva muitas tarefas para casa, para realizar à noite e nos fins de semana, pois, para que fiquem bem feitas, tem dificuldade de concluí-las no horário de trabalho, o que acaba interferindo no lazer do casal, sendo também motivo para discussões frequentes.

COMO AS OBSESSÕES E COMPULSÕES POR ALINHAMENTO/SIMETRIA/ORDENAMENTO SE MANIFESTAM

Obsessões por alinhamento/simetria/ordenamento

Adriano é um exemplo de paciente que apresenta como principais sintomas obsessivo-compulsivos as obsessões e compulsões por alinhamento, simetria, sequência e ordenamento. Esse tipo de sintoma é muito comum, chegando a atingir a metade dos indivíduos com TOC. Diferentemente do que ocorre com a maioria dos sintomas obsessivo-compulsivos, nos quais, em geral, há preocupação com algum tipo de ameaça (contaminar-se, falhar, praticar um pensamento inaceitável), as obsessões de alinhamento/simetria/ordenamento não estão associadas a pensamentos negativos ou catastróficos, mas a sensações ou experiências físicas ou emocionais desagradáveis, também chamadas de fenômenos sensoriais, sentidas quando as coisas estão fora do lugar ou desalinhadas, com a pessoa preocupando-se com que estejam "certas" ou "direitas". Essas sensações é que impelem os indivíduos a executar rituais a fim de colocar as coisas em seu devido lugar. Pode haver, ainda, preocupação de que um ato seja "simétrico" ou realizado o mesmo número de vezes de cada lado (p. ex., ao escovar os dentes ou esfregar o sabonete, secar o corpo depois do banho, dar pequenas batidas de cada lado da mesa). Eventualmente, tais compulsões podem estar associadas a pensamentos supersticiosos de conteúdo catastrófico. É comum, por exemplo, a necessidade de tocar determinado número de vezes certo objeto, como um número par, ou de tocar o mesmo número de vezes de cada lado do objeto para dar sorte ou afastar desgraças.

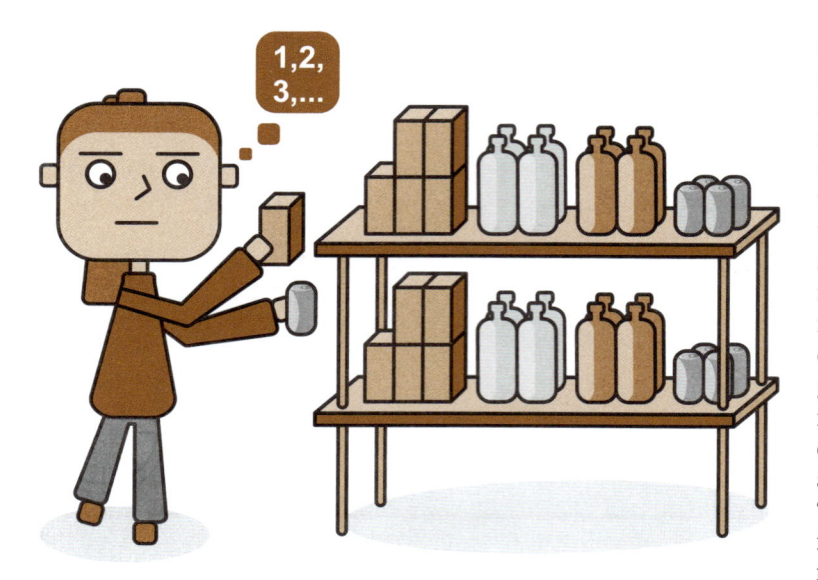

Compulsões por alinhamento/simetria/ordenamento

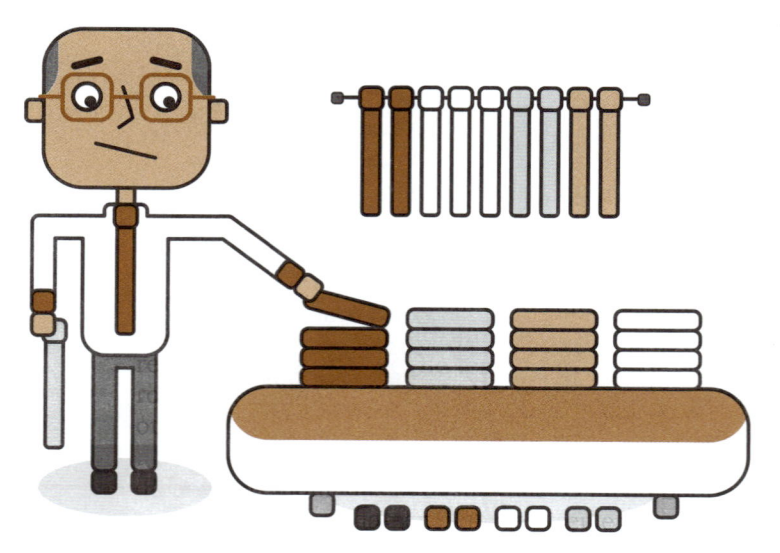

O desconforto ou a sensação desagradável sentidos quando as coisas estão fora do lugar (*not just right*) são seguidos por compulsões ou rituais, que são atos repetidos realizados com a finalidade de eliminar tais sensações, colocando as coisas em ordem, na posição ou no lugar "certo" ou "direito", executados até que seja restabelecida a sensação de que elas estão certas, exatas ou legais, e desapareça o desconforto sentido em razão do desalinhamento ou da falta de ordem. Exemplos de compulsões por alinhamento/simetria/ordenamento incluem alinhar objetos como quadros na parede; as cadeiras ao redor da mesa; esticar os lençóis e a colcha da cama de tal forma que os lados fiquem exatamente à mesma distância do chão e simétricos; guardar as roupas em pilhas organizadas por tipo, tamanho e cor; organizar as porções de alimento no prato e de tal forma que não se misturem; entre outros rituais de alinhamento.

A consequência prática desses comportamentos, além do alívio das sensações físicas e emocionais desagradáveis, é a demora na realização de tarefas, o comprometimento do desempenho e das relações interpessoais e, muitas vezes, conflitos com os familiares, como no caso de Adriano, apresentado no início deste capítulo.

Outros exemplos de compulsões de alinhamento/simetria/ordenamento

> **EXEMPLOS**
> - *Luiz Antônio* perdia muito tempo alinhando os dois laços do cadarço dos tênis para que ficassem exatamente do mesmo tamanho, a camisa dentro das calças para que não ficasse qualquer dobra, e a fivela do cinto para que ficasse exatamente no centro e perfeitamente na linha do zíper da calça e dos botões da camisa.
> - *Eliza* perdia muito tempo alinhando os produtos das prateleiras sempre que ia ao supermercado.
> - *Cristina* organizava todos os itens da despensa em ordem alfabética.

Comportamentos repetitivos e na mesma sequência

As compulsões do grupo de sintomas que estamos vendo podem se manifestar sob a forma de comportamentos repetitivos e aparentemente sem sentido ou finalidade (entrar e sair de certo lugar, sentar e levantar determinado número de vezes), contagens, necessidade de fazer certo ato de determinada maneira, geralmente em uma mesma sequência invariável (p. ex., ao entrar em casa, passar por todas as peças ou cômodos na mesma sequência ou, no banho, seguir uma sequência imutável de etapas, incluindo desde estender as roupas em uma banqueta do lado de fora do *box*, colocar os chinelos absolutamente alinhados do lado de fora do *box*, alinhar o sabonete, o xampu e o condicionador, estender a toalha de certa maneira, etc.).

Lentidão obsessiva

Uma consequência das compulsões por alinhamento/simetria é a demora em realizar certas tarefas, o que pode comprometer de maneira importante as rotinas diárias e a produtividade. Tarefas comuns, como escovar os dentes, fazer uma refeição, tomar banho ou vestir-se, podem tomar muito tempo. É a chamada lentidão obsessiva.

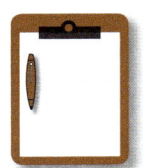

> **MARIA ALICE**
> Maria Alice, sempre que pretendia sair de casa, demorava de 4 a 5 horas para se vestir, colocando e retirando a roupa. Cada peça de roupa escolhida era colocada e retirada um número de vezes que ela não sabia precisar, pois nunca era o mesmo. Quando considerava que estava tudo bem, exigia a presença de um familiar que garantisse que a escolha estava adequada. Como não conseguia ter essa certeza, repetia interminavelmente as trocas, o que a levava a chegar sempre atrasada ao trabalho, ocasionando a perda de mais de um emprego.

> **ANDRÉ**
> André demorava mais de três horas no banho, pois só o considerava finalizado se conseguisse realizar toda a tarefa com a sensação de que a água que caía do chuveiro havia tocado em sua cabeça de maneira totalmente perpendicular (i. e., em ângulo de 180°). Caso contrário, se o jato de água havia caído inclinado, necessitava reiniciar o banho e refazer toda a lavagem anterior.

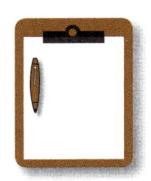

Repercussões no funcionamento familiar

Pacientes que apresentam esse grupo de sintomas costumam se envolver com muita frequência em conflitos com os familiares, que não compreendem e ridicularizam tais compulsões e, em contrapartida, são considerados pelo indivíduo com TOC como "bagunceiros", desordeiros, desorganizados. São comuns os conflitos quando alguém desloca um objeto, deixa algo fora de lugar ou em desalinho. Não satisfeitos em organizar suas coisas, os pacientes interferem nas arrumações dos demais, argumentando que não suportam ver coisas fora do lugar.

> **ROSA MARIA**
> Não satisfeita com o fato de alinhar seus objetos no armário do banheiro, a colcha e o travesseiro de sua cama, Rosa Maria repetia o mesmo ritual alinhando os objetos do quarto dos pais, as cadeiras ao redor da mesa de jantar e os sofás da sala, motivo de conflitos constantes com os demais membros da família. "Cada coisa tem que estar em seu lugar", repetia.

POR QUE INDIVÍDUOS COM TOC NECESSITAM FAZER ALINHAMENTOS

Fenômenos sensoriais e experiências *just right* e *not just right*

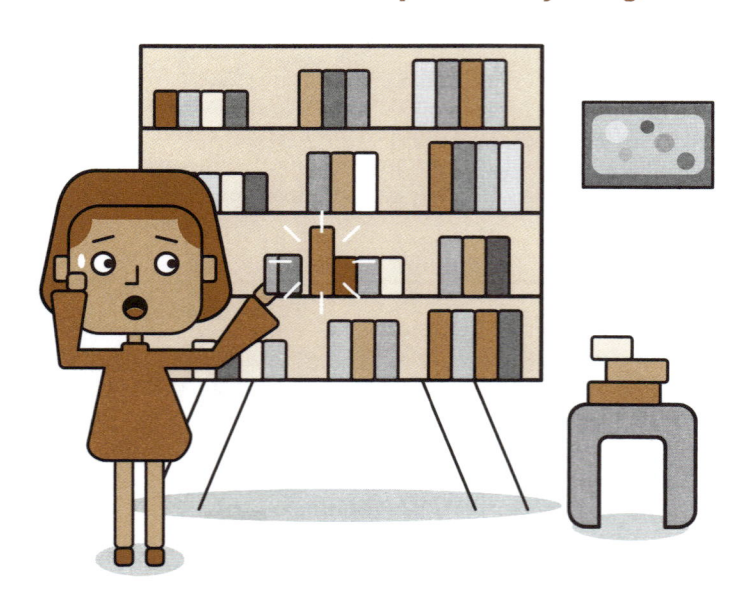

As compulsões por alinhamento, ordem, simetria ou comportamentos repetitivos, como dar batidas, raspar ou estalar os dedos e olhar para o lado, na maioria das vezes não são precedidas por uma cognição definida de conteúdo negativo ou catastrófico como ocorre com outras compulsões do TOC. Muitos indivíduos que apresentam essas compulsões referem que, precedendo seus rituais, têm uma sensação ou experiência um tanto vaga e indefinida, mas desconfortável, de que algo não está como deveria estar ou de que não toleram que objetos estejam fora do lugar ou assimétricos, mesmo que ligeiramente. Essa insatisfação com as coisas fora de lugar é, na maioria das vezes, visual. O que os motiva não é a preocupação em evitar algum dano, mas o impulso para corrigir sensações de desconforto e de imperfeição quando as coisas são percebidas como estando fora do lugar ou tortas. É um mal-estar indefinido, uma sensação física desagradável, "uma agonia" e não uma cognição definida, que desaparece com a execução dos referidos rituais. Essas sensações receberam denominações como fenômenos sensoriais e experiências *just right* ou *not just right*, e designam a sensação ou a percepção "de que as coisas não estão exatamente certas" ou "como deveriam estar" ou, ainda, de que algo está incompleto (incompletude). Tais sensações muitas vezes são decorrentes da necessidade de atingir critérios de exatidão, difíceis de serem definidos.

Essas sensações ou experiências subjetivas podem se manifestar por meio de várias modalidades sensoriais, incluindo a visual (aparência de pertences ou documentos), a auditiva (preferência por monotonia em um ambiente ruidoso) e a tátil (checagem por texturas, tocando, passando a mão). Pode-se aplicar essa mesma designação a experiências mais complexas, que não se encaixam em uma categoria sensorial específica, como a necessidade de expressar um pensamento próprio de forma inequívoca e nas melhores palavras possíveis. Após a realização desses atos (rituais), o indivíduo sente alívio da sensação desconfortável, que deve ser a razão de sua execução. Não há uma explicação racional para tais experiências, nem a definição de quanto tempo é necessário para conseguir o alívio.

Incompletude

A incompletude como manifestação do TOC foi descrita há mais de um século pelo médico e psicólogo francês Pierre Janet. Em *Les obsessions et la psychasthénie*, esse autor descreveu os sentimentos de incompletude como uma sensação interna de imperfeição relacionada à percepção de que as ações foram realizadas ou as intenções foram alcançadas de forma incompleta. Caracteriza-se pela sensação de que as coisas não estão completas ou pela sensação perturbadora e irremediável de que as ações ou experiências não estão direitas (*not just right*). Refere-se, ainda, a sentimentos de tensão e desconforto, e a um desejo de realizar determinados atos ou intenções de forma perfeita (*just right*) ou completa.

CRENÇAS DISFUNCIONAIS

Embora mais raramente, subjacentes aos sintomas de alinhamento/simetria ou repetições, podem ser identificadas crenças disfuncionais relacionadas ao perfeccionismo, bem como pensamentos supersticiosos que precedem e induzem a execução desses rituais.

Perfeccionismo

Perfeccionismo é a tendência a acreditar que existe uma solução perfeita para cada problema e que fazer alguma coisa perfeita e livre de erros não só é possível e desejável, como necessário, e que mesmo os erros pequenos têm sérias consequências. As metas estabelecidas são muitas vezes inatingíveis ou requerem esforço fora do comum, o que leva as pessoas com essas características a lutar permanentemente para atingi-las, sem obter êxito. O perfeccionismo pode, ainda, ser voltado para os outros. As mesmas exigências e cobranças que orientam o comportamento da própria pessoa são estabelecidas em relação aos demais, como membros da família, amigos, namorado(a), subordinados, etc. Eis alguns exemplos de crenças disfuncionais comuns relacionadas ao perfeccionismo:

- A falha é sempre imperdoável, mesmo se involuntária ou não intencional.
- Falhar em parte é tão ruim quanto falhar completamente.
- Devo me esforçar até que minha tarefa saia perfeita.
- Por mais que me esforce, nunca será o suficiente.
- É possível fazer escolhas e achar soluções perfeitas.
- Se minha casa não estiver totalmente limpa e arrumada, as pessoas vão achar que sou desleixada.
- Uma vez cometi um erro, por isso nunca mais poderei confiar em mim.

> **MARIA HELENA**
> Maria Helena tinha grande dificuldade em receber visitas, já que ocupava grande parte de seu tempo em deixar a casa "perfeitamente arrumada" e as coisas "no lugar". Ficava extremamente ansiosa quando alguém tirava algum objeto do lugar e comentava: "Se minha casa não estiver perfeitamente arrumada, minhas visitas vão pensar que sou desleixada. Por isso, quase não recebo visitas".

> **CAROLINA**
> Carolina é uma adolescente que procura fazer anotações muito caprichadas em seu caderno, com letras que considera perfeitas. Quando qualquer detalhe da escrita não está de acordo com o que gostaria, apaga e reescreve, repetindo esse procedimento diversas vezes. Além disso, costuma solicitar ao professor idas ao banheiro frequentes, para se olhar no espelho e verificar se o cabelo e as sobrancelhas estão perfeitamente alinhados, com nenhum fio fora de lugar.

O perfeccionismo é uma exclusividade do TOC?

O perfeccionismo não é uma característica exclusiva do TOC. Certo grau de exigência faz parte do funcionamento normal das pessoas, sendo até necessário e útil, resultando em eficiência, produtividade, sucesso profissional, reconhecimento por parte dos outros e satisfação consigo mesmo. Contudo, em excesso, pode comprometer gravemente o desempenho, além de acarretar sofrimento. Nessas condições, deve ser considerado patológico. Além disso, o perfeccionismo faz parte também de outros quadros mentais, como o transtorno de ansiedade generalizada, condição em que as pessoas estão sempre preocupadas, tensas e apreensivas, temendo que algo possa dar errado ou alguma coisa ruim possa acontecer consigo mesmas ou com seus familiares (e sentem-se responsáveis por isso), ou o transtorno da personalidade obsessivo-compulsiva, cujos pacientes são rígidos, exigentes, pontuais, detalhistas, controladores e meticulosos em suas tarefas, gostam da própria maneira de ser, que consideram a correta, e têm ansiedade quando falham (p. ex., se chegam atrasados). No TOC, além de sentir muita aflição e ansiedade com a possibilidade de ocorrer uma falha, o paciente realiza rituais como repetições, verificações, busca de garantias por parte dos demais por meio de perguntas repetidas, com o intuito de atingir seus níveis de exigência e ter certeza de que não há qualquer falha. O tempo dedicado a esses rituais compromete o desempenho, interfere na rotina diária e causa conflitos frequentes nas relações interpessoais. Perfeccionismo exagerado é uma das crenças disfuncionais que podem estar por trás de sintomas de alinhamento/simetria e ordenamento.

Pensamento mágico: superstições

Em indivíduos com compulsões de alinhamento/simetria/ordenamento, além do perfeccionismo, podem ser encontradas também crenças relacionadas com acreditar no poder do pensamento e com o pensamento mágico. Esses rituais podem ser utilizados para prevenir eventos negativos futuros ou desgraças, e o indivíduo acredita que tenha esse poder. Por exemplo, um paciente precisava guardar seus sapatos com o pé direito levemente à frente do esquerdo para que nada de ruim acontecesse. Além disso, organizava as roupas nos cabides e os copos no armário da cozinha do menor para o maior tamanho, pois, do contrário, acreditava que seus projetos e planos de vida não se desenvolveriam da maneira como gostaria. Por exemplo, deixar os objetos em certa posição na mesinha de cabeceira ou na estante do quarto, virados ou "olhando" em determinada direção, e os chinelos absolutamente alinhados e simétricos ao pé da cama também pode ter a finalidade de prevenir desgraças futuras.

Dificuldade em decidir quando parar

Algumas das sensações ou percepções descritas até o momento, como a incompletude e, em especial, os rituais repetidos, podem estar relacionadas, como comentamos, ao perfeccionismo exagerado. Podem, também, ser simplesmente consequência da dificuldade de decidir o momento de interromper um ritual, ou, ainda, à falta de um sinal de que o ritual deve ser encerrado. Por exemplo, algumas pessoas têm dificuldade para se vestir ou interromper o ritual de alinhar as roupas e o cinto, atar o cadarço dos sapatos ou do tênis, terminar o banho, a escovação dos dentes ou a lavagem das mãos (a escovação dos dentes e a lavagem têm que estar completas e perfeitas). Acredita-se que isso se deva à dificuldade de perceber quando lavaram "o suficiente", ou *just right* – a sensação subjetiva utilizada como critério para interromper um ritual em razão da falta de um sinal claro para tal fim. O critério *just right*, ou "direito", "exato", "no lugar correto", "o suficiente" ou "como deveria ser", é subjetivo, vago, indefinido e varia de pessoa para pessoa em razão de avaliações pessoais, como o significado, a importância da decisão, a sensação de incompletude ou o perfeccionismo. Por todos esses motivos, é difícil para o paciente ter certeza de quando efetivamente o critério foi atingido e encerrar o ritual. Essas sensações de incerteza, insatisfação e desconforto são relatadas com muita frequência em pessoas que apresentam obsessões e compulsões relacionadas a alinhamento/simetria, sobretudo quando apresentam tiques ou transtorno de Tourette como comorbidade.

VENCENDO AS OBSESSÕES E COMPULSÕES DE ALINHAMENTO/SIMETRIA/ORDENAMENTO E REPETIÇÕES

Como mencionado, os sintomas de alinhamento/simetria parecem mais relacionados a sensações ou experiências emocionais desagradáveis (fenômenos sensoriais, incompletude, *not just right*) do que a pensamentos negativos ou catastróficos relativos a crenças envolvendo ameaças (a não ser os pensamentos supersticiosos, mais raros). Assim, técnicas comportamentais, como a exposição e prevenção de respostas ou rituais (EPR), visando à habituação a essas experiências perturbadoras, são as preferenciais e têm boas chances de serem efetivas, especialmente se o paciente tem crítica e está motivado para modificar tais comportamentos. As técnicas cognitivas também podem ser de utilidade quando pensamentos catastróficos e crenças disfuncionais subjacentes aos sintomas (perfeccionismo, pensamentos supersticiosos) são identificados. Mas é mais raro que isso aconteça.

Motivação para iniciar os exercícios de exposição e prevenção de respostas ou rituais

Algumas pessoas com TOC com sintomas de alinhamento/simetria podem ter dificuldade para perceber o quanto esses sintomas interferem em sua vida e a prejudicam. Podem ter a sensação de que o problema está em seus familiares, que "ficam pegando no seu pé" porque não são organizados e caprichosos como elas. É necessário, para o sucesso do tratamento, que o paciente tenha alguma crítica ou, melhor ainda, uma noção bem clara do caráter excessivo e irracional desses comportamentos e esteja motivado a modificá-los, o que nem sempre ocorre. Existe diferença entre os comportamentos de organização considerados normais (e até desejáveis) e aqueles claramente patológicos (quando criam problemas para si e para os demais, tomam muito tempo e interferem nas atividades rotineiras ou profissionais). Se você tem alguma dúvida se seus sintomas são excessivos ou não, faça o Exercício 8.1 a seguir.

Exercício 8.1
Avaliação da interferência dos sintomas de alinhamento/simetria em sua vida

Pense sobre seus sintomas e avalie como estão interferindo nas diferentes áreas de sua vida. Reveja o caso de Adriano, apresentado no início deste capítulo, e veja o que ocorre com você. Observe os exemplos da planilha e utilize o espaço em branco ou faça as anotações em seu caderno.

INTERFERÊNCIA DOS SINTOMAS DE ALINHAMENTO/SIMETRIA EM MINHA VIDA OU NA VIDA DE MEUS FAMILIARES	GRAU DE INTERFERÊNCIA (DE 0 A 10)
Tenho discussões frequentes com os familiares em razão de meus alinhamentos.	6
Sinto intenso desconforto quando algo não está no lugar que considero correto.	9
Em momentos que poderia aproveitar de forma prazerosa com meus familiares, acabo me envolvendo em rituais de organização.	7
Estou sobrecarregado e com dificuldade em delegar tarefas no trabalho.	7

Exposição e prevenção de respostas ou rituais

Quando o paciente está motivado, as compulsões de alinhamento/simetria/ordenamento/repetições apresentam uma resposta semelhante às demais compulsões do TOC à terapia de exposição e prevenção de resposta ou rituais (EPR). Você já aprendeu o que é a terapia de EPR nos Capítulos 4 e 5. EPR, em relação a compulsões por alinhamento, ordenamento e simetria, significa expor-se a visualizar objetos que estejam em desordem, desalinhados, desorganizados, fora do lugar, que não estão onde "deveriam estar" ou não estão simétricos e abster-se de arrumá-los. Também é crucial reduzir a vigilância sobre o alinhamento, a ordem ou a simetria dos objetos.

Em relação a repetições, se elas são executadas em resposta a algum pensamento supersticioso, deve-se quebrar a regra estabelecida de repetir determinado número de sorte ou "bom" – por exemplo, um número par, como lavar seis vezes cada lado de seu corpo, sentar e levantar quatro vezes, entrar e sair do quarto seis vezes, passar pela porta duas vezes –, estabelecendo um número diferente ou ímpar, considerado de azar ou "ruim". Como regra, de preferência, fazendo o que faria uma pessoa que não tem TOC: não repetir. Também se deve deixar de realizar contagens, quebrar a simetria dos lados ou a sequência na realização de determinada tarefa da qual se sente prisioneiro (andar sempre do mesmo lado da calçada, repassar os cômodos da casa em certa ordem ao chegar da rua).

A seguir, são descritos alguns exemplos de prevenção de rituais para compulsões de alinhamento/simetria/ordenamento/repetições:

- Não alinhar colchas, toalhas, franjas do tapete, cadarços de sapato, roupas, cinto, etc., deixando-os, propositalmente, um pouco desalinhados ou fora do lugar habitual.
- Evitar realizar tarefas de forma simétrica, como dispor o prato, o copo, os talheres e o guardanapo sempre na mesma ordem ou posição na mesa ou perfeitamente alinhados.
- Abster-se de verificar ou controlar se as coisas estão bem arrumadas ou em seu devido lugar (roupas no armário, livros na estante, objetos no armário do banheiro ou em cima da escrivaninha).
- Não manter itens organizados em sequência, como livros do menor tamanho para o maior ou em ordem alfabética; ou roupas organizadas da cor mais clara para a cor mais escura.
- Não perder tempo alinhando demasiadamente a roupa (ou o cabelo, ou as sobrancelhas) ao se vestir.
- Limitar o tempo que dedica para arrumar a casa.
- Abster-se de tocar repetidamente um objeto, raspar, olhar para o lado, dar batidas ou estalar os dedos.

INICIANDO OS EXERCÍCIOS DE EPR

Por onde começar

Identifique, na sua lista de sintomas (Formulário 1, item E, preenchido no Cap. 5), aqueles relacionados a simetria, ordenamento, sequência, alinhamento e, nos sintomas diversos, as repetições. Identificados os sintomas desse grupo, sugerimos que você inicie a terapia de EPR pelos exercícios que provocam menor grau de desconforto (sublista 1, caso tenha preenchido). Comece os exercícios de exposição por aqueles que acredita serem os mais fáceis, nos quais poderia ter sucesso (pelo menos 80% de chance de realizá-los) e anote em seu caderno ou no espaço em branco do Exercício 8.2. Veja os exemplos do exercício. Como regra geral, execute o contrário do que é compelido a fazer: não alinhe os objetos, deixe-os desarrumados, fora do lugar "certo", etc. Você notará que, feita a exposição e se abstendo de executar o ritual, o desconforto em ver as coisas fora do lugar desaparece em seguida e em pouco tempo. Vencidos os sintomas que considerou mais leves, o enfrentamento evolui para os que provocam maior grau de aflição nas semanas seguintes.

Observe alguns exemplos de exercícios de EPR:

- Mudar o local dos objetos da escrivaninha (quebrar a regra "um local para cada coisa, e cada coisa em seu lugar").
- Deixar livros e papéis não paralelos com os lados da mesa e copos não alinhados no armário.
- Colocar as cadeiras do *living* fora do lugar.
- Deixar as roupas em desalinho ou misturadas (cores, tamanhos) no guarda-roupa.
- Procurar quebrar qualquer sequência da qual se sinta prisioneiro (andar sempre do mesmo lado da calçada, levantar-se da cama sempre com o pé direito, secar o corpo ao final do banho em determinada sequência, revisar a casa em certa ordem, etc.).

Exercício 8.2

Escolha e registro dos primeiros exercícios de EPR

Selecione as tarefas em que acredita ter ao menos 80% de chance de sucesso e anote os exercícios em seu caderno, conforme os exemplos do modelo a seguir. Programe, faça exposições e se abstenha de realizar os rituais ao longo de uma semana e, ao final desse período, avalie e anote ao lado de cada tarefa a porcentagem do quanto conseguiu realizar.

TAREFAS	% DE REALIZAÇÃO
Desalinhar a pilha de camisetas e manter assim durante toda a semana	90%
Não alinhar pratos e talheres (em todas as refeições)	70%
1.	
2.	
3.	
4.	
5.	
6.	

Escolha novas tarefas a cada semana (ou repita aquelas em que não obteve sucesso) até que seus sintomas de alinhamento/simetria tenham sido eliminados por completo.

Estabelecendo tempos para a realização das tarefas

Pessoas com compulsões por alinhamento/simetria/ordenamento/repetições perdem muito tempo com a realização dessas tarefas, o que pode provocar lentidão, atrasos e demora na execução das atividades rotineiras, como vestir-se ou tomar banho. Uma boa maneira de determinar um tempo razoável para as tarefas de rotina é usar outras pessoas como modelo, observando a forma e o tempo que essas pessoas levam para executá-las. Veja alguns exemplos:

- Estabelecer um tempo máximo para tomar banho, escovar os dentes, vestir-se e, gradualmente, se aproximar da meta de tempo estabelecida.
- Estabelecer data ou horário definitivos para o término ou a entrega de um trabalho e cumpri-los em quaisquer condições, mesmo temendo que contenha erro.
- Solicitar ajuda de um familiar na cronometragem dos tempos (ver mais detalhes de como lidar com a lentidão obsessiva no Cap. 7, Exercício 7.5, p. 98).

TÉCNICAS COGNITIVAS

Embora menos utilizadas no tratamento de compulsões por alinhamento/simetria/ordenamento/repetições, as técnicas cognitivas podem ser acrescidas aos exercícios de EPR quando, subjacentes aos sintomas, são identificadas crenças de perfeccionismo, superstições, pensamentos de conteúdo catastrófico ou negativos. Essas técnicas podem contribuir para uma melhor compreensão das motivações que levam o indivíduo a fazer rituais, uma vez que a identificação e a correção de tais motivações aumentam a adesão aos exercícios de EPR.

Para que você possa se beneficiar das técnicas cognitivas apresentadas a seguir, o primeiro passo é a identificação dos pensamentos automáticos negativos ou catastróficos e das crenças disfuncionais que podem estar por trás de seus sintomas. Para isso, você pode começar fazendo um registro de pensamentos disfuncionais (RPD), como já foi descrito no Capítulo 3, orientando-se pelo Formulário 3 dos Anexos ou pela planilha do Exercício 8.3. Veja o modelo a seguir.

Exercício 8.3
Registro de pensamentos disfuncionais (RPD)

Faça o registro de ao menos três situações em que você realizou seus rituais de alinhamento, ordenação, simetria e sequência em resposta a perfeccionismo ou pensamentos supersticiosos.

SITUAÇÃO ATIVADORA (LOCAL, OBJETO, PESSOA)	PENSAMENTOS AUTOMÁTICOS (O QUE PASSOU POR MINHA CABEÇA?)	EMOÇÃO (O QUE SENTI?)	COMPORTAMENTO (O QUE FIZ?)
Ao guardar roupas no armário	Elas precisam ficar organizadas de maneira perfeita, se não algo de muito ruim pode acontecer.	Desconforto	Demorei mais de uma hora para dobrar e guardar algumas poucas peças.
1.			
2.			
3.			

Questionamento socrático do perfeccionismo e de pensamentos de conteúdo supersticioso

Uma vez identificadas crenças relacionadas à possibilidade de atingir um estado de perfeição ou às consequências negativas de cometer uma falha ou de algo não ser perfeito ou exato (perfeccionismo) ou, ainda, de pensamentos de conteúdo supersticioso, é interessante questioná-los quanto à possibilidade de serem ou não verdadeiros.

Exercício 8.4
Com base nos pensamentos identificados no RPD (Exercício 8.3), faça os seguintes questionamentos

- É sempre possível fazer tudo com exatidão ou sem falhas?
- O que é melhor: ficar paralisado até ter a sensação de exatidão e de ter feito a coisa perfeita (escovar os dentes, tomar um banho) ou ter mais tempo para aproveitar a vida?
- Quais as consequências de cometer um erro ou de deixar algo fora do lugar além do desconforto? As consequências são sempre desastrosas? Vale a pena toda essa preocupação e o tempo gasto em alinhar as coisas?
- "Uma falha sempre representa um fracasso." Você concorda com essa afirmação?
- Falhar em parte é o mesmo que falhar totalmente? Você é capaz de justificar, com argumentos convincentes, essa afirmativa?
- Cometer uma falha é sempre imperdoável? O que as pessoas (que não têm TOC) acham?
- Ou ainda: "Tenho alguma evidência de que, se deixei algo fora do lugar, algo de muito grave poderá acontecer? Ou é apenas um pensamento catastrófico meu?"

Análise das vantagens e desvantagens

Um exercício interessante é avaliar as vantagens e desvantagens de realizar determinados rituais. Você pode usar esse exercício para avaliar situações relacionadas ao perfeccionismo ou à necessidade de ter certeza, como a tendência a querer guardar tudo na memória, a não esquecer qualquer detalhe (páginas de livro, notícias de jornal ou aulas), anotar, repetir ou perguntar repetidamente e, sobretudo, alinhar e ordenar. Observe o seguinte exemplo e faça um exercício semelhante para os rituais de alinhamento/simetria que identificou (Exercício 8.5).

VANTAGENS	DESVANTAGENS
Sinto-me melhor. Provei que não sou preguiçosa. A família espera isso de mim. Vão gostar mais de mim. Vão me respeitar mais. Significa que sou competente. Posso receber visitas. Estarei ocupando meu tempo.	Não tenho tempo para nada. Todo o tempo livre é gasto em limpar ou arrumar. Não tenho tempo para me divertir ou para ficar com minha família. Deixo de fazer outras coisas importantes, como telefonar para os amigos, visitar pessoas, fazer ginástica ou ir ao salão de beleza. À noite, sinto-me exausta. Minha família reclama que gasto tempo demais em arrumações. Os membros de minha família não podem ficar à vontade em casa. Com frequência tenho conflitos com meus familiares quando desarrumam as coisas.

Figura 8.1 Vantagens e desvantagens de manter a casa sempre arrumada.

Exercício 8.5
Análise das vantagens e desvantagens de manter os objetos alinhados e simétricos

Escolha um ritual de alinhamento, simetria, sequência, ordenamento ou repetição, e liste as vantagens e desvantagens de realizá-lo. Após fazer o registro, analise se vale a pena ou não gastar tanto tempo e ter tanto sofrimento realizando esse ritual.

RITUAL:	
VANTAGENS	DESVANTAGENS

Exercício 8.6
Experimentos comportamentais

Se, subjacentes a seus rituais de alinhamento/simetria, estão presentes pensamentos supersticiosos, um bom exercício é realizar experimentos comportamentais por meio dos quais será testada a veracidade de um pensamento catastrófico supersticioso e de uma crença da mesma natureza. É a forma mais efetiva para vencer os rituais realizados em razão desses pensamentos e crenças. Por exemplo, deixe de alinhar os chinelos ao pé da cama, as roupas na cadeira ao deitar, os quadros na parede ou de fazer as coisas um número específico de vezes e de forma simétrica para ver se desastres acontecem.

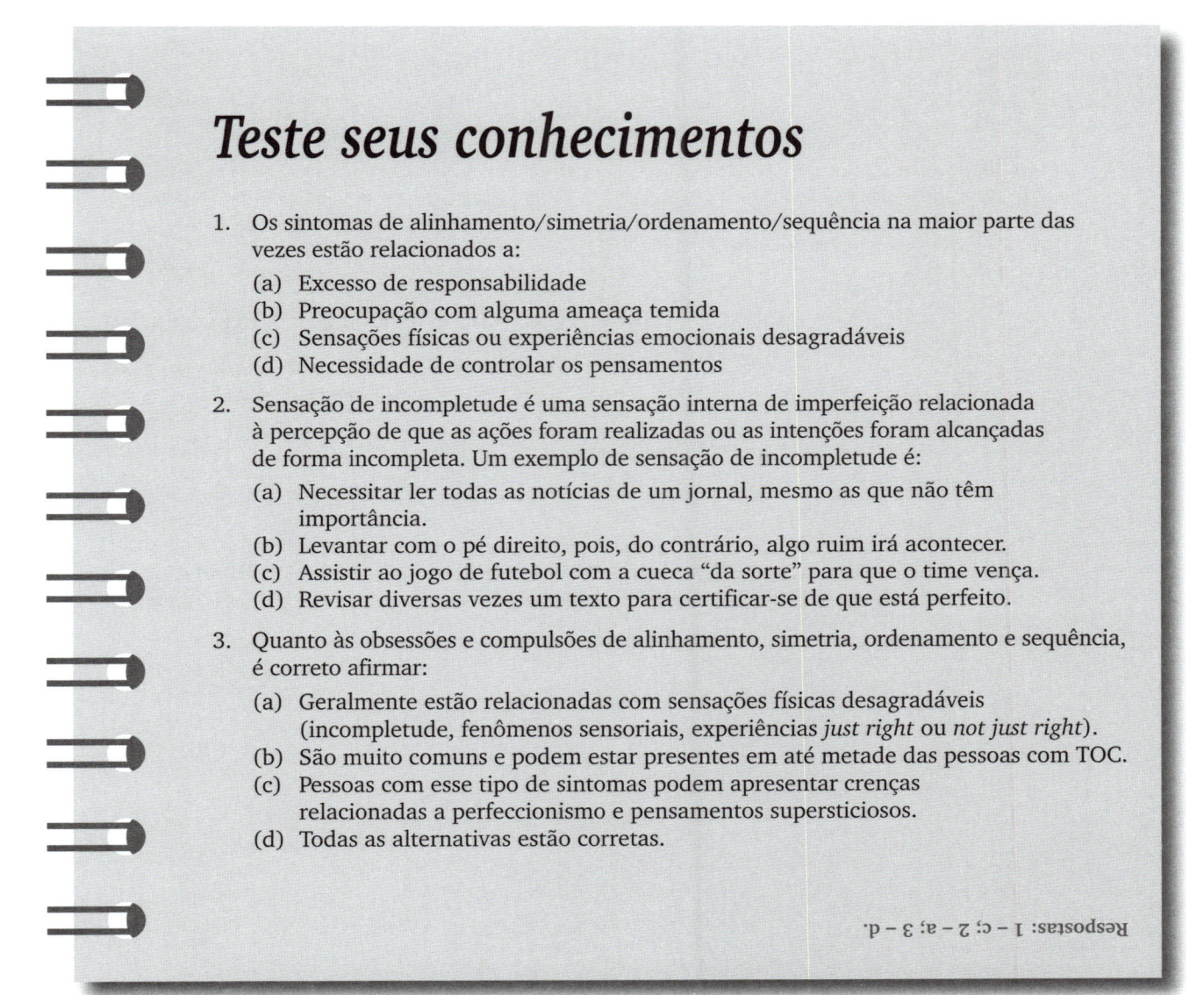

Teste seus conhecimentos

1. Os sintomas de alinhamento/simetria/ordenamento/sequência na maior parte das vezes estão relacionados a:
   (a) Excesso de responsabilidade
   (b) Preocupação com alguma ameaça temida
   (c) Sensações físicas ou experiências emocionais desagradáveis
   (d) Necessidade de controlar os pensamentos

2. Sensação de incompletude é uma sensação interna de imperfeição relacionada à percepção de que as ações foram realizadas ou as intenções foram alcançadas de forma incompleta. Um exemplo de sensação de incompletude é:
   (a) Necessitar ler todas as notícias de um jornal, mesmo as que não têm importância.
   (b) Levantar com o pé direito, pois, do contrário, algo ruim irá acontecer.
   (c) Assistir ao jogo de futebol com a cueca "da sorte" para que o time vença.
   (d) Revisar diversas vezes um texto para certificar-se de que está perfeito.

3. Quanto às obsessões e compulsões de alinhamento, simetria, ordenamento e sequência, é correto afirmar:
   (a) Geralmente estão relacionadas com sensações físicas desagradáveis (incompletude, fenômenos sensoriais, experiências *just right* ou *not just right*).
   (b) São muito comuns e podem estar presentes em até metade das pessoas com TOC.
   (c) Pessoas com esse tipo de sintomas podem apresentar crenças relacionadas a perfeccionismo e pensamentos supersticiosos.
   (d) Todas as alternativas estão corretas.

Respostas: 1 – c; 2 – a; 3 – d.

capítulo 9

Pensamentos repugnantes de conteúdo agressivo, blasfemos, escrupulosos e supersticiosos, e dúvidas sobre orientação sexual

EDUARDO

Eduardo é um fisioterapeuta de 61 anos, casado há 30 anos, sem filhos. Apresenta sintomas de TOC desde a infância. Lembra que os primeiros surgiram aos 11 anos, após o nascimento do irmão. Durante três meses, xingava todas as noites Deus e Jesus Cristo, depois rezava e pedia perdão. Xingava Deus, pensando: "Deus é puto, Deus é puto, Deus é puto". Logo em seguida, substituía pelo pensamento: "Deus é puro, Deus é puro, Deus é puro". Os demais sintomas surgiram na puberdade. Tinha dúvidas quanto à sua orientação sexual e muito medo de ser ou parecer homossexual para os outros. Essa obsessão foi tão forte e lhe causou tanto medo, culpa e vergonha que, aos 19 anos, fugiu de casa, pois era perturbado pela ideia das pessoas comentando na cidade sobre a possibilidade de ele ser homossexual, apesar de nunca ter tido qualquer experiência, fantasia ou desejo nesse sentido. Pelo contrário, paquerava meninas, sentia desejo por elas, e suas relações foram sempre heterossexuais. Já na vida adulta, depois de assistir a um filme com cenas de pedofilia e ficar horrorizado, começou a ter sonhos de conteúdo sexual com crianças. Tais sonhos o perturbavam, pois o repugnavam e causavam, segundo ele, uma angústia insuportável, uma vez que acreditava que pudessem representar desejos reprimidos e que poderia tornar-se um pedófilo a qualquer momento. Para afastá-los, Eduardo rezava e, para evitar ter tais pensamentos, não chegava perto dos sobrinhos ou de qualquer outra criança. Tais obsessões continuam até hoje. Quando precisa fazer a avaliação clínica de uma criança, fica muito tenso, perturba-se ao ter que tocá-la e cuida até a forma de olhar, com medo de que as pessoas percebam que não consegue ser natural e façam mau juízo dele. Essas obsessões são tão graves e significativas que o influenciaram na decisão de não ter filhos, pois tem medo de perder o controle e molestar o bebê. Além dos pensamentos já referidos, Eduardo também é perturbado atualmente por pensamentos de conteúdo agressivo. Quando está na cozinha com sua esposa, vem à sua mente a imagem de cortar sua garganta com uma faca. Reza para afastar tal pensamento e evita tocar em facas na presença dela. Inclusive guardou as facas consideradas mais perigosas e evita manuseá-las para não ser surpreendido por esses pensamentos bizarros e perturbadores. Eduardo se queixa por não conseguir aproveitar os momentos em que estão juntos, pois, muitas vezes, não consegue sequer tocá-la, mantendo-se aéreo e distante. Até quando brinca com seus cachorros vem a imagem de pisar neles bem forte com o pé.

Eduardo tem sido perturbado desde a infância por um tipo de sintoma do TOC pouco conhecido das pessoas leigas: pensamentos que invadem a mente contra a vontade, de conteúdo violento, blasfemo ou sexual indesejável, moralmente inaceitáveis, dúvidas em ser ou não ser homossexual, entre outros. Pensamentos com essas características são também conhecidos como pensamentos repugnantes. Em indivíduos com TOC, são muito perturbadores, pelo receio de que, a qualquer momento, possam vir a praticá-los, razão pela qual são levados a lutar contra eles, tentar afastá-los e adotar todas as medidas possíveis para que não se transformem em atos e para proteger as possíveis "vítimas". Podem custar, muitas vezes, o que eles têm de mais precioso: não poder mais brincar com seus filhos ou até não se permitir ter filhos, como no caso de Eduardo, não poder chegar perto e nem tocar em seus entes queridos. Para alguns, o sofrimento é tão intenso que chegam a pensar em suicídio.

Neste capítulo, são descritos os pensamentos repugnantes de conteúdo indesejável, inaceitável e perturbador e suas principais consequências – os rituais, as evitações, as neutralizações e a hipervigilância. São descritas também as hipóteses cognitivas que procuram explicar a origem e a manutenção desses pensamentos, com destaque para as avaliações, interpretações e crenças erradas que os acompanham, os fatores comportamentais que os reforçam e contribuem para sua manutenção, bem como o que é preciso fazer para cessar a perturbação desses pensamentos.

CONTEÚDO DOS PENSAMENTOS REPUGNANTES QUE ATORMENTAM PESSOAS COM TOC

Obsessões de conteúdo agressivo ou violento

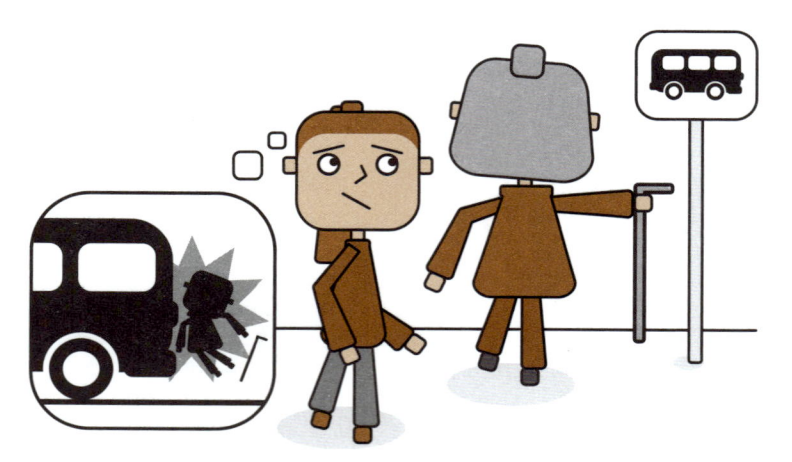

Aproximadamente 30% dos indivíduos com TOC relatam que são perturbados por pensamentos indesejados de conteúdo agressivo ou violento, acompanhados de grande aflição e de medo de que algum dia possam praticá-los. Imaginam, ainda, que a presença de tais pensamentos pode ser o indício da existência de um lado obscuro, inconsciente, perverso ou até homicida de sua personalidade, lado esse que um dia poderia sair do controle e se manifestar. Essa hipótese foi explorada pela literatura e pelo cinema, o que acabou dando a ela certa credibilidade, sem que tivesse um fundamento mais consistente. Tal crença, mesmo que errada, leva os indivíduos com TOC a adotar medidas para impedir que as previsões catastróficas possam se concretizar, como não se aproximar das pessoas-objeto de tais pensamentos (p. ex., esposo(a), namorado(a), pais, filhos), esconder facas ou objetos pontiagudos, evitar dirigir, etc.

As obsessões de conteúdo agressivo podem ser cenas violentas que passam pela cabeça, como, por exemplo, de uma pessoa sendo atropelada e estraçalhada por um ônibus, com pedaços de membros saltando a distância, de jogar o carro propositadamente em um precipício, contra a multidão ou dirigir na contramão, de jogar o bebê do 10º andar do prédio ou afogá-lo no banho, de agredir o pai no rosto com um caco de vidro ou uma faca, de atirar o neto da sacada, de segurar o filho pelos pés e bater sua cabeça com violência contra a parede, etc. Esses são alguns exemplos de pensamentos agressivos e violentos indesejados e repugnantes, relatados por pessoas com TOC.

Obsessões de conteúdo sexual indesejável

Um segundo grupo de pensamentos intrusivos perturbadores também muito comuns são pensamentos, cenas ou impulsos indesejados e inaceitáveis relacionados a sexo que, involuntariamente, vêm à mente, como olhar os genitais de terceiros, abaixar as calças do neto, levantar as saias ou arrancar a roupa de uma mulher desconhecida na rua, introduzir objetos no ânus ou na vagina, molestar sexualmente crianças, ter relações incestuosas com irmão, irmã, pais ou tios, violentar sexualmente uma pessoa conhecida ou desconhecida, tocar nos genitais do bebê ao trocar as fraldas, praticar sexo violento ou perverso com animais, e muitas outras, de uma lista quase interminável. Pacientes que apresentam o pensamento de abusar de crianças começam a afastar-se delas e sentem-se muito ansiosos, com muito medo ao passar próximo a elas, temendo não se controlar e praticar o que passa por sua cabeça.

Como comentamos, pessoas com TOC, em geral, são muito sensíveis em relação a questões que envolvem moral, e moral sexual em particular, a usar de violência para com terceiros ou praticar atos que consideram antinaturais, o que faz com que sintam muita vergonha e culpa quando são perturbadas por tais pensamentos. É importante salientar que seriam as últimas pessoas a "cometê-los", pois, ao contrário dos indivíduos que têm transtornos psiquiátricos como pedofilia, sadismo ou masoquismo, que sentem prazer em praticar tais atos e procuram ocasiões em que possam praticá-los sem preocupação com as possíveis vítimas, no TOC não há qualquer desejo, plano ou intenção de praticar ou prazer associado a tais pensamentos intrusivos e a preocupação é proteger "possíveis" vítimas.

Dúvidas obsessivas em relação à orientação sexual

Dúvidas de serem ou não homossexuais ou de poderem um dia vir a ser, ou medo de que outras pessoas possam pensar que sejam são bastante comuns e perturbadoras, ocorrendo em aproximadamente 10% dos indivíduos com TOC. Tais dúvidas são interpretadas como indicativos da possibilidade de serem homossexuais, mesmo com todas as evidências em contrário. A pessoa pode ainda ser atormentada por dúvidas em relação ao significado de alguma experiência passada e também sobre a possibilidade de, no futuro, tornar-se homossexual. Tais dúvidas podem ser ativadas por situações banais, como pelo simples fato de, na rua, achar bonita ou *sexy* uma pessoa do mesmo sexo ou, ao assistir a um filme, excitar-se com uma cena de conteúdo homossexual.

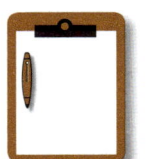

> **RICARDO**
>
> Ricardo, 29 anos, declara: "Quando tinha 5 anos eu e meus vizinhos, que tinham a mesma idade, ficávamos nos passando uns com os outros. Eu pegava no pênis deles, um passava o pênis no outro. Até hoje me sinto muito culpado por essas brincadeiras e por não ter contado nada na época para meus pais. Toda hora sou assombrado pela dúvida se teria havido ou não penetração e se sou ou não homossexual, já que tive tais experiências". Mesmo sabendo que, naquela idade, era impossível ter a ereção necessária para uma penetração e que tais jogos sexuais fazem parte do desenvolvimento normal em função da descoberta do corpo, Ricardo não fica satisfeito com os argumentos lógicos e com essas informações. Faz confissões, questionamentos diários e repetitivos para sua mãe e para a esposa. Mesmo com as garantias fornecidas por elas, suas dúvidas não desaparecem.

> **JOÃO**
>
> João, aos 10 anos, dormiu no mesmo quarto de um amigo da família que era homossexual. Fala que, depois daquela noite, passou a ser atormentado pela dúvida se teria ou não colocado o pênis do rapaz na boca, mesmo não se lembrando de nada. Ele comenta: "Assim começou a tortura de minha mente, e o tormento da dúvida se sou ou não homossexual nunca mais me abandonou". Desde então, reza para afastar os pensamentos. Algumas noites, ficava parado na porta do quarto dos pais só repetindo "Boa noite" até dar um estalo e ficar bem. Atualmente, com 37 anos, relata que evita várias situações que despertam tais dúvidas, como academia, parques com pessoas caminhando ou praticando esporte e parar em bancas de revista, para não se deparar com imagens de atores de cinema ou de novela, ou modelos nas capas de revistas, imagens essas que ativam suas dúvidas. Passou por vários episódios depressivos graves e, em uma ocasião, chegou a pensar seriamente em suicídio, pois não suportava mais conviver com a tortura que representava a possibilidade de um dia tornar-se homossexual, o que, para ele, seria insuportável.

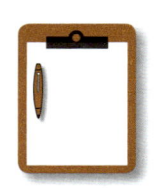

Checagens

Uma das consequências imediatas dessas obsessões é o indivíduo tentar eliminar completamente as dúvidas, buscar ter certeza de que a hipótese de uma homossexualidade latente não é verdadeira, de que nunca foi nem nunca será *gay* e de que seus temores nunca irão se concretizar, certeza que, sobretudo em relação ao futuro, em geral é impossível. Com a finalidade de obter essa certeza, os pacientes são compelidos a realizar "testes" muitas vezes exaustivos (verificações), como masturbar-se compulsivamente olhando para a imagem de uma pessoa do mesmo sexo em pose *sexy* ou imaginando cenas de conteúdo homossexual, ou tocar partes sensíveis do próprio corpo, como o ânus ou os seios, a fim de observar se tais toques provocam alguma sensação prazerosa. São levados, ainda, a interpretar tais sensações prazerosas como confirmativas da hipótese da homossexualidade. A consequência é que os testes ou checagens, na maioria das vezes, não são convincentes. As sensações eróticas autoprovocadas são interpretadas de forma errada, o resultado é ambíguo, a certeza não é obtida ou é de curta duração, e as dúvidas, bem como a necessidade de novos "testes" (verificações), perpetuam-se. Um paciente masturbava-se compulsivamente olhando para figuras masculinas a ponto de machucar-se, para ter certeza de que não se excitaria em tais circunstâncias – o que para ele seria a prova de que não era homossexual, sem nunca conseguir chegar a uma conclusão definitiva.

Obsessões de conteúdo blasfemo

Dizer blasfêmias é hábito cultural de alguns povos. Particularmente, era muito comum entre os antigos imigrantes italianos, que são conhecidos por descarregar suas emoções, como raiva ou frustração, quando algo sai errado, e até alegria, pronunciando palavras ofensivas a Deus, à Virgem Maria ou aos santos. Mas não é disso que estamos falando. No TOC, são comuns pensamentos blasfemos como imaginar-se praticando sexo com Jesus Cristo na cruz, com a Virgem Maria ou com algum(a) santo(a), ou a ideia de fazer um gesto obsceno para Deus, etc. Um paciente acreditava-se condenado ao fogo do inferno porque sua mente era frequentemente invadida pelo pensamento de fazer sexo com a pomba do Espírito Santo ou pelo impulso de dizer a palavra "diabo". Pensamentos semelhantes podem ocorrer em relação a outros símbolos religiosos, como imagens de santos, o crucifixo e o terço. Podem, ainda, se manifestar sob a forma de impulso de dizer obscenidades durante o sermão do domingo ou na hora da consagração da hóstia, ou pensamentos relacionados ao demônio (de fazer um pacto em troca de alguma vantagem) ou a entidades de outras religiões. Esses pensamentos são seguidos de rituais como lavar-se, tomar banho ou confessar-se. Comportamentos evitativos como deixar de ir à igreja por medo de dizer blasfêmias, evitar passar perto de despachos na esquina e até de olhar para eles ou evitar pronunciar palavras como "demônio" para não ofender a Deus também são comuns.

> **MARCELO**
> Marcelo, 22 anos, depois de assistir a um vídeo na internet, achou que pudesse ter feito um pacto com o demônio. O rapaz ficava atormentado, e sua mente era invadida pelo seguinte pensamento: "O demônio vai me punir, me deixando cego, surdo e mudo, me matando, e vou direto para o inferno. Penso que vou pedir para Lúcifer me condenar por toda a eternidade, que os demônios da Goétia vão me enriquecer e que Lilith vai me transformar em um vampiro". Começou a evitar falar palavras como "diabo", "Lúcifer", "Lilith", "inferno". Quando vinham tais pensamentos, palavras ou frases à sua cabeça, orava, pedindo desculpas para Deus. Os sintomas foram se agravando, e evitava falar qualquer palavra que tivesse uma conotação negativa (não, subdesenvolvido, feio, agressor, burro, defeituoso, etc.) para não atrair o azar. Para escrever, tinha que separar as letras, tipo i-nf-el-iz. Em função do sofrimento, em menos de um ano estava incapacitado, acabou abandonando a faculdade de Direto e entrou em um estado de depressão grave, verbalizando: "É insuportável continuar vivendo assim. Só não resolvo isso logo, porque tenho muito medo do inferno!".

Escrupulosidade

A escrupulosidade tem sido incluída entre os sintomas do TOC. Refere-se à preocupação excessiva envolvendo temas religiosos, particularmente dúvidas e medos excessivos de estar transgredindo algum preceito religioso, regra, código ou mandamento. A escrupulosidade está presente em pessoas que tendem a ver pecado onde não existe e são atormentadas por esses pensamentos. Uma consequência é a pessoa ficar por longo tempo argumentando para si mesma (ruminação obsessiva) se determinado pensamento, ato, palavra dita foi um erro ou uma falha moral, ou um pecado, e ter a necessidade de se confessar, eventualmente várias vezes no mesmo dia, para pedir perdão por pecados ou transgressões que já foram perdoados. Acredita-se que importantes figuras religiosas, como John Bunyan, Martinho Lutero, Santo Inácio de Loyola – o fundador da Companhia de Jesus (jesuítas) –, fossem atormentadas por pensamentos, imagens ou impulsos inaceitáveis que, na atualidade, seriam interpretados como sintomas do TOC. Além de orações, era comum o uso do açoite, do flagelo, dos cilícios e de outras formas de mortificação, como jejuns, peregrinações e penitências. Tais práticas constituíam verdadeiros rituais destinados a obter o perdão dos pecados e a afastar as tentações do demônio, entre as quais, certamente, se incluiriam os pensamentos indesejados comuns no TOC.

Outros sintomas do TOC associados à escrupulosidade:

- Não poder masturbar-se durante a Semana Santa.
- Evitar meticulosamente engolir saliva, para seguir de forma rigorosa os preceitos da celebração judaica do *Yom Kippur*.
- Não tomar qualquer gota de água antes da Eucaristia.
- Confessar repetidamente para o(a) namorado(a) atual que encontrou um(a) ex-namorado(a) e conversou com ele(ela) na rua.
- Condenar fantasias sexuais mesmo em relação à própria esposa(o) ou namorada(o) e preocupar-se excessivamente em não transgredir o mandamento: "Não cobiçarás a mulher do próximo".
- Repetir o Pai-Nosso, a Ave-Maria ou outras orações pronunciando de forma absolutamente correta todas as palavras, destacando e soletrando as sílabas e sem qualquer distração, repetindo até conseguir recitar de forma perfeita.

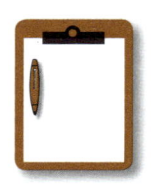

MAURÍCIO

Maurício, 20 anos, conheceu uma menina no curso de publicidade. Apaixonou-se por ela em poucos dias. Gabriela tinha namorado e não manifestava qualquer interesse por ele além de amizade. O tempo foi passando, e o sentimento de Maurício aumentou junto com a necessidade absurda de fidelidade a esse amor. Não se permitia chegar perto, olhar, desejar qualquer outra mulher, achava o comportamento de paquerar outras meninas moralmente errado, sentia-se culpado, traindo seu amor. A ideia fixa em Gabriela e na fidelidade de seu amor durou alguns anos. Ele entrou em depressão, ficou sem energia e motivação, e acabou abandonando o curso.

CRISTINA

Cristina, 32 anos, passou por uma situação muito constrangedora por causa do TOC e da necessidade de confissão. Estava namorando Marcos há sete meses, e a relação do casal era boa. Mas Cristina começou a ter sua mente invadida por pensamentos de conteúdo sexual com o pai de Marcos no exato momento em que estavam tendo relações sexuais. Cristina não sentia um desejo real pelo sogro, e o TOC a levou a confessar para Marcos o que passava por sua cabeça. O maior problema é que ela tinha que confessar no exato momento em que sua mente estava sendo invadida pelo pensamento repugnante, cortando o clima entre o casal. Marcos não aguentou e terminou o namoro.

Pensamentos obsessivos supersticiosos e rituais de conteúdo mágico

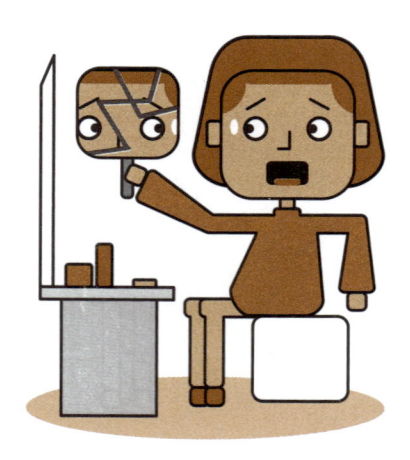

A maioria das pessoas tem uma ou outra superstição. Algumas superstições são acompanhadas de rituais, como bater três vezes na madeira, prender uma ferradura atrás da porta, fazer o sinal da cruz ao passar diante da igreja ou ao entrar no campo para jogar uma partida de futebol, não contar os sonhos ruins em jejum porque podem acontecer, não olhar para um espelho quebrado, ou não passar debaixo de uma escada. Muitos acreditam que comer lentilhas ou carne de porco, pular sete ondas do mar ou usar roupa branca por ocasião da passagem de ano atrai sorte; a sexta-feira 13 é considerada por muitos dia de azar e, em alguns países, é evitado designar esse número para andares de edifícios; cruzar com um gato preto é sinal de mau presságio; não se deve levantar com o pé esquerdo ou vestir primeiro a perna esquerda da calça; amuletos, relíquias e figas podem proteger ou dar sorte; jamais se deve pisar em despacho; deixar a toalha ou a roupa do avesso, os chinelos ou os sapatos virados ou entrar em uma funerária pode atrair desgraças ou antecipar a morte de um familiar próximo, entre outros inúmeros exemplos.

Embora acreditem em parte nessas superstições, as pessoas, em geral, não se deixam levar pelos medos associados a elas e conseguem contrariá-las. No TOC, entretanto, é muito comum que esses medos e crenças supersticiosas sejam muito fortes, a ponto de comprometer as rotinas diárias dos indivíduos afetados, como iniciar ou terminar uma tarefa, andar em certas ruas da cidade, ir a velórios ou visitar cemitérios. É comum, ainda, a realização de ritual antes de iniciar uma atividade para dar sorte ou evitar que algo de ruim aconteça mesmo que seja no futuro: dar uma batida na mesa, entrar e sair de um programa do computador, apagar e acender as luzes ou recitar uma frase ou oração determinado número de vezes, etc. O que caracteriza esses atos como compulsões é o fato de estarem relacionados a grande medo e aflição caso não sejam executados, e a execução de acordo com a regra produzir alívio, o que torna o indivíduo refém de tais medos.

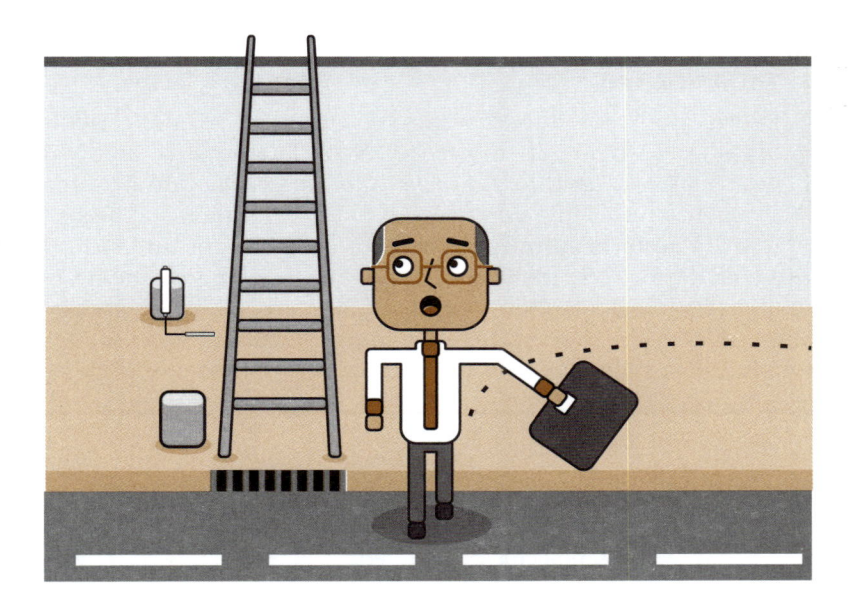

ROBERTO CARLOS

O rei Roberto Carlos, em uma entrevista bem-humorada sobre seus sintomas do TOC no Programa do Jô (https://www.youtube.com/watch?v=N2Yv2DxrSQc), falou sobre uma situação que viveu na Igreja do Bom Pastor, em Los Angeles. Ele contou que o senhor que cuidava da igreja fechou a porta pela qual ele havia entrado enquanto rezava, e ele falou: "Bixo, eu entrei por ali e tenho que sair por ali, sou supersticioso". Na ocasião, Roberto Carlos não sabia que essa superstição era um sintoma de TOC. Mas como não estava no Brasil e, provavelmente, o ajudante da igreja não o conhecia, este acabou não cedendo e falou que a solicitação não fazia sentido, já que a outra porta estava aberta, e que, por isso, não iria abrir. Roberto Carlos começou a se exaltar, até que o ajudante ameaçou chamar a polícia, e o rei, com muito sofrimento, precisou ceder e sair pela porta diferente da que entrou.

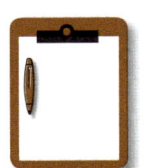

CLÁUDIA

Cláudia, 44 anos, não saia de casa nos dias 3, 13, 23, 30 e 31 e não visitava ninguém cujo apartamento ou casa contivesse algum desses números. Também evitava deixar o volume da TV, do aparelho de som ou do rádio do carro em certos números que poderiam dar azar ou provocar algum acidente.

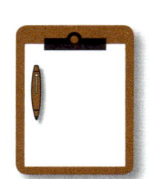

> **LAURA**
>
> Laura, até buscar atendimento, viveu quase 20 anos acreditando que tinha sido responsável pela morte do Airton Senna, pois, no dia do acidente, estava assistindo à corrida vestindo uma blusa preta e, em determinado momento antes que acontecesse o desastre, passou por sua cabeça que ele poderia sofrer um acidente. Como todos no Brasil na época, sofreu muito com a morte do ídolo, o que foi agravado enormemente por se sentir responsável pela tragédia. Quando buscou ajuda e contou sobre essa experiência, chorou muito, porque ainda acreditava que a morte ocorrera devido à roupa preta que usava na ocasião, ignorando todo risco real do esporte e os dados de realidade.

Crenças erradas subjacentes aos pensamentos supersticiosos

No TOC, também são comuns pensamentos de conteúdo catastrófico, chamados de pensamentos "ruins", por seu conteúdo premonitório ou de mau presságio. Assim, um pensamento intrusivo sobre acidente é interpretado como possibilidade de o mesmo acontecer com alguém da família que está viajando. "O fato de eu pensar indica que o acidente pode acontecer, e devo tomar todas as medidas necessárias para impedi-lo". Ou pior: "Esse meu pensamento pode provocar o acidente ou aumentar as chances de ele acontecer". É a crença no poder do pensamento.

Por trás dos pensamentos supersticiosos, existem dois tipos de crenças erradas: acreditar no poder do pensamento, de que pensar faz acontecer ou aumenta a chance de acontecer, e o chamado pensamento mágico, crença segundo a qual se pode transmitir uma qualidade (em geral ruim) pelo contato ou pela semelhança, que se pode agir a distância ou no futuro, em desacordo com as leis da física. O interessante é que, no TOC, esse tipo de crença é usado geralmente para explicar acidentes, doenças, morte, mas não para atrair ou provocar acontecimentos positivos, como, por exemplo, ganhar na loteria, passar em um concurso.

POR QUE INDIVÍDUOS COM TOC SÃO PERTURBADOS POR PENSAMENTOS REPUGNANTES

A origem dos pensamentos de conteúdo repugnante: a teoria cognitiva das obsessões

Uma pesquisa realizada por Stanley Rachman e Padmal de Silva, ao final dos anos de 1970, entrevistou um grande número de estudantes universitários, profissionais liberais e outras pessoas comuns que não eram portadores de TOC sobre que tipo de pensamentos absurdos passavam por sua cabeça. Verificaram que aproximadamente 90% relatavam que, em algum momento, tinham pensamentos absurdos como ferir ou atacar alguém de forma violenta, agredir pessoas idosas, pensamentos de conteúdo obsceno ou sexual impróprio muito semelhantes aos que afligem Eduardo (caso referido no início do capítulo) e aos portadores de TOC em geral. O que chamou a atenção dos pesquisadores foi o fato de que tais pessoas não davam importância e nem atribuíam qualquer significado para o fato de terem tais pensamentos. Consideram apenas "lixo mental", bobagens, besteiras que passavam pela "cabeça" e que, com a mesma velocidade com que apareciam, iam embora. Em resumo, não davam qualquer importância a tais pensamentos e eles desapareciam. Como os conteúdos dos pensamentos eram muito semelhantes com os relatados por portadores do TOC, os pesquisadores se perguntaram sobre o que fazia a diferença: por que, em indivíduos sem o transtorno, esses pensamentos desapareciam rapidamente, sem deixar sequer rastro, e, em indivíduos com TOC, custavam muito a desaparecer, além de serem acompanhados de muito desconforto, medo e ansiedade?

Em resposta a essa questão, formularam a hipótese de que os pensamentos indesejáveis em indivíduos com TOC se originariam de pensamentos intrusivos normais e se transformariam em obsessões (duram mais, são mais perturbadores e dificilmente desaparecem por si) em razão do significado pessoal catastrófico atribuído a eles e à sua presença na mente (p. ex., "Se tenho esses pensamentos, devo ser um pedófilo, um homicida em potencial", "Não amo a Deus e irei para o inferno" ou "Acho que sou homossexual"). Essa é uma das explicações para a origem e, sobretudo, a manutenção das obsessões de conteúdo repugnante, apontando para um papel importante de avaliações, interpretações erradas ou significado catastrófico atribuídos aos pensamentos intrusivos.

Acreditar no poder do pensamento e fusão do pensamento e da ação

A transformação de pensamentos intrusivos normais em obsessões seria favorecida pelo fato de a pessoa ser sensível, responsável, de consciência moral rígida, o que a predisporia a fazer tais interpretações. Na verdade, os pensamentos repugnantes atormentam as pessoas exatamente naquele ponto que elas mais repudiam e condenam, pois o indivíduo acredita que, por ter tais pensamentos, possa vir a praticá-los ou aumentar a chance de que venham a acontecer, mesmo que seja algo que considera completamente absurdo e inaceitável. Essas interpretações fazem parte de uma crença errada mais geral – acreditar no poder do pensamento –, conhecida como fusão do pensamento e da ação. Segundo essa crença, pensar equivale moralmente a praticar ou indica um risco de praticar. Então, como a pessoa atribui poder ao pensamento, sente necessidade e obrigação de controlá-lo e acredita na possibilidade de controlá-lo. Sabe-se, no entanto, que tentar controlar os pensamentos, tentar afastá-los, aumenta ainda mais sua intensidade e sua frequência (Efeito Urso Branco).

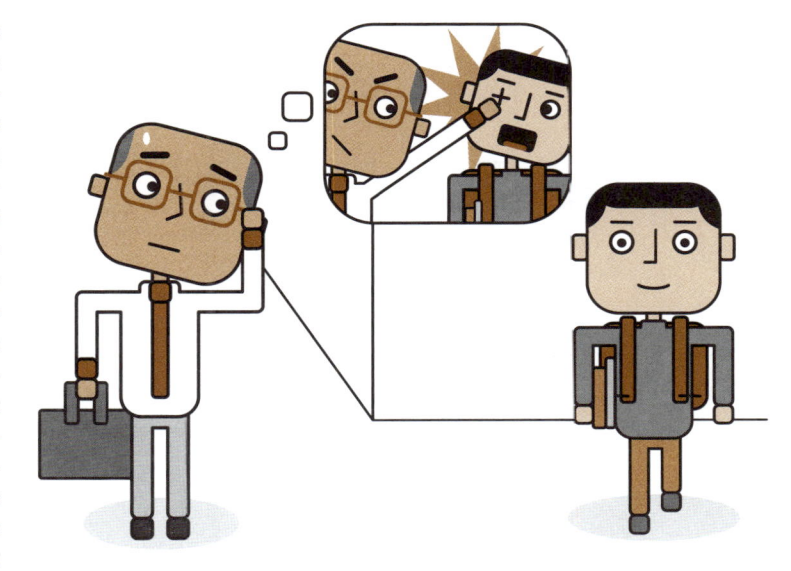

> **ALEXANDRE**
> Alexandre não comparecia de forma alguma a festas, porque tinha o pensamento de que, ao estender a mão para cumprimentar as pessoas, poderia dar um soco no rosto delas. Evitava especialmente ir a casamentos, pois, segundo ele, "Posso vir a dar um soco no noivo em vez de cumprimentá-lo. Quem pode garantir que isso não vai acontecer?".
> E insistia: "Se penso, é porque posso vir a praticar".

Veja, na Figura 9.1, o modelo cognitivo-comportamental dos pensamentos repugnantes.

O efeito paradoxal de lutar contra ou tentar suprimir pensamentos indesejáveis (Efeito Urso Branco)

Para finalizar, é interessante abordar um efeito decorrente da luta contra os pensamentos: o conhecido Efeito Urso Branco. Esse nome designa o efeito paradoxal de, ao tentar suprimir um pensamento,

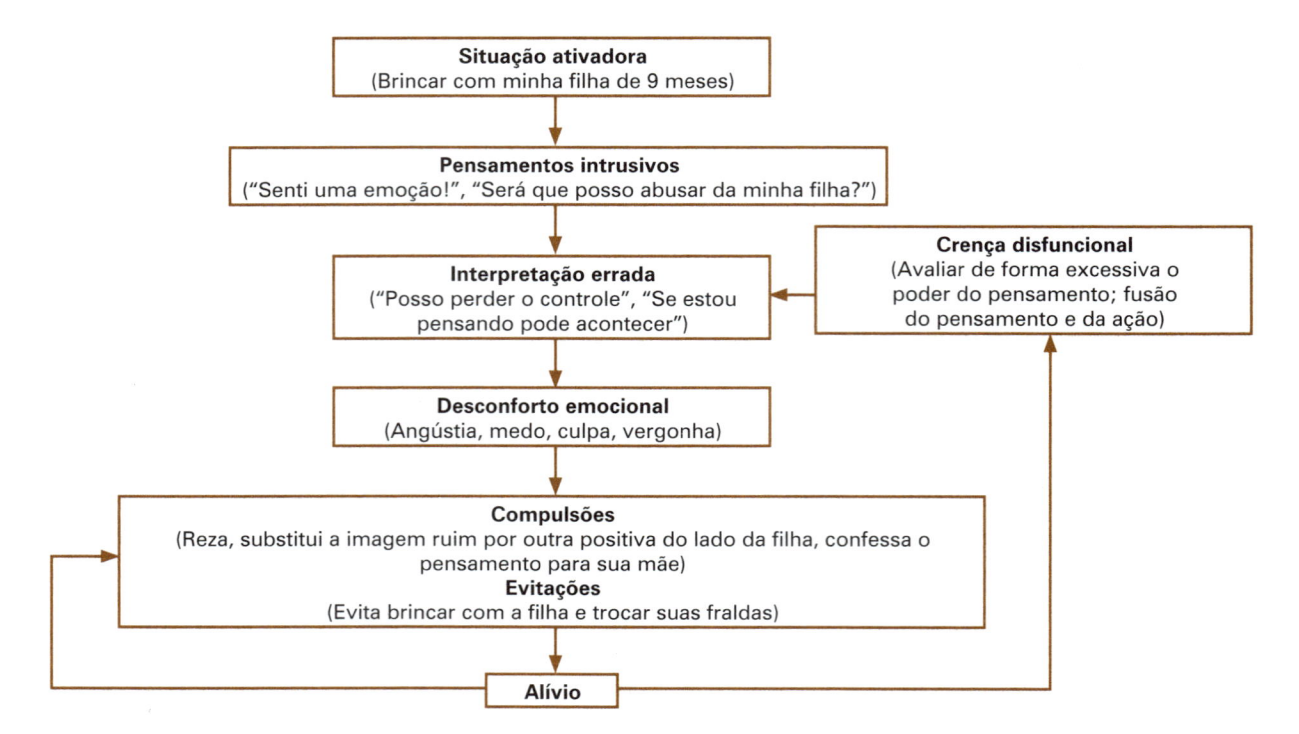

```
┌─────────────────────────────────────┐
│         Situação ativadora          │
│  (Brincar com minha filha de 9 meses)│
└─────────────────┬───────────────────┘
                  ▼
┌─────────────────────────────────────┐
│        Pensamentos intrusivos       │
│ ("Senti uma emoção!", "Será que posso abusar da minha filha?")│
└─────────────────┬───────────────────┘
                  ▼                              ┌─────────────────────────┐
┌─────────────────────────────────────┐          │    Crença disfuncional  │
│         Interpretação errada        │◄─────────│ (Avaliar de forma excessiva o│
│  ("Posso perder o controle", "Se estou│          │  poder do pensamento; fusão│
│    pensando pode acontecer")        │          │   do pensamento e da ação)│
└─────────────────┬───────────────────┘          └─────────────────────────┘
                  ▼
┌─────────────────────────────────────┐
│        Desconforto emocional        │
│    (Angústia, medo, culpa, vergonha)│
└─────────────────┬───────────────────┘
                  ▼
┌─────────────────────────────────────┐
│             Compulsões              │
│ (Reza, substitui a imagem ruim por outra positiva do lado da filha, confessa o│
│        pensamento para sua mãe)     │
│             Evitações               │
│  (Evita brincar com a filha e trocar suas fraldas)│
└─────────────────┬───────────────────┘
                  ▼
              ┌───────┐
              │ Alívio│
              └───────┘
```

Figura 9.1 Modelo cognitivo-comportamental dos pensamentos repugnantes.

sua intensidade e sua frequência aumentarem, tornando mais difícil seu desaparecimento espontâneo, em razão da importância e do significado que lhe atribuímos. Esse efeito ocorre sobretudo quando o indivíduo luta contra pensamentos perturbadores de conteúdo violento, blasfemo ou sexual inaceitável, os quais considera absolutamente indispensável controlar e conseguir afastar.

VENCENDO AS OBSESSÕES DE CONTEÚDO REPUGNANTE: TÉCNICAS COGNITIVAS E COMPORTAMENTAIS

Agora que você tem uma boa noção do que são os pensamentos repugnantes do TOC, de como se originam e de por que se perpetuam, vamos tratar a respeito do que é preciso fazer para vencê-los e eliminá-los definitivamente. A boa notícia é que temos maneiras bastante efetivas para eliminá-los. Elas envolvem três recursos. São eles: 1) psicoeducação, 2) técnicas cognitivas e 3) técnicas comportamentais.

1. **Psicoeducação.** Etapa que precede os exercícios propriamente ditos. Tem por objetivo fazer com que você tome contato com informações destinadas a melhorar sua compreensão sobre o que são os pensamentos repugnantes e como eles se manifestam, bem como apresentar-lhe as explicações que temos sobre como se originam e o que os mantém, para que possa modificar suas opiniões e crenças sobre esses pensamentos, se dar conta das maneiras erradas que adotou para lidar com eles (p. ex., vigiar, tentar afastar, lutar contra) e substituí-las por maneiras corretas que ajudem a vencê-los.
2. **Técnicas cognitivas.** Destinadas a corrigir as crenças erradas sobre os pensamentos repugnantes. Envolvem duas etapas: 1) aprender a fazer o registro dos pensamentos disfuncionais (RPD) e 2) o exame de evidências (questionamento socrático).

3. **Técnicas comportamentais. Exposição** na imaginação e ao vivo aos pensamentos repugnantes e **prevenção de rituais** e das neutralizações executados com a finalidade de diminuir a aflição que provocam.

Atenção: Quando os sintomas são graves ou causam grande desconforto, recomenda-se o uso concomitante de **medicamentos antiobsessivos**. Para isso, você necessita da prescrição de um médico, preferecialmente um psiquiatra.

PSICOEDUCAÇÃO

Se você apresenta obsessões de conteúdo repugnante, é bem possível que sinta muita vergonha e que não tenha contado para ninguém sobre tais pensamentos para não ser mal interpretado. É possível, ainda, que alguém tenha lhe falado que as pessoas têm um lado obscuro de sua personalidade que um dia pode se manifestar e que, mesmo pessoas do bem, podem vir a cometer atos inimagináveis, inaceitáveis ou até criminosos dos quais não se imaginavam capazes. Quem sabe você não é uma dessas pessoas e um dia esses impulsos mais primitivos, selvagens e fora de controle venham à tona? Em razão dessas possibilidades, acredita que, por estar tendo esses pensamentos, está pondo em risco a vida ou a integridade física e psicológica das pessoas que mais ama. Sendo assim, tem evitado, por exemplo, brincar com seus filhos ou chegar perto da sua esposa, comportamentos que eles não compreendem, mas que você adotou para "protegê-los" desde que passou a ser perturbado por tais pensamentos absurdos, de forma muito parecida com o que ocorreu com o paciente Eduardo, cujo caso descrevemos no início do capítulo.

Vamos relembrar, então, alguns fatos sobre pensamentos repugnantes para você compreender que eles são apenas sintomas de uma doença e nada mais, e, sobretudo, que não representam o risco de vir a praticá-los. Saber que esses pensamentos repugnantes são sintomas do TOC e, especialmente, compreender esse ponto e que seus medos são infundados é fundamental para vencê-los. Você tem ainda que saber os motivos pelos quais eles surgem, o que faz que ajuda a mantê-los e o que é necessário fazer ou deixar de fazer para que desapareçam. Em um segundo momento, você deve testar na prática se são verdadeiros ou não. Vejamos, primeiro, algumas informações importantes.

Por que os portadores de TOC são atormentados por pensamentos repugnantes?

Em resposta a essa pergunta, vamos relembrar alguns pontos importantes já vistos no presente capítulo:

- Pensamentos indesejados, de conteúdo negativo, perturbadores ou repugnantes relacionados a sexo, violência ou blasfemos são comuns em indivíduos normais que não ligam e não dão a eles qualquer importância ou significado; acredita-se que, por esse motivo, desapareçam rápido, sem provocar culpa, medo ou ansiedade.
- Indivíduos com TOC perturbam-se com esses mesmos pensamentos porque interpretam sua presença na mente como indício de que um dia possam vir a transformá-los em atos.
- Essa avaliação errada gera medo, ansiedade, culpa e vergonha e induz os indivíduos com TOC a fazer algo para neutralizar tais pensamentos, garantir que não irão praticá-los e afastar a ameaça que representam. Indivíduos com TOC procuram neutralizar esses pensamentos vigiando, tentando afastar, lutando contra e buscando garantias de que não há chance de praticá-los. Fazem isso por meio de evitações das situações que os provocam, como, por exemplo, afastando-se das pessoas que são alvo de tais pensamentos e executando rituais, exatamente o que não deveria ser feito.
- Essas medidas acabam, de certa forma, confirmando a importância e o risco que os pensamentos repugnantes representam, e eles passam a assumir relevância e a ser o foco da atenção: "Se provocam medo, é porque são perigosos".

- Elas impedem a exposição e a comprovação de que os medos não fazem sentido e impedem também seu desaparecimento natural. Por essa razão, eles se perpetuam.

Veja, a seguir, atitudes que ajudam a manter ou a diminuir os pensamentos repugnantes.
Ajudam a manter:

- Sentir medo de ter os pensamentos repugnantes, vigiar, lutar contra ou tentar afastá-los ou suprimi-los.
- Culpar-se e punir-se por ter pensamentos repugnantes.
- Executar rituais para neutralizar os pensamentos repugnantes (rezar, punir-se, lavar-se, confessar-se, substituir um pensamento ruim por um bom, fazer gestos para anulá-los, repetir determinada palavra, fazer verificações).
- Evitar situações, objetos ou pessoas que provocam as obsessões.

Ajudam a diminuir:

- Aceitar os pensamentos repugnantes e não dar importância a eles.
- Não vigiar, não lutar contra, não tentar afastar ou interromper os pensamentos indesejáveis, não se importar com eles.
- Resistir a fazer qualquer tipo de ritual e entrar em contato (expor-se) com os objetos, lugares ou pessoas que provocam as obsessões.
- Não querer ter certeza de que não são verdadeiros fazendo "testes" ou repassando argumentos para si mesmo (argumentação mental).
- Procurar distrair-se e focar a atenção em outros estímulos.

Lembrete

Os pensamentos intrusivos são involuntários, mas as tentativas de neutralizá-los são voluntárias e têm o efeito paradoxal de perpetuá-los; depende de você executá-las ou não.

Como posso acreditar que não sou um indivíduo perigoso e ter certeza de que não irei um dia colocar em prática meus pensamentos violentos?

A necessidade de ter essa garantia pode atormentá-lo muitas horas todos os dias, e parece que, quanto mais você busca essa certeza, mais em dúvida fica sobre se seus pensamentos de conteúdo violento não têm chance de um dia se transformar em atos. Pode ser, ainda, que as explicações que demos sobre a origem desses pensamentos e o que faz eles se transformarem em obsessões não o tenham convencido completamente e não tenham sido suficientes para tranquilizá-lo. Veja, então, mais alguns fatos.

As pessoas que cometem atos violentos têm algumas características que tornam esses comportamentos geralmente previsíveis. Elas têm histórico de comportamentos agressivos ou violentos contra outras pessoas, são impulsivas e têm pouco autocontrole. Não raro, apresentam transtornos psiquiátricos como esquizofrenia, transtorno da personalidade antissocial ou *borderline*, usam drogas, entre outros; muitas vezes, são traficantes, cometem roubos e têm problemas frequentes com a polícia em razão de transgressões às leis vigentes. Eventualmente, tais indivíduos desejam vingar-se de outras pessoas em razão de se sentirem prejudicados, injustiçados, traídos ou rejeitados. Neste último caso, o ato violento lhes dá uma sensação de missão cumprida, de ter colocado as coisas no lugar, de alívio, de justiça feita e até de prazer. Em geral, não demonstram preocupação com suas vítimas. Essas são algumas das características de indivíduos que podem praticar atos violentos.

Em contraposição, pacientes com TOC normalmente não têm histórico de comportamentos violentos, agressivos ou sexuais impróprios. Ao contrário, em razão de serem muito sensíveis e terem uma consciência moral muito rígida, seriam as últimas pessoas com probabilidade de cometer o que passa por sua cabeça: molestar crianças, jogar o carro contra um pedestre, empurrar alguém para debaixo de um ônibus, dar um soco em uma pessoa desconhecida na rua, etc. No TOC, os pensamentos intrusivos violentos estão associados a medo de praticá-los ou repulsa, não são em absoluto prazerosos, são percebidos como chocantes ou horríveis e considerados completamente estranhos à pessoa e à sua maneira habitual de pensar, de ser e de se comportar. Ao contrário dos indivíduos potencialmente agressivos que planejam suas ações, sentem certo prazer mórbido em executá-las ou têm um histórico de agir por impulso e com violência, os atos das pessoas com TOC são no sentido de prevenir que os pensamentos repugnantes aconteçam: procuram afastá-los, suprimi-los, evitam as situações que os provocam e têm uma grande preocupação em proteger suas possíveis vítimas. Comparando as características de indivíduos potencialmente violentos com as daqueles com TOC que são atormentados por pensamentos violentos, em qual dessas duas categorias você acha que se enquadra? Na primeira ou na segunda?

Por último, é importante lembrar que pensar e agir são coisas muito diferentes. Vários fatores determinam se alguém vai transformar um pensamento em uma ação. E, entre pensar e agir, há uma série de etapas. É necessário, além de pensar, desejar, sentir vontade (querer) ou prazer com a perspectiva de realizar o ato, planejar a execução e tomar a decisão, somente depois de todas essas etapas é que ocorre a ação. No TOC, estão presentes os pensamentos, mas não as demais etapas que antecedem a ação. Em seu caso, você já sentiu vontade de executar, sentiu prazer com a perspectiva de realizar o que pensa (ou medo)? Já quis ou já planejou a execução? É portador de algum outro transtorno mental, além do TOC, em razão do qual já agiu de forma impulsiva e violenta? Ou existem apenas os pensamentos, mas sem desejo ou plano?

Faça o Exercício 9.1 a seguir.

Exercício 9.1
Identificação de pensamentos repugnantes e revisão de suas características

Preste atenção aos pensamentos que lhe ocorrem quando aparece um pensamento indesejado ou repugnante, anote no espaço correspondente e responda às perguntas a seguir. Ou então responda às perguntas a partir do que leu no capítulo. Se ficar com alguma dúvida, releia o capítulo.

Pensamento 1 _____

Pensamento 2 _____

> Responda às seguintes perguntas:
> - Posso controlar inteiramente meus pensamentos? Meus pensamentos indesejáveis revelam necessariamente aspectos de meu caráter ou minha personalidade, ou podem ser sintomas de doenças como depressão, TOC, entre outras?
> - Posso ser responsabilizado moralmente por um pensamento, uma imagem, uma lembrança que invadem minha mente e que não controlo e nem desejo?
> - O fato de eu pensar aumenta a probabilidade de que algo (bom ou ruim) aconteça?
> - Ter um mau pensamento é tão condenável quanto praticá-lo?
> - Existe alguma possibilidade de que eu venha a praticar o que me passou pela cabeça (entre 0 e 100%)?
> - Sou o tipo de pessoa capaz de praticar as coisas horríveis que às vezes passam por minha cabeça?

TÉCNICAS COGNITIVAS

Pode ser que tudo o que falamos até aqui não o tenha convencido de que não está em risco de cometer os pensamentos que passam por sua cabeça. Você vai aprender agora uma técnica chamada de exame de evidências, ou questionamento socrático, para chegar por si mesmo a essa conclusão.

Mas vamos combinar o seguinte: você deve aceitar as conclusões às quais chegará por seu próprio raciocínio feito a partir do exame dos fatos que caracterizam sua vida presente e passada, portanto, pelo uso de seu raciocínio lógico e sua própria razão. O segundo passo é testar na prática essas conclusões para se convencer se elas são ou não verdadeiras, o que faremos na parte final do capítulo. Para questionar seus pensamentos repugnantes, você deve antes identificá-los e fazer o registro dos mais importantes (Exercício 9.2).

Exercício 9.2
Registro de pensamentos disfuncionais

Para fazer o RPD, é importante que você consiga identificar claramente a situação que provocou seus pensamentos, o que passou por sua cabeça na ocasião (pensamento automático), as consequências que imaginou, bem como a crença errada que está por trás de seu pensamento repugnante (exagerar o poder do pensamento, fusão do pensamento e ação, pensamento mágico, etc.). Veja o exemplo na planilha a seguir e preencha com exemplos de pensamentos que o perturbam (pensamentos de conteúdo violento, blasfemo, sexual impróprio, dúvidas sobre orientação sexual, pensamentos supersticiosos). Como comentamos, o RPD é muito importante para o exercício seguinte: o questionamento socrático, ou exame de evidências.

FORMULÁRIO PARA REGISTRO DE PENSAMENTOS DISFUNCIONAIS (RPD)			
SITUAÇÃO ATIVADORA (LOCAL, OBJETO, PESSOA)	PENSAMENTOS AUTOMÁTICOS (O QUE PASSOU POR MINHA CABEÇA?)	CONSEQUÊNCIAS (O QUE SENTI? O QUE FIZ?)	CRENÇAS
Na cozinha com minha esposa.	Posso pegar uma faca e cortar sua garganta.	Rezo para evitar e fico preso em meu mundo, distante do que está acontecendo.	O que passa por minha cabeça acontece. Tenho que controlar meus pensamentos. Sou perigoso.

Exercício 9.3
Exame de evidências, ou questionamento socrático

Para fazer o exame de evidências, a partir de agora, você irá considerar os pensamentos intrusivos que anotou no RPD como meras hipóteses e irá buscar as evidências que apoiam e as que são contrárias a tais pensamentos. O exame de evidências pode ser feito levando em conta: 1) fatos de sua vida passada (comportamentos, atitudes, planos), 2) fatos de sua vida presente (desejos, sentimentos associados, planos, conduta) e 3) coerência com seus valores e sua natureza.

1. Evidências de minha vida passada
   Que fatos de minha vida passada, especialmente conduta, atitudes, desejos ou planos, apoiam ou são contrários à hipótese de eu ser:
   - Um homicida em potencial? Uma pessoa violenta?
   - Um molestador de crianças?
   - Um blasfemo que não ama a Deus?
   - Homossexual?

   Você consegue se lembrar de alguma ou não?

2. Evidências de minha vida atual: sentimentos, desejos, planos e comportamentos associados
   - **Sentimentos associados** aos pensamentos repugnantes: Eles me dão prazer ou provocam medo ou culpa e vontade muito forte de me livrar deles, mas não consigo?
   - **Desejos associados:** Sinto desejo, vontade de praticá-los ou essa possibilidade me causa medo e repugnância?
   - **Meus comportamentos** atuais apoiam a hipótese de esses pensamentos indicarem um risco de praticá-los ou não vejo qualquer evidência nesse sentido? Tenho planejado alguma ação e feito tentativas de colocá-los em prática ou isso me repugna e tenho muito medo que um dia aconteçam, mesmo que não seja, de forma alguma, um desejo meu? Quais foram essas tentativas?

3. Coerência dos pensamentos repugnantes com meus valores e com minha natureza
   - Como me sentiria caso viesse a praticar o que me passa pela cabeça? Muito mal, culpado, deprimido ou sentiria prazer, satisfação por ter realizado um desejo que sempre quis colocar em prática, sem me preocupar se poderia causar danos a outras pessoas? Tais pensamentos estão de acordo com meus valores morais, com minha consciência, com minha natureza, meu caráter ou não têm nada a ver comigo?

Se, depois do exame das evidências, você não encontrou uma sequer que apoia seus pensamentos, qual a hipótese alternativa para explicar a presença deles em sua mente?

Depois de examinar suas respostas, veja se elas comprovam a hipótese de que existe um perigo real de você praticar o que passa por sua cabeça ou se elas contrariam essa hipótese, sendo mais provável que tais pensamentos sejam sintomas de uma doença – o TOC –, como tem sido descrito pela literatura especializada?

Exercício 9.4

Questionamento socrático, na imaginação, de pensamentos de conteúdo agressivo ou violento

Volte agora para o Exercício 9.2 e analise o exemplo de pensamento registrado pelo paciente sobre esfaquear a esposa "Posso pegar uma faca e cortar sua garganta", um sintoma muito comum em pacientes com TOC. Faça o exercício de imaginar que você seja esse paciente e que, da mesma forma, ama sua esposa. Responda às perguntas a seguir:

- A ideia de cortar a garganta de minha esposa me agrada, me deixa excitado ou me atormenta, causa medo, nojo, culpa, aflição e repugnância?
- Sinto desejo real de matá-la ou essa possibilidade me repugna fortemente e me deixa assustado?
- Venho planejando sua morte ou, ao contrário, quando minha mente é invadida por esse pensamento, tento protegê-la, não me aproximando dela?
- Como me sentiria caso um dia praticasse o que me passa pela cabeça? Satisfeito e tranquilo ou chocado, arrasado, culpado?
- O pensamento de matar minha esposa está em acordo (i.e., é coerente) ou em desacordo com o que acho certo ou errado, com meus valores morais, ou com o que eu de fato gostaria de praticar? É coerente com minha natureza, minha consciência moral ou é muito estranho e não tem nada a ver comigo?

Seguindo esse exemplo, faça o mesmo questionamento com cada um dos pensamentos repugnantes que o atormentam e observe o resultado.

TÉCNICAS COMPORTAMENTAIS

Exposição e prevenção de respostas ou rituais para pensamentos repugnantes e supersticiosos

As técnicas cognitivas que você aprendeu a usar certamente o deixaram mais aliviado, pois conseguiu compreender que seus pensamentos repugnantes não apresentam o risco que imaginava que tivessem. Mas é possível que continue com medo de testá-los na prática, como, por exemplo, colocar de volta em cima do balcão da cozinha as facas que escondeu, descascar uma fruta com seu filho no colo, chegar perto da janela com seu filho ou brincar com ele. Chegou a hora de fazer esses enfrentamentos e vencer definitivamente todos esses medos. Para enfrentá-los e vencê-los, você terá que se expor a todas as situações (lugares, pessoas, objetos) que despertam seus pensamentos, seus medos e que, até agora, tem procurado evitar. Além de fazer a exposição, deverá, no momento da exposição, abster-se de praticar qualquer ato destinado a proporcionar alívio ou diminuir sua responsabilidade sobre o que imagina que possa acontecer (rituais, argumentações mentais, qualquer tipo de neutralização).

Como fazer a EPR para pensamentos repugnantes? O primeiro passo é identificar em sua lista de sintomas suas obsessões de conteúdo repugnante. Se não lembra, reveja a lista que preencheu no Capítulo 5 (Anexo 1, item C). Identifique os objetos, locais e situações que provocam tais obsessões para depois identificar os rituais, incluindo os mentais, as neutralizações, os rituais encobertos e, sobretudo, as evitações que adotou para que tais pensamentos não se concretizassem. A identificação dessas manobras permitirá o planejamento dos exercícios de EPR. Vamos começar pelas exposições que podem ser virtuais (assistir a filmes de conteúdo violento ou homossexual, vídeos no YouTube, ver fotos de conteúdo violento, sexual impróprio ou blasfemo) para depois falar de exposições ao vivo e prevenção de rituais.

Exposição virtual

Se evita assistir a filmes ou vídeos que contenham cenas de conteúdo agressivo, você pode beneficiar-se com a exposição virtual. Recomendamos que assista várias vezes a filmes ou trechos de filmes ou vídeos que contenham cenas de conteúdo violento chocante, sangue ou corpos mutilados. Como sugestão, pode, por exemplo, assistir aos primeiros 20 minutos do filme *O resgate do soldado Ryan* (cenas de violência, sangue, corpos mutilados) ou cenas de outros filmes de conteúdo violento, como *O poderoso chefão, Os bons companheiros, Gangues de Nova York, Meu ódio será tua herança, Pulp fiction, Tropa de elite* e *O regresso*. Pode também assistir a *Ninfomaníaca* (parafilias, sexo violento) ou *Brokeback Mountain* e *Azul é a cor mais quente*, que abordam a homossexualidade masculina e feminina. Os filmes (ou trechos deles) devem ser assistidos de forma repetida, até ficarem monótonos e não produzirem mais qualquer aflição, medo ou desconforto físico. Se for muito difícil para você assistir a esses filmes, pode iniciar olhando fotos em revistas ou *trailers* com os mesmos conteúdos perturbadores. Pode, também, passar a mão sobre as imagens. É fácil encontrá-las no Google, YouTube ou Netflix. Trata-se de uma exposição na imaginação.

Escrever ou gravar uma história horrível

Uma das técnicas mais efetivas para vencer pensamentos repugnantes é escrever ou gravar uma pequena história, incluindo detalhes sórdidos ou violentos, na qual você "comete" seus pensamentos inaceitáveis. É importante incluir também o que imagina que aconteceria depois, com as vítimas de seus atos e com você mesmo. Uma vez escrita a "história horrível", você deverá programar-se para repetir a leitura várias vezes, em diversas ocasiões ao longo do dia (2 ou 3 vezes, ou mais, em pelo menos três ocasiões por dia), durante vários dias, até desaparecer por completo a aflição que a leitura provoca e você não sentir mais desconforto. A história deve conter todos os detalhes de um pensamento ou uma cena horrível, eventualmente exagerando seus aspectos mais chocantes. Se a obsessão for uma palavra, o nome de uma pessoa ou uma frase que não pode ser pronunciada, o exercício pode ser preencher uma ou mais folhas de papel com essa palavra tabu (p. ex., diabo, demônio, Belzebu, câncer ou o nome "proibido" de determinada pessoa).

Um exemplo de história horrível

Para enfrentar suas obsessões, Cézar foi convidado a escrever sobre o pensamento de abusar de sua filha de 9 meses. Quando criou e leu a história pela primeira vez, sua ansiedade, em uma escala de 0 a 10, foi para o escore máximo: 10. Chorou durante a sessão e referiu que preferia morrer do que continuar vivendo assim.

> Assim que voltei para casa do trabalho, Laura engatinhou até onde eu estava e encostou-se em mim. Esse comportamento foi o suficiente para ativar meus desejos por ela. Esperei todos irem dormir e ela também. Fui até seu berço e comecei a acariciá-la com malícia. Um desejo incontrolável tomou conta de mim. Baixei minhas calças e introduzi meu pênis na vagina de minha filha e movimentei até ter um orgasmo, não me importando com o fato de ela ter acordado e estar gritando assustada e com dor. Senti um enorme prazer com isso. Depois, fiquei parado por um tempo, vesti as calças, deixei minha filha chorando, saí do quarto e não contei nada para ninguém.

A "história" foi lida por Cézar várias vezes na sessão com a terapeuta, por cinco minutos. Após as leituras, sua ansiedade já baixara para 3. Ao longo da semana, fez o exercício de ler a "história" todos os dias em várias ocasiões. Chegou à sessão seguinte muito satisfeito com o resultado, falando que esse exercício, muito difícil em um primeiro momento, mas simples, lhe trouxe uma alegria que nunca sentira e, o mais importante, liberdade para brincar e tocar em sua filha com todo seu amor, sem culpa e sem medo, pois se dera conta de que era apenas uma "história" e se convencera que ter aqueles pensamentos de abusar da filha não tinha nada a ver com praticar.

Exercício 9.5

Se você é perturbado por pensamentos repugnantes de caráter violento ou sexual indesejável, faça uma "história" parecida com a de Cézar, na qual "comete" o que vem à sua cabeça (esfaquear alguém da família, atropelar um pedestre, atirar o bebê pela janela), incluindo o máximo de detalhes. Leia a "história" várias vezes ao dia até que a leitura não provoque mais qualquer aflição e você se dê conta de que os pensamentos "esfriaram", que são apenas pensamentos e que tê-los não indica desejo ou risco de praticá-los.

Exposição ao vivo e prevenção de rituais para pensamentos repugnantes

As exposições que descrevemos são exposições na imaginação ou virtuais. Você pode ter iniciado com elas, mas é importante que avance para as exposições ao vivo, que são de fato as mais efetivas. Faça uma lista de tudo o que você passou a evitar desde que começou a ser perturbado por pensamentos indesejáveis, as pessoas das quais se afastou, os lugares que deixou de frequentar, os objetos que escondeu em razão do medo de colocar em prática seus pensamentos. A partir disso, planeje suas exposições. Veja, a seguir, alguns exemplos de EPR para obsessões de conteúdo violento, sexual indesejável e dúvidas sobre orientação sexual.

> **Exposições**
> - Descascar uma fruta segurando o filho no colo.
> - Encostar uma faca no pescoço da esposa.
> - Ir a lugares frequentados por *gays* ou lésbicas (bares, saunas, praças) ou acessar *sites* direcionados a eles.
> - Aproximar-se de homens ou mulheres que, em razão de serem bonitos ou *sexys*, provocam em você admiração e dúvidas sobre sua orientação sexual.
> - Olhar e tocar em fotos de artistas de cinema ou novela que o deixam em dúvida se sente ou não atração por eles.
> - Aproximar-se de crianças em uma praça, brincar com seu filho ou sobrinho.
> - Olhar revistas de mulheres ou homens nus e tocar nelas, inclusive nos genitais.
> - Passar perto de pedestres na rua; ficar do lado ou atrás de pessoas em escadarias ou escadas rolantes, plataformas de metrô ou de ônibus.
>
> **Prevenção de rituais**
> - Abster-se de vigiar o espelho retrovisor, de dar a volta na quadra, de revisar o carro ao estacionar para ver se não atropelou alguém.
> - Abster-se de ler obituários e páginas policiais de jornais para ver se não cometeu atropelamento ou se não ocorreu algum dos acidentes com os quais havia sonhado na noite anterior.

> **EXEMPLOS CLÍNICOS**
> - *Um paciente* era atormentado por pensamentos de esgoelar seu filho de 4 anos e esfaqueá-lo. Desde que surgiram tais pensamentos, evitava chegar perto e brincar com a criança. Depois de compreender, na psicoeducação, que tais pensamentos eram apenas sintomas do TOC, foi orientado a rolar com o filho no tapete, tocar com as mãos em seu pescoço e manusear facas em sua presença.
> - *Uma paciente* sentia-se muito envergonhada, a ponto de ficar ruborizada ao relatar seu impulso de fixar os olhos nos genitais masculinos. O exercício prescrito foi o de ir repetidas vezes a uma banca de revistas e folhear ou comprar revistas de nus masculinos, olhando demoradamente e tocando nos genitais nas fotografias, até sua aflição desaparecer.
> - *Para Luíza*, uma paciente que não lia obituários, não entrava em funerárias, não ia a velórios nem visitava cemitérios, foi sugerido que entrasse ao longo da semana em diferentes funerárias. Nos últimos dias de exposição, por conta própria, foi mais ousada: pediu para experimentar um dos caixões e deitou-se dentro dele, permanecendo ali por alguns minutos. Achou a cena engraçada, divertiu-se contando a novidade para a terapeuta: perdera o medo de entrar em funerárias.

Exposição e prevenção de rituais para pensamentos supersticiosos

Os pacientes que são atormentados por pensamentos de conteúdo supersticioso têm noção do caráter ilógico de suas crenças, mas isso não é suficiente para que deixem de dar importância a elas, abstenham-se de fazer os rituais e enfrentem os locais e objetos evitados. A única forma realmente efetiva de eliminar tais crenças é testá-las na prática, expondo-se ou abstendo-se de fazer os rituais de conteúdo mágico ou supersticioso. Os exemplos a seguir devem servir de inspiração para enfrentar os medos supersticiosos. Veja em quais você se enquadra e procure fazer alguns dos exercícios propostos.

- **Exposições:** visitar cemitérios, ler obituários, ir a velórios, entrar em funerárias, usar roupas pretas, marrons ou vermelhas (algumas pessoas acreditam que essas cores dão azar), deixar os chinelos virados, fazer visitas a familiares em dias de azar (3, 13, 23), deixar o volume do som do carro ou da TV em um número considerado de azar, realizar um trajeto que "pode dar azar", pisar nas juntas das lajotas da calçada, pisar com o pé esquerdo no primeiro degrau da escada rolante do *shopping*, comer certas frutas ou determinadas associações de frutas – como manga com leite, uva com melancia (que geralmente são evitadas por medo de passar mal, de morrer ou de parar de respirar), etc.
- **Prevenção de rituais:** abster-se de tocar em um objeto, na mesa, na parede ou na madeira antes de sair de casa; não alinhar os chinelos ao pé da cama ou os livros na estante antes de deitar; não somar as placas dos carros; não fazer contagens para dar um número de sorte enquanto toma banho; não lavar os olhos ou tomar banho depois de ver algo que acredita que possa dar azar, etc. Abster-se de repetir determinados comportamentos, como apagar e acender as luzes ou entrar e sair de um programa no computador; enxaguar-se, passar o sabonete, o xampu ou a toalha determinado número de vezes, fazer certos rituais antes de deitar (rezar, ir ao banheiro certo número de vezes), etc.

Lembrete

"Não lute contra seus pensamentos, mas resista às suas compulsões!" (Lee Baer)

Exercício 9.6

Tarefas semanais de exposição e prevenção de respostas ou rituais

Anote no espaço reservado as tarefas de EPR que você fará na semana. Especifique a tarefa, o local ou situação, o tempo a ser dedicado e o número de vezes a ser feita, quando for o caso. No espaço à direita, anote o percentual da tarefa que foi realizado ao longo da semana. Pode incluir também EPRs para medos de contaminação, dúvidas e compulsões por alinhamento, descritos nos Capítulos 6 a 8.

TAREFAS	% DE REALIZAÇÃO
1.	
2.	
3.	
4.	
5.	
6.	

Teste seus conhecimentos

1. Marque a alternativa correta sobre pensamentos repugnantes:
   (a) Nós, seres humanos, temos o dever de controlar tudo o que pensamos já que temos capacidade para isso.
   (b) É muito perigoso pensar sem controlar os pensamentos, pois podemos correr o risco de cometer atos que não desejamos e nem planejamos.
   (c) Pensamentos de conteúdo indesejável acontecem com a maioria das pessoas.
   (d) Deve-se vigiar, lutar contra e tentar afastar os pensamentos, impulsos ou imagens inaceitáveis e repugnantes para que não venham a acontecer.

2. Quando minha mente é invadida por pensamentos cujo conteúdo me repugna ou me assusta, devo:
   (a) Contar logo para alguém de minha confiança o que está acontecendo, assim consigo me tranquilizar e diminui a chance de vir a fazer o que abomino.
   (b) Afastar-me das pessoas que amo para protegê-las do risco de eu colocar em prática meus pensamentos.
   (c) Parar de ler sobre o TOC, porque corro o risco de desenvolver mais obsessões além das que já tenho.
   (d) Deixar meus pensamentos livres, parar de vigiá-los, de querer controlá-los ou afastá-los de minha mente.

3. As crenças disfuncionais mais comuns associadas aos pensamentos indesejados são:
   (a) Perfeccionismo e necessidade de controlar o pensamento
   (b) Supervalorizar a importância do pensamento (pensamento mágico fusão do pensamento e da ação) e a necessidade de controlá-lo
   (c) Supervalorizar a importância do pensamento e exagerar minha responsabilidade de impedir que se concretize
   (d) Necessidade de controlar o pensamento e avaliação exagerada do risco

Respostas: 1 – c; 2 – d; 3 – b.

capítulo 10

Conversando com a família do portador de TOC

ROSANE

Rosane, 67 anos, é mãe de Marcelo, 39 anos, que tem TOC desde criança e a visita com regularidade. Nessas visitas, ele a atormenta com perguntas intermináveis das quais ela não sabe se esquivar, acabando por ter de repetir a mesma resposta várias vezes. Por exemplo, ele pergunta se ela não o acha mais bonito que o Reynaldo Gianecchini. Apesar da resposta óbvia, Rosane não vê outra saída a não ser confirmar a pergunta do filho; pois, caso não a confirme, ele certamente não sossegará. Marcelo também é assaltado pelo medo e pela dúvida de, ao voltar para casa, não achar mais sua esposa bonita; exige, então, que a mãe dê garantias de que isso não irá acontecer, ao que ela acaba cedendo, garantindo que, com certeza, ele irá achar a esposa bonita. Isso o deixa tranquilo por alguns momentos, mas, em seguida, volta a repetir a pergunta. Ser obrigada a dar várias vezes a mesma resposta deixa Rosane irritada, fazendo com que chegue, em certas ocasiões, a levantar a voz, o que a faz sentir-se muito culpada.

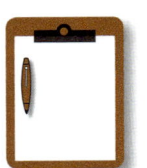

MARILENE

Marilene, 45 anos, tem uma filha, Leila, de 22 anos, que tem medos de contaminação seguidos de rituais de limpeza, lavagens e inúmeras evitações, o que praticamente a incapacita e a torna dependente da mãe. Os sintomas iniciaram quando Leila tinha 12 anos e, de lá para cá, só vêm piorando. Troca muito de roupa, toma inúmeros banhos, lava as mãos a toda hora; não usa o banheiro da faculdade, o que a obriga a segurar a urina e acabou ocasionando vários episódios de infecção urinária. Embora tenha carteira de motorista, deixou de dirigir para não tocar no cartão de crédito ou em dinheiro para pagar o estacionamento. Para contornar tais problemas, Leila obriga a mãe a levá-la e buscá-la na faculdade. Quando sente necessidade de ir ao banheiro e está a ponto de não se segurar mais, liga para a mãe buscá-la com urgência para poder usar o banheiro de casa, o único que consegue utilizar. Também obriga a mãe a assistir diariamente a seu banho, que, em geral, demora mais de uma hora, e fica ansiosa e até agressiva se a mãe se afasta do local, mesmo que temporariamente. Exige que Marilene fique segurando o xampu, o sabonete e a toalha para garantir que esses objetos não toquem em nada até usá-los. Marilene resume seu drama dizendo que é escrava da filha, não consegue mais viajar, sair com os amigos ou mesmo ir ao cinema e que, depois de tantos anos de sofrimento, não acredita que um dia possa novamente ter uma vida normal.

O TOC E A FAMÍLIA

Os casos que descrevemos ilustram como o TOC pode comprometer não só a vida da pessoa que tem a doença como a de toda a sua família, que compartilha diariamente dos medos, envolve-se nos rituais, com frequência perde a paciência e irrita-se com as exigências, ou rebela-se contra as regras que o portador do transtorno tenta impor. Pode-se afirmar que, na maioria das vezes, sobretudo quando os sintomas do TOC são graves e incapacitantes, toda a família "adoece".

Os sintomas obsessivo-compulsivos interferem nas rotinas diárias, na vida social e nos lazeres da família, que, muitas vezes, ficam completamente comprometidos. Atividades como jantar fora, ir ao cinema ou participar de uma festa de aniversário geralmente são acompanhadas de atrasos e discussões, e não raro são canceladas. A lentidão, a perda de tempo e, em alguns casos, a dependência para a realização das atividades mais simples, como fazer uma refeição, tomar banho, escovar os dentes ou trocar de roupa, e, sobretudo, a imposição de regras provocam conflitos quase permanentes, discussões irritadas, raiva e ressentimentos que comprometem a harmonia e o clima emocional familiar. É importante salientar que não raro o TOC é um transtorno incapacitante, que impede o indivíduo de seguir uma carreira, conquistar autonomia e independência financeira e constituir a própria família ou, até mesmo, de ter amigos ou um(a) namorado(a). Como consequência, a pessoa que sofre de TOC torna-se econômica e emocionalmente dependente da família, constituindo um ônus para toda a vida, o que pode ocasionar raiva, hostilidade, culpa e, muitas vezes, rejeição e maus-tratos por parte dos familiares.

As reações dos familiares aos sintomas obsessivo-compulsivos variam entre dois extremos: ou se opõem de forma intransigente às exigências do paciente ou acomodam-se e submetem-se aos sintomas e às regras dele. No primeiro caso, um ou mais membros recusam-se a envolver-se nos rituais, tendendo a ser rígidos, distantes, hostis, críticos e punitivos. Esses parentes muitas vezes expressam a crença de que os sintomas são manias e de que, se de fato quisesse, o paciente poderia controlá-los. No outro extremo, estão os familiares que são excessivamente envolvidos, permissivos, participam dos rituais, apoiam sua realização, executam os rituais pelo paciente quando solicitados ou se submetem completamente às regras rígidas que ele estabeleceu, mesmo que contrariados. Muitos perderam completamente a esperança de que esse quadro possa um dia mudar, como é o caso de Marilene.

O objetivo deste capítulo é descrever as reações da família ao TOC e auxiliá-la a adotar atitudes que possam ajudar o paciente a vencer a doença.

INTERFERÊNCIA DOS SINTOMAS OBSESSIVO-COMPULSIVOS NO FUNCIONAMENTO FAMILIAR

Os sintomas obsessivo-compulsivos, na maioria das vezes, começam aos poucos e, no início, nem sempre são percebidos pelos familiares ou mesmo pelos professores na escola. Geralmente, é a queda no rendimento escolar, a mudança de comportamento ou até mesmo a gozação (*bullying*) dos colegas que aponta que algo de grave pode estar acontecendo. Muitas vezes, é um chamado no colégio que faz a família procurar ajuda. E não raro isso só acontece quando os sintomas já se tornaram muito graves.

Algumas manifestações do TOC, como, por exemplo, os rituais de limpeza, as checagens repetidas e a acumulação desorganizada de objetos inúteis, são mais facilmente percebidas e interferem mais no funcionamento da família, enquanto outras podem ser "silenciosas", como os pensamentos repugnantes, que passam despercebidos. Vejamos como a família reage aos diferentes sintomas obsessivo-compulsivos.

Medos de contaminação, compulsões por limpeza e lavagens

Os pacientes com obsessões de contaminação e rituais de lavagem costumam impor suas regras aos demais familiares como forma de não "espalhar" a contaminação por meio do contato. Uma das maiores preocupações desses pacientes é isolar os espaços ou compartimentos "limpos", que não podem misturar-se com os "contaminados" ou "sujos". Objetos "limpos" não podem tocar em objetos "sujos".

Para garantir esse isolamento, regras são criadas, como deixar os sapatos do lado de fora da porta de entrada, não tocar em um objeto sem antes lavar as mãos e trocar de roupas assim que entrar em casa ou, então, lavar novamente todas as louças e talheres antes de colocá-los na mesa. Peças da casa são "isoladas"; toalhas, sabonetes ou mesmo banheiros não podem ser compartilhados; e janelas não podem ser abertas. Nesse contexto, é comum as contas de luz e água dispararem. Um paciente, por exemplo, só encerrava o banho quando esvaziava a caixa d'água do prédio. Ocupava por muito tempo o único banheiro do apartamento, impedindo os demais membros da família de tomar banho, o que gerava conflitos quando o tempo disponível era pouco. Em geral, todos os familiares são obrigados a se submeter a essas regras, que interferem extraordinariamente no funcionamento da família. A consequência são os conflitos, a raiva, a hostilidade quase que permanente e as críticas que podem terminar em agressões verbais e até físicas.

> **ÂNGELA**
> Ângela, 34 anos, morava com os pais e dois irmãos. Exigia que todos os membros da família usassem o banheiro da suíte dos pais e não aceitava que entrassem no banheiro que considerava de uso exclusivo seu. Até mesmo quando recebiam visitas, elas tinham que usar o banheiro da suíte. Embora contrariados, todos acabaram se submetendo à regra estabelecida, porque, no início, quando se opuseram, ocorreram discussões violentas e agressões.

> **MARISA**
> Marisa, 25 anos, com TOC desde a infância, não permitia de forma alguma que as janelas de seu quarto fossem abertas para ventilar, pois, segundo ela, "germes da rua poderiam entrar e provocar doenças". A porta do quarto também ficava sempre fechada, situação que gerava discussões permanentes com a família. Depois de vários meses de janelas absolutamente fechadas e cheiro de mofo muito forte, seu pai arrombou a porta, entrou no quarto e abriu as janelas. Ambos se engalfinharam, trocaram tapas e socos, tendo que ser apartados pela mãe.

Ordem/simetria/alinhamento

Os pacientes que executam rituais de ordem/simetria/alinhamento não permitem que outras pessoas troquem seus objetos do lugar. Para eles, as coisas devem estar no "devido" lugar ou arrumadas "como tem que ser", "no lugar certo" ou "exato". Essas palavras expressam a regra que norteia a conduta dos "alinhadores": "Cada coisa em seu lugar e um lugar para cada coisa". Muitas vezes não se satisfazem em organizar seus objetos pessoais, sendo compelidos a organizar objetos e espaços dos demais membros da família, o que inevitavelmente gera conflitos.

> **EDSON**
> Edson frequentemente se envolvia em discussões com a esposa, pois não conseguia se adaptar à forma de ela arrumar suas coisas, diferente da que ele acreditava ser a certa. Discutia inclusive pelo fato de ela jogar a roupa no cesto de roupa suja de qualquer jeito, pois acreditava que deveria fazer como ele, que dobrava as roupas sujas antes de colocá-las no cesto.

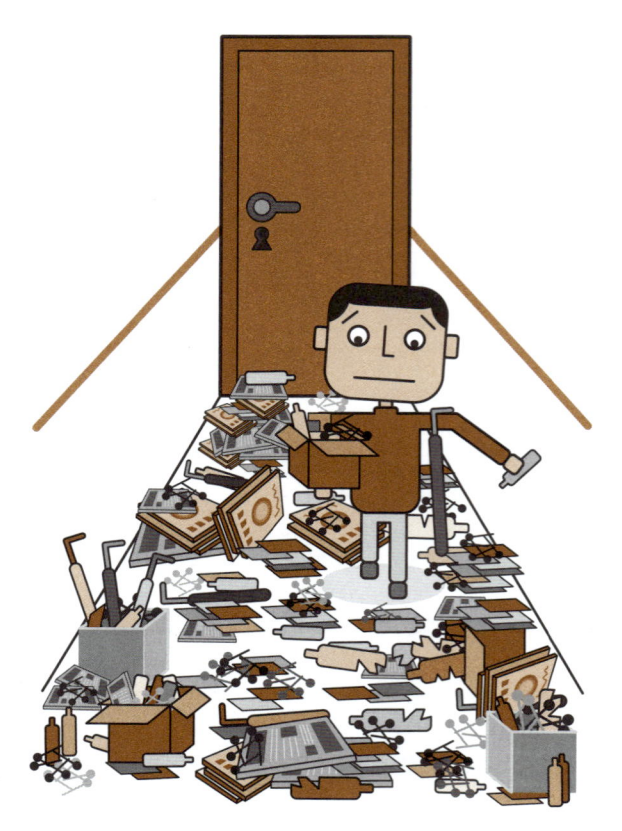

Acumulação compulsiva

A acumulação compulsiva pode ser um sintoma do transtorno de acumulação – um transtorno atualmente separado do TOC, embora relacionado a ele. Porém, quando acompanhada de outros sintomas obsessivo-compulsivos e especialmente quando os objetos não são descartados em razão de medos ou de previsões catastróficas, a acumulação compulsiva segue considerada como um sintoma do TOC. A compulsão por acumular objetos que não têm mais utilidade, como papéis velhos, embalagens, eletrodomésticos quebrados, geralmente sem qualquer organização, e a dificuldade em descartá-los acaba comprometendo espaços preciosos da casa e o plano de uso das diferentes peças, dificultando a circulação das pessoas. Quando grave, interfere seriamente no convívio familiar. São inevitáveis os conflitos frequentes, a redução da vida social e a desarmonia. Não raro, a família passa a não receber mais amigos em razão da vergonha pela desordem reinante. Os acumuladores compulsivos dificilmente concordam em descartar suas quinquilharias.

Repetir perguntas e necessidade de ter garantias ou de se certificar

Entre os sintomas que com frequência mais atormentam os familiares estão as perguntas repetidas, muitas vezes de forma interminável, como no caso de Marcelo, filho de Rosane, descrito no início do capítulo. Essas repetições ocorrem em consequência da necessidade que a pessoa com TOC tem de ter certeza ou garantias de que nada catastrófico aconteceu ou irá acontecer ou de que não cometeu nenhuma falha. "Você não está contaminado com o vírus HIV ou da raiva (se não houve comportamento de risco)", "Você não atropelou um pedestre. Não precisa voltar para verificar", "Você não disse nada errado", "Você fez a compra certa", "As janelas estão todas fechadas", "Suas roupas não vão rasgar", "Você não esqueceu nada no banco do carro", "Sim, a maquiagem está simétrica/perfeita" ou "Você já lavou as mãos" são exemplos de respostas que o paciente deseja ouvir repetidamente, mas cujo efeito tranquilizador dura pouco. Muitas vezes, a repetição da pergunta ocorre segundos depois de ter ouvido a resposta, como se não lembrasse do que foi dito, o que irrita o familiar, que, muitas vezes, acaba perdendo a paciência.

Indecisões e lentificação

O TOC já foi considerado a doença da dúvida, em razão da dificuldade em tomar decisões e da demora na realização das tarefas mais corriqueiras, como levantar da cama ao acordar ou amarrar o tênis ao se vestir. Essa lentificação motora está normalmente associada a padrões elevados de exigência e perfeccionismo, intolerância à incerteza e a sensações do tipo *just right* ou *not just right* (não está "exato", ou não foi feito "certo" ou "direito") ou não está completo. O resultado é a demora na realização de tarefas domésticas como servir-se à mesa, escovar os dentes, tomar banho e se vestir, demora essa que pode ser extrema.

> **JULIANO**
> Juliano às vezes levava até uma hora alinhando a fivela do cinto com os botões da camisa e o zíper da calça e dando o nó nos cadarços do tênis de tal forma que as alças ficassem exatamente iguais. Essas demoras inevitavelmente obrigavam toda a família a esperá-lo. Inúmeras vezes, chegaram atrasados a seus compromissos ou tiveram que cancelar programas, o que gerava atritos constantes.

Outros sintomas

Ao contrário do que ocorre com os sintomas que descrevemos, pensamentos indesejáveis, de conteúdo repugnante, muitas vezes passam despercebidos pelos demais familiares, a não ser quando acompanhados de comportamentos evitativos. Por exemplo, pacientes com pensamentos de conteúdo violento podem esconder facas e evitar se aproximar ou tocar no familiar que é objeto de suas obsessões. Indivíduos com pensamentos sexuais indesejáveis se afastam dos filhos, de crianças nos parques ou mesmo de familiares adultos, se eles forem o tema de tais obsessões. Se não fosse por esses comportamentos, tais pensamentos não seriam notados.

REAÇÕES EMOCIONAIS E COMPORTAMENTAIS DA FAMÍLIA: HOSTILIDADE, CRITICISMO E ACOMODAÇÃO

Duas formas negativas de os familiares reagirem aos sintomas de indivíduos com TOC têm sido descritas na literatura e pesquisadas para observar seu efeito sobre a doença: a hostilidade/o criticismo e a acomodação familiar. Ambas estão associadas a níveis mais graves dos sintomas. Acredita-se, ainda, que contribuam para que o TOC se mantenha e que podem atrapalhar o tratamento.

Hostilidade e criticismo

Um ambiente familiar hostil pode agravar os sintomas do TOC. Ao expressarem raiva, críticas excessivas e descrédito em possíveis mudanças, os familiares desestimulam o paciente a resistir aos rituais e a enfrentar seus medos. Quando essas críticas ocorrem depois de recaídas, não raro o paciente acaba por abandonar o tratamento, pois se sente desencorajado, sem apoio e fracassando na luta contra o transtorno. É como dar um empurrão em quem se sente escorregando ladeira abaixo.

> **MARINA**
> Marina, mãe de Roberta, 25 anos, xingava a filha desde a infância, falando que ela era igual à avó: cheia de manias! Falava que a única coisa que deveria fazer era parar com suas manias. Achava que os comportamentos da filha eram sem sentido, inclusive a colocava de castigo quando recusava usar algumas roupas em razão de pensamentos supersticiosos. Depois de conhecer melhor o TOC, sentiu muita culpa e vergonha, pois percebeu que, além de não ajudar, tais comportamentos agravavam os sintomas da filha e prejudicavam seriamente o relacionamento entre elas.

Acomodação familiar

Uma segunda maneira de a família reagir aos sintomas do TOC é a acomodação familiar. Essa expressão designa comportamentos dos familiares de pacientes com TOC de auxiliar na execução ou participar de algum modo dos rituais. Algumas famílias se acomodam de tal forma aos sintomas de TOC que o estilo de vida, a vida social e a rotina diária mudam completamente e passam a girar em torno das solicitações do paciente. Por esse motivo, costuma-se dizer que, no TOC, a família também adoece.

Como acontece a acomodação familiar no TOC?

Quando o paciente é acometido por uma dúvida, como "Será que fechei bem a porta?" ou "Será que não atropelei alguém?" ou ainda "Será que falei alguma coisa para minha amiga que eu não devia ter falado", a maioria acaba dividindo essas dúvidas com algum familiar e necessita ouvir dele garantias de que a porta está bem fechada, de que não atropelou alguém ou de que não falou nada de inconveniente para a amiga que encontrou na rua. Em geral, não têm confiança na memória e nas próprias checagens. As garantias dão alívio, pois, com isso, compartilham a responsabilidade pelas "possíveis falhas", e essa é uma questão central no TOC. Em geral, o alívio é de curta duração, e as solicitações se repetem inúmeras vezes, provocando respostas irritadas, raiva e culpa.

> **MARILENE**
> Marilene, a mesma pessoa do caso relatado no início do capítulo, referia que não aguentava mais a filha, que, além de lavar inúmeras vezes as mãos, vinha do banheiro com elas molhadas e insistia que a mãe confirmasse que haviam sido de fato lavadas, o que a deixava profundamente irritada e se perguntando se a filha não estaria psicótica.

> **JANE**
> Jane exigia a participação da mãe no banho, que durava de 2 a 4 horas, às vezes até mais, para garantir que estava "direito", especialmente nas costas. Caso a mãe não estivesse presente, não conseguia encerrar o banho ou simplesmente se recusava a tomá-lo.

Também é muito comum que os familiares se submetam a regras rígidas e inflexíveis envolvendo, por exemplo, a limpeza da casa, a colocação das roupas no varal, a arrumação das cadeiras ao redor da mesa, ou os objetos na estante ou no armário do banheiro, mesmo que o façam contrariados. São exigências que a própria família considera absurdas e às quais se submete como forma de evitar conflitos mais sérios e até separações, quando as imposições são de um cônjuge sobre o outro. Expressões como "sou um escravo" ou "virou um inferno" são comuns.

Apresentamos mais exemplos de como a família se acomoda aos sintomas do TOC:

- Lavando bolsas, chaves, carteiras, celulares ou outros objetos "contaminados", nos quais o paciente não toca, que seria desnecessário e até contraindicado lavar.
- Dando garantias ou reassegurando: "Você não disse nada errado", "Você não está contaminado com o vírus da raiva" ou "Suas roupas estão combinando bem".
- Evitando os lugares que o paciente tem medo de frequentar: cemitérios, hospitais, clínicas ou funerárias.

Por que os familiares se acomodam aos sintomas obsessivo-compulsivos?

Muitos familiares acomodam-se aos sintomas do TOC por não suportar o nível de aflição e sofrimento apresentado por seus entes queridos ante seus medos e quando são compelidos a executar seus rituais. Outros se acomodam para evitar contrariar o paciente, o que pode provocar crises de irritação, ansiedade, raiva e perda de controle. Outros, ainda, para "ajudá-lo" a tomar suas decisões e diminuir o tempo gasto em rituais, acreditando que essa atitude compensa os prejuízos causados pela doença.

Por que a acomodação familiar prejudica a recuperação do paciente e o andamento da terapia?

Uma ideia nova e que nem sempre é clara para a família é de que acomodar-se aos sintomas do paciente pode contribuir para manter o TOC e dificultar o tratamento. Os familiares não se dão conta que apoiar o paciente na realização dos rituais (p. ex., ficar com ele durante o banho, levá-lo até a faculdade porque ele não pode tocar em dinheiro ou usar o cartão de crédito para pagar o estacionamento, como no caso de Marilene) acaba reforçando esses rituais e comportamentos evitativos, o que vai na contramão das orientações da terapia, ou seja, fazer exposições e abster-se de realizar rituais. Não se dão conta de que essa aparente solidariedade ou até um sentimento humanitário, na verdade, impede a exposição e, embora produza um alívio momentâneo, que é ilusório, contribui para a consolidação do TOC.

Exercício 10.1

Se você é familiar de alguém com TOC, avalie se costuma acomodar-se aos sintomas que ele apresenta. Veja os exemplos e responda sim ou não caso tenha apresentado qualquer um dos comportamentos descritos a seguir.

Durante a última semana, frequentemente eu:

1. Garanti para meu familiar que suas preocupações não têm motivo. Procurei tranquilizá-lo de que não estava contaminado e que não havia risco de doenças; que tinha fechado bem a porta antes de sair de casa; que sua roupa e seus cabelos estavam alinhados ou, ainda, respondi à mesma pergunta várias vezes.
( ) Sim ( ) Não
2. Esperei meu familiar concluir todos os rituais antes de sairmos de casa.
( ) Sim ( ) Não
3. Obedeci às regras que meu familiar com TOC impõe a toda a família: tirei os sapatos antes de entrar em casa; lavei as mãos, tomei banho e troquei de roupa assim que entrei em casa, conforme ele determinou; não deixei faltar qualquer produto que ele usa para se descontaminar (álcool, desinfetantes, detergentes, sabonetes especiais).
( ) Sim ( ) Não
4. Procurei fazer tudo para ele não se expor ao que provoca seus medos e evitar desencadear os sintomas do TOC. Sempre que possível, tranco as portas; sou a última pessoa a sair; dirijo para evitar as obsessões; abro as portas dos banheiros públicos ou as torneiras; lavo de novo as louças, os talheres e os copos antes de colocá-los na mesa.
( ) Sim ( ) Não
5. Ajudei meu familiar a tomar decisões que sei que ele pode tomar sozinho, mas demora muito. Escolho a roupa que vai vestir, o tipo de comida que vai comprar, em qual cabeleireiro vai cortar o cabelo ou se deve ou não colocar a roupa para lavar.
( ) Sim ( ) Não
6. Não mexi nas quinquilharias que ele deixa em um canto do quarto ou embaixo da cama; evitei recolher o lixo do quarto dele, pois tenho medo que fique furioso se eu mexer em suas coisas.
( ) Sim ( ) Não
7. Tomei cuidado para não tirar nada do lugar que meu familiar determinou; arrumei os objetos da casa exatamente na mesma posição que ele quer.
( ) Sim ( ) Não
8. Não falei nada nem tentei ajudá-lo a interromper comportamentos repetitivos, como acender e apagar a luz, entrar e sair do quarto, tocar em objetos determinado número de vezes ou outros.
( ) Sim ( ) Não

Se você respondeu SIM para qualquer uma das questões, é provável que se acomoda aos sintomas do TOC. Então, converse com seu familiar para juntos procurarem mudar a forma de lidar com os sintomas, e negocie com ele a redução gradual no apoio e na participação nos rituais e evitações.

O QUE POSSO FAZER PARA AJUDAR MEU FAMILIAR COM TOC?

É importante lembrar que o TOC é uma doença crônica e tratável que certamente pode ser superada. Como familiar, amigo ou cuidador, especialmente se é o pai, a mãe ou o cônjuge do paciente, você tem papel crucial para convencê-lo a se tratar, para ajudá-lo a enfrentar seus medos e a resistir a seus rituais. Muitos familiares, amigos e cuidadores, apesar de bem-intencionados, não percebem os sintomas, acham que são apenas "manias" da pessoa, que ela é medrosa, e desconhecem a melhor maneira de ajudar. A doença pode ser incompreensível para todos os envolvidos, que não entendem o que são obsessões, por que elas ocorrem, bem como o papel dos rituais e das evitações, o que ajuda e o que atrapalha. Na verdade, o TOC não é culpa de ninguém, nem sua e nem de quem sofre com o transtorno. O importante é ver a melhor maneira de ajudar a pessoa acometida mesmo que isso implique contrariar suas solicitações e, eventualmente, aumentar sua ansiedade.

É comum, durante o tratamento para o TOC, especialmente quando o paciente é criança ou adolescente, ele comparecer ao consultório do médico ou do terapeuta acompanhado de um familiar, que pode ser o pai, a mãe, ambos ou até mesmo todos os membros da família. Isso também é bastante comum em relação a pacientes adultos, quando comparecem acompanhados do cônjuge ou de algum dos filhos. É importante que seja uma pessoa com quem o paciente tenha um bom relacionamento, que não seja crítica ou hostil, que se comunique de forma afetuosa, que genuinamente esteja interessada em sua melhora e em querer ajudá-lo, que seja capaz de manter uma atitude firme e sem culpa quando necessário, especialmente se está acostumada a apoiar os rituais e as evitações e entende que é preciso mudar esse tipo de atitude.

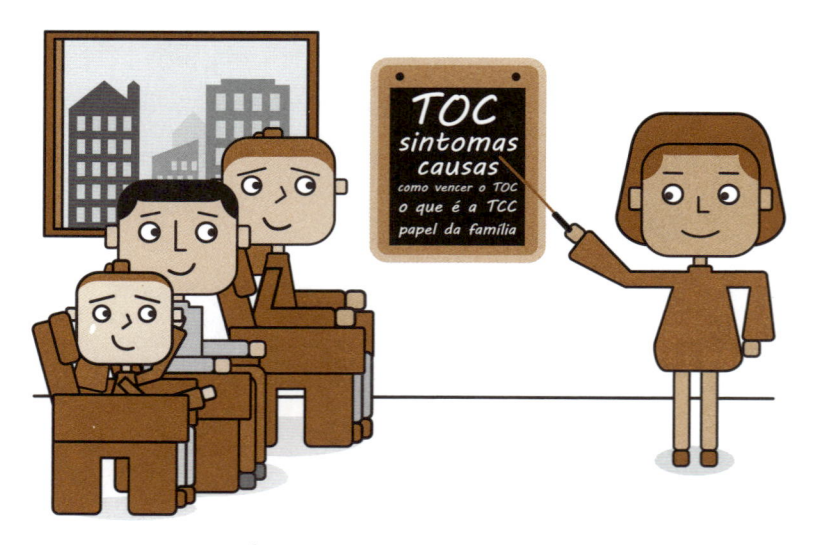

PARTICIPAÇÃO DOS FAMILIARES NO TRATAMENTO

Se você tem alguém em sua família com TOC, é interessante conhecer a fundo o transtorno: suas manifestações, o que se sabe sobre suas causas, como é o tratamento medicamentoso e, sobretudo, como é a terapia própria para o transtorno. Se ainda não o fez, leia pelo menos os quatro primeiros capítulos deste livro e, quem sabe, também aqueles que descrevem os sintomas de seu familiar e a respectiva abordagem terapêutica. Procure informar-se se existe em sua cidade algum grupo de apoio para os portadores da doença e quais são os serviços que oferecem tratamento, em especial, a terapia. Descubra, ainda, que profissionais (psiquiatras ou psicólogos) em sua cidade ou em cidades vizinhas têm experiência nesse tipo de tratamento. Na internet, você poderá também encontrar muitas dessas informações.

Você precisa conhecer principalmente a terapia cognitivo-comportamental (TCC) para o TOC (descrita em detalhes neste livro): como funciona e como é na prática quando destinada ao tratamento de pessoas com TOC e o que são os exercícios de exposição e prevenção de respostas ou rituais (EPR). É importante você saber que, durante os exercícios da terapia, ocorrerá um aumento inicial da ansiedade que poderá assustar o paciente, mas que passa (fenômeno da habituação).

Em que momentos da terapia a ajuda do familiar pode ser importante?

Você pode comparecer às consultas ainda na avaliação inicial para dar informações sobre o TOC que, se você for o pai ou a mãe do paciente, talvez conheça melhor que o próprio paciente (p. ex., sobre o início dos sintomas na infância e adolescência). Ainda no início da TCC e caso o paciente não faça objeção e aceite essa colaboração, você pode ajudá-lo na elaboração da lista de sintomas, uma das primeiras tarefas que o terapeuta irá solicitar. Peça para ele mostrar a lista para você, ajude-o a verificar se não ficou de fora algum sintoma e a completá-la, se necessário. Mas não faça a lista por ele.

Durante o tratamento, você poderá dar apoio na realização dos exercícios de EPR. Poderá, ainda, controlar se o paciente toma regularmente os medicamentos, caso seja uma criança, um adolescente ou mesmo um adulto ou no caso de os sintomas serem muito graves. Nesses casos, observe se as doses ingeridas estão corretas ou se estão ocorrendo reações adversas que podem provocar a interrupção do uso do medicamento. Se houver necessidade e se o paciente não tiver condições, ligue para o médico e peça orientações. Também são muito importantes as combinações que envolvem a redução da acomodação familiar, ou seja, diminuir o apoio e a participação nos rituais. Pode ser combinado, por exemplo, que você pare de assistir ao banho ou decidir qual a roupa que o paciente irá vestir. Para isso, você deve aguardar com paciência que o paciente decida por ele mesmo, sem apressá-lo. Outra combinação pode ser relativa a como vocês irão proceder nas situações em que o paciente se atrase para um compromisso social. Para que essas combinações funcionem, locais, horários, situações, tarefas, tempos de duração e frequência dos exercícios devem ser claramente estabelecidos. Deve haver um acordo explícito entre você e o paciente em relação a tais parâmetros e sobre o papel de cada um. No final do capítulo, você vai encontrar uma lista de atitudes que ajudam e uma lista de atitudes que prejudicam o paciente ou atrapalham a terapia.

Ainda, durante a terapia, é importante reconhecer e apoiar os avanços e as superações do paciente e saber elogiá-lo de forma honesta e verdadeira quando elas ocorrem. Lembre-se de que, como regra, o paciente com TOC muitas vezes não se acredita capaz de vencer seus sintomas. Elogiá-lo quando enfrenta seus medos é um reforço importante, além de restabelecer a autoestima e a autoconfiança geralmente em baixa.

Quando a alta estiver próxima, ou até mesmo depois de encerrado o tratamento, a família poderá auxiliar o paciente na prevenção de recaídas. Isso significa, sobretudo, estar atento para qualquer sinal de eventuais lapsos e recaídas. Perceber precocemente a volta de um ou mais sintomas significa a possibilidade de intervir de imediato e impedir que o quadro se agrave. Se for o caso, solicite ao paciente que entre em contato com o médico ou o terapeuta, ou antecipe a consulta de revisão para ver o que é necessário fazer. É interessante lembrar que, ao final do tratamento, depois que os sintomas desapareceram ou se estão ainda presentes, mas em um nível muito baixo, de forma que não interferem mais nas rotinas nem tomam mais um tempo significativo, as consultas passam a ser mais espaçadas, para revisão, reforço ou apenas para acompanhamento. Veja se o paciente marca regularmente essas consultas, e, se decidido, como foi a combinação para encerrar o tratamento.

ATITUDES QUE AUXILIAM A PESSOA COM TOC E ATITUDES QUE PREJUDICAM

Acredita-se que algumas atitudes da família favoreçam a adesão do paciente e, consequentemente, colaborem com os resultados do tratamento. O contrário também é verdadeiro. Familiares que se opõem ou sabotam o tratamento certamente tornam as coisas muito mais difíceis. Partindo desse pressuposto, a experiência clínica consolidou algumas recomendações gerais destinadas aos familiares. Essas regras não são rígidas, inflexíveis e nem devem ser postas em prática de forma auto-

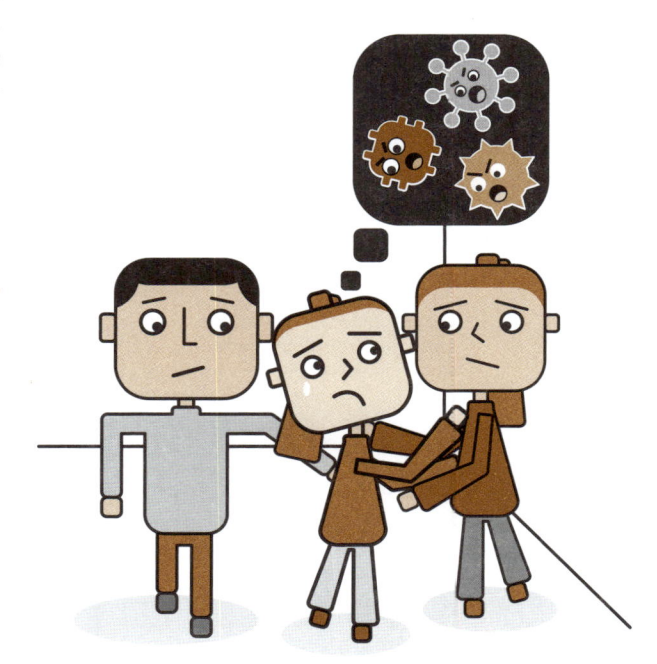

Atitudes que auxiliam a pessoa com TOC

1. Encorajar o paciente gentilmente a enfrentar as situações que evita e a abster-se de fazer os rituais. Lembrá-lo de que, especialmente no início, isso é muito difícil e pode provocar medo e aumento da aflição.
2. Na presença de verificações, lembrar o paciente de que elas são excessivas. Lembrá-lo, também, das metas estabelecidas no início do livro ou, se for o caso, na terapia, e do comprometimento com as tarefas de exposição: verificar as coisas apenas uma vez.
3. Na presença de algum ritual ou medo excessivo, alertar o paciente. Lembrá-lo de que a maioria das pessoas se comporta de forma diferente nessas mesmas situações e não tem os mesmos medos, mencionando exemplos.
4. Lembrar o paciente de que a aflição passa e, em geral, desaparece rápida e naturalmente.
5. Responder às perguntas uma única vez. Ser honesto nas respostas, lembrando o paciente de que é o TOC e a necessidade de ter certeza que o levam a repetir perguntas. Além disso, lembrá-lo de que é impossível ter certeza absoluta sobre muitas questões e que é necessário conviver com incertezas e dúvidas.
6. Evitar dar garantias de que não cometeu uma falha, de que não aconteceu determinada desgraça ou de que não irá acontecer, de que certos riscos imaginados pelo paciente não existiram ou não irão existir. Dar garantias, reassegurar, perpetua o TOC.
7. Lembrar o paciente de que ruminar dúvidas ou culpas (ficar repetindo mentalmente) é inútil, já que ficar repassando argumentos e dúvidas não acrescenta novas evidências ou novos fatos que ajudem a chegar a um maior grau de certeza. A ruminação apenas produz aflição, confunde cada vez mais os argumentos e as lembranças, e aumenta ainda mais as dúvidas.
8. Usar lembretes com humor e sem agredir, por exemplo: "Olha o TOC", "Você não tem que...", "Nem o Banco Central é tão seguro!", etc.
9. Procurar não participar e não reforçar os sintomas: "Não vou responder de novo para você, porque isso alimenta o TOC" ou "Não vou assistir a seu banho para dar garantias de que você está limpo". Seja firme, sem ser autoritário.
10. Elogiar o paciente sempre que notar que ele se esforçou, especialmente quando ele enfrentou e venceu um sintoma que era muito difícil.
11. Marcar o horário no qual sairão de casa para almoçar, jantar, etc. Se, por acaso, o paciente se atrasar, avisar quanto tempo mais vai esperá-lo. Passado esse tempo, cumprir o combinado.
12. Não deixar o TOC arruinar a vida de sua família: preservar os demais membros, manter seus compromissos profissionais, sociais, horas de lazer e vida social.
13. Participar de grupos de apoio: familiares de outros portadores de TOC podem dar dicas valiosas sobre os recursos existentes em sua cidade para tratar a doença e sobre como lidar com os sintomas e as diferentes situações que ocorrem a todo o momento.
14. Dispor-se a apoiar o paciente na realização dos exercícios de EPR. Permanecer ao seu lado, especialmente durante as atividades que produzem muito medo/desconforto, mas não fazer o exercício pelo paciente, como, por exemplo, segurar um objeto que ele necessita tocar, mas evita. Pode-se até fazer isso como demonstração e depois solicitar que ele repita (p. ex., tocar na lixeira e não lavar as mãos depois).
15. Pedir que o paciente avise quando estiver na iminência de fazer um ritual ao qual acredita não poder resistir. De forma gentil, estimulá-lo a resistir, sem pressioná-lo, permanecendo a seu lado até o impulso diminuir, procurando distraí-lo.
16. Auxiliar o paciente a completar a lista de sintomas, apontando aqueles que talvez ele não tenha percebido, e a preencher o mapa do TOC, como foi orientado no Capítulo 5 (registro com as situações em que os sintomas aparecem).
17. Ficar atento a sinais de recaída e descobrir uma forma gentil e delicada de sinalizar isso.
18. Ter uma atitude geral de aceitação do paciente, sem, entretanto, se submeter às suas regras.

Atitudes que devem ser evitadas

1. Estimular os rituais (mandar lavar as mãos) ou os comportamentos evitativos (não tocar em dinheiro, não usar banheiro público, levar uma garrafa de álcool na bolsa para passar nas mãos a toda hora) para que a aflição do paciente diminua.
2. Ser impaciente. Deve-se controlar a irritação e manter a calma. Caso o paciente se recuse a fazer as exposições que foram combinadas na terapia ou a abster-se de executar rituais em alguma situação, não criticá-lo.
3. Pressionar o paciente a todo momento para que não se atrase. A pressão só torna a situação ainda pior. Sob pressão, a ansiedade aumenta, a pessoa fica "baratinada", e as dificuldades são ainda maiores para planejar a sequência das tarefas ou para concluir o que está realizando, tornando tudo ainda mais lento.
4. Discutir acaloradamente ou perder a paciência.
5. Guardar rancor ou ressentimento: é preciso lembrar-se de que as obsessões são pensamentos invasivos involuntários e os medos são irracionais. O paciente não tem culpa de tê-los. Muitas vezes, as obsessões estão em um nível tal de gravidade que o paciente se sente incapaz de ter controle sobre elas.
6. Ridicularizar o paciente, ser hostil ou excessivamente crítico. A maioria das pessoas com TOC tem vergonha de seus rituais e baixa autoestima. É cruel humilhá-las, especialmente diante de outras pessoas, por problemas que ultrapassam sua capacidade de controle. O criticismo excessivo só piora as coisas.

> 7. Oferecer garantias para dúvidas ou obsessões de conteúdo aflitivo, e responder às mesmas perguntas mais de uma vez. É melhor comentar que a pergunta já foi respondida e que repetir a resposta "já é TOC".
> 8. Impedir o paciente de realizar um ritual utilizando meios físicos. Como regra geral, isso jamais deve ser feito, exceto nos casos em que o ritual represente algum risco de vida ou quando houver um acordo prévio para que isso seja feito.

ritária; pelo contrário, devem prevalecer, acima de tudo, o bom senso, a tolerância e o interesse genuíno em ajudar o paciente a vencer a doença.

RECOMENDAÇÕES FINAIS: A VIDA CONTINUA, NÃO ESQUEÇA DE CUIDAR DE VOCÊ E DE SUA FAMÍLIA

Quando uma pessoa com TOC está tentando vencer a doença e fica muito ansiosa ao tentar superar seus medos e resistir ao impulso de fazer um ritual, uma reação natural de quem presencia essa luta e esse sofrimento é querer aliviar essa dor. E você é tentado a dar apoio, dizendo: "Não, suas mãos estão limpas e não precisa lavá-las de novo", "Sim, as portas estão trancadas e estamos todos seguros" ou "Não, é claro que você não me perturba". Com isso, no entanto, há o risco de, na próxima vez que for atormentado por uma obsessão, seu familiar olhar novamente para você e buscar as mesmas respostas e garantias, em vez de confiar na própria capacidade de enfrentar o TOC. Como regra geral, evite atender às demandas decorrentes do TOC (apoiar a execução de rituais, sugerir evitações, eliminar dúvidas ou dar garantias). Abstendo-se de dar esses apoios, você ajuda seu familiar a enfrentar em vez de evitar as situações temidas e a conviver com as dúvidas e incertezas. A evitação reduz a ansiedade em curto prazo, mas, em longo prazo, reforça o medo. Mas você conhece o paciente e vai saber quando ser firme e exigente no combate ao TOC e quando oferecer apoio emocional, confortá-lo, abraçá-lo. Proporcionar apoio e tranquilidade emocional, garantir que ele não está sozinho e é amado sempre é a melhor garantia de todas.

Lembre-se de que os sintomas de TOC podem aumentar e diminuir ao longo dos dias, juntamente com as tensões diárias normais em casa, na escola, no trabalho, mas também em resposta a eventos estressantes (provas na escola, concurso, viagem). Em alguns dias, o portador da doença pode lidar melhor com seus sintomas; em outros, nem tanto; e em outros, ainda, os sintomas podem estar bem graves. Haverá avanços e, às vezes, dias ruins e retrocessos. Isso é inevitável! O importante é não culpar ninguém, mas juntos, como uma família, sentar, discutir e aprender com as dificuldades ocorridas e buscar alternativas melhores para lidar com as mesmas situações quando elas ocorrerem no futuro. O ideal é compartilhar com os demais membros da família as dúvidas, decisões e orientações relacionadas ao paciente. Se ele está em tratamento com um médico ou terapeuta, peça para às vezes acompanhá-lo nas consultas a fim de ter uma oportunidade de conversarem juntos sobre as experiências vividas ao longo da semana, esclarecer dúvidas e receber orientações. Eventualmente, se sentir necessidade, marque uma sessão para conversar sozinho com o médico ou terapeuta sobre seus próprios sentimentos e dúvidas. Não esqueça de comentar essa decisão com o paciente e, se for o mesmo profissional, veja se ele não tem alguma objeção e se aceita a sua ida ao consultório.

Não é exclusivamente sua a responsabilidade de apoiar o paciente no enfrentamento do TOC. Na TCC do TOC, são comuns sessões em que toda a família comparece. É uma oportunidade para esclarecer dúvidas e aprender a manejar as situações complicadas que sempre acontecem e que deixam toda a família desorientada, muitas vezes em crise e sem saber qual a melhor atitude a tomar. Cuide para não se sentir excessivamente a única pessoa da família responsável e compartilhe esse sentimento, bem como os conhecimentos adquiridos, com os demais membros da família. Tenham conversas regulares para discutir as situações ocorridas e para adotar um manejo uniforme do paciente, coerente com as orientações recebidas dos profissionais.

Além disso, procure ajudar você mesmo(a). Não deixe de cuidar do seu bem-estar e do de sua família. Portanto, se sua situação permite, viaje no fim de semana para algum lugar diferente, vá ao cinema, ao teatro, jante fora com amigos ou assista regularmente a seu programa de TV preferido. Essas atitudes vão deixar você revigorado e pronto para os novos desafios do TOC.

Teste seus conhecimentos

1. Pensando em seu papel de cuidador(a) de uma pessoa com TOC, é correto afirmar:
   (a) Como o TOC é uma doença do indivíduo, não há o que eu possa fazer para ajudar.
   (b) Como o transtorno tem forte impacto sobre mim e minha família, teremos mais força se nos comprometermos juntos com a recuperação de nosso familiar.
   (c) Como foi um problema que criei em razão de erros que cometi na educação do paciente, sou o(a) responsável pela doença e tenho que resolver o problema sozinho(a).
   (d) Tenho que ser duro(a) com meu familiar, impor limites e não tolerar a desobediência; caso contrário, ele jamais irá vencer a doença.

2. A maioria dos familiares apoia a execução ou participa de alguma maneira dos rituais dos pacientes com TOC. Esse comportamento é chamado de acomodação familiar. Sobre a acomodação familiar, é correto afirmar que:
   (a) É uma atitude que auxilia no combate ao TOC.
   (b) Não interfere na resposta ao tratamento.
   (c) Tenho sempre que atender as exigências de meu familiar com TOC e fazer o que ele me pede; se contrariá-lo, ele vai piorar muito.
   (d) É prejudicial ao paciente, pois reforça os sintomas do TOC em razão de aliviar a ansiedade, papel semelhante ao dos rituais e das evitações.

3. Por que é importante para a família conhecer o TOC e a TCC?
   (a) Compreender melhor o TOC e a TCC mediante a busca de informações contribui para diminuir os níveis de hostilidade, as críticas, os preconceitos e os mal-entendidos em relação ao transtorno.
   (b) Os familiares do paciente podem ajudá-lo na elaboração da lista dos sintomas, apoiá-lo nos exercícios de exposição e prevenção de respostas ou rituais e na prevenção de recaídas.
   (c) É muito importante a família perceber os primeiros sinais de eventuais retornos dos sintomas a fim de prevenir recaídas.
   (d) Todas as alternativas estão corretas.

Respostas: 1 – b; 2 – d; 3 – d.

capítulo 11

Manutenção dos ganhos e prevenção de recaídas

Os capítulos iniciais deste livro descreveram as manifestações do TOC, abordaram suas possíveis causas e os tratamentos disponíveis para vencer a doença – o uso de medicamentos e a terapia cognitivo-comportamental (TCC). Nos capítulos seguintes, descrevemos a TCC para o transtorno, focando no uso dessa técnica e, em especial, a técnica de exposição e prevenção de respostas ou rituais (EPR) aplicada aos vários tipos de sintomas que caracterizam o TOC. Durante a leitura, você foi estimulado a fazer exercícios de exposição, de abstenção da execução de rituais e de correção de pensamentos e crenças erradas. Esperamos que a leitura do livro, complementada pelos exercícios, o tenha ajudado a vencer os sintomas da doença. Caso não os tenha eliminado por completo, esperamos que tenha conseguido uma boa redução na gravidade e na interferência que eles causam nas atividades do seu dia a dia, em seu trabalho, na relação com sua família e seus amigos. Certamente você adquiriu uma melhor compreensão do que é o TOC e, agora, consegue identificar obsessões, compulsões e evitações com clareza, está motivado a enfrentar os sintomas e foi capaz de fazer muitos dos exercícios propostos.

A partir daqui, o esforço para vencer o TOC prossegue em uma fase denominada manutenção dos ganhos e prevenção de recaídas. Essa fase tem como objetivo a consolidação dos ganhos obtidos, como a diminuição dos medos e da necessidade de executar rituais. Essa consolidação se dará pela continuação dos exercícios de EPR e pelo uso de técnicas cognitivas e/ou comportamentais específicas focadas nos sintomas obsessivo-compulsivos que eventualmente remanesceram.

É importante lembrar, como ensina o professor Ivan Izquierdo – um dos maiores pesquisadores brasileiros em neurociências –, que existe, em muitos transtornos psiquiátricos, uma memória do medo. No caso do TOC, objetos, lugares, pessoas e situações estão associados a memórias dessa emoção desagradável que necessitam ser extintas para que o transtorno desapareça. Isso ocorre por meio do fenômeno da habituação, a diminuição espontânea e natural do medo quando ele é provocado pelos exercícios de exposição e de abstenção de fazer rituais. Em razão da habituação, ocorre também uma mudança importante: a extinção gradual da memória do medo associada aos objetos, lugares e pessoas, e sua substituição por uma nova memória, não acompanhada de medo, desses mesmos objetos, pessoas e lugares ativadores, que, em razão dos enfrentamentos, perdem a propriedade de provocá-lo e se tornam neutros: a memória do medo foi extinta. Para que esse processo continue e de fato se consolide, é importante a avaliação periódica dos sintomas para ver se ainda aparecem, mesmo que de vez em quando; o manejo de eventuais dificuldades e impasses; e, sobretudo, a prevenção de possíveis recaídas. O desafio que temos pela frente, portanto, é manter os ganhos obtidos, consolidá-los e prevenir recaídas. É sobre isso que vamos falar neste capítulo.

O TOC É UM TRANSTORNO CRÔNICO COM RISCO DE RECAÍDAS

O TOC é um transtorno crônico. Dificilmente os sintomas desaparecem de forma espontânea. A maioria das pessoas que não fizeram tratamento tende a apresentar os sintomas durante toda a vida, com flutuações na intensidade ao longo do tempo. Infelizmente, em alguns casos, podem se tornar muito graves e incapacitantes. O tratamento tem uma grande chance de alterar esse curso natural da doença, provocando a redução e até o desaparecimento completo dos sintomas. A questão é: essa redução obtida com a terapia ou com o uso de medicamentos mantém a melhora ao longo do tempo ou os sintomas acabam retornando? Quais as chances de ocorrerem recaídas?

O primeiro fato que você deve ter em mente é que as causas do TOC são pouco conhecidas e que o risco de recaídas continuará sempre existindo, mesmo que você tenha obtido uma melhora completa dos sintomas. O motivo é muito simples: como não são conhecidas as causas, não se pode falar em cura, mesmo quando os sintomas desapareceram completamente, porque não se tem certeza de que elas foram de fato removidas. Os tratamentos diminuem ou eliminam fatores que contribuem para a manutenção e o agravamento dos sintomas, mas não removem, por exemplo, a predisposição genética e as disfunções cerebrais que podem ter um papel importante em muitos casos. Especialmente os fatores genéticos com certeza continuarão presentes.

A TCC, em particular, modifica fatores psicológicos (aprendizagens e crenças erradas) que, sem dúvida, concorrem para a origem e, sobretudo, para a manutenção do transtorno (p. ex., evitar em vez de enfrentar os medos, exagerar o risco que objetos, pessoas ou lugares podem apresentar, não conseguir conviver com a incerteza). Quando, durante a terapia, a pessoa se esforça para enfrentar seus medos, abstendo-se de fazer um ritual, elimina um fator responsável por sua perpetuação, que é o alívio obtido com sua realização. Eliminado esse fator, tem-se uma boa chance de que o TOC desapareça até por completo. Já a correção de pensamentos automáticos e de crenças erradas auxilia a reduzir os medos e facilita a adesão aos exercícios de EPR. O mesmo acontece quando se aprende a não dar importância a pensamentos indesejáveis por entender que eles não têm nenhum significado catastrófico – são apenas sintomas um tanto bizarros do TOC –, deixando-se de lutar contra eles. Com essa compreensão e essas medidas, eles diminuem de intensidade, podendo até desaparecer. Certamente você compreendeu que ter esses pensamentos não significa querer praticá-los, tampouco que existe qualquer risco de praticá-los. São lições que aprendeu ao longo da leitura deste livro e que constituem ferramentas que continuará utilizando para modificar a forma de lidar com seus sintomas e medos. Quando a terapia e, sobretudo, os exercícios realizados conseguem fazer essas modificações, há uma boa chance de os sintomas não voltarem, pela simples razão de que medos enfrentados repetidas vezes e vencidos dificilmente retornam. Mas nem sempre é assim. Vários fatores acabam contribuindo para um resultado maior ou menor dos tratamentos.

Nem sempre as aprendizagens e crenças erradas são totalmente eliminadas ou modificadas, sendo, pelas razões que descrevemos, de se esperar que, com o tempo, aconteçam recaídas, especialmente em pacientes que não conseguiram eliminar por completo os sintomas. Na prática, o que se observa é que elas são bastante comuns, principalmente quando os sintomas eram de longa duração, haviam iniciado muito cedo, eram muito graves e incapacitantes ou quando já haviam ocorrido várias crises ao longo da vida. As recaídas são mais frequentes quando o tratamento foi apenas medicamentoso e os medicamentos foram interrompidos, e quando o paciente abandonou os exercícios de EPR e ainda apresentava sintomas residuais. Também são comuns recaídas em períodos de estresse intenso (p. ex., durante o período de provas para um concurso, depois do nascimento de um bebê ou após a morte inesperada de um familiar próximo), na presença de depressão ou quando há conflitos familiares associados.

REMISSÃO DOS SINTOMAS COM A TCC

Pesquisas demonstram que a maioria dos pacientes com TOC (70% ou até mais) consegue uma redução significativa dos sintomas com a TCC. Existe até um pequeno grupo de pacientes que, mesmo apresentando sintomas graves e de longa data, responde à TCC de forma rápida, livrando-se completamente dos sintomas em poucas sessões. Estudos têm mostrado que esses pacientes são, em geral, mulheres, com boa qualidade de vida, com boa compreensão (*insight*) sobre o transtorno, sem comorbidades graves, altamente motivadas para fazer o tratamento e que se comprometem de imediato, e fazem os exercícios (costumam fazer até mais do que é solicitado). Também tem sido observado que a intensidade dos sintomas pode continuar diminuindo com o passar do tempo, mesmo depois de encerrado o tratamento.

Infelizmente, 20 a 30% dos que buscam a terapia não respondem ou não conseguem obter benefícios, ou, pior ainda, terminam por abandoná-la. É muito comum que isso ocorra quando existem doenças associadas, ou seja, comorbidades (depressão, psicoses, transtorno de déficit de atenção/hiperatividade [TDAH], transtorno bipolar, etc.), quando os sintomas são muito graves e muito antigos, quando as convicções sobre o conteúdo das obsessões são muito fortes, cristalizadas, fixas e a pessoa está totalmente convencida de que são verdadeiras (p. ex., de que se pode contrair HIV usando um banheiro público) ou, ainda, quando a pessoa tem medos muito intensos e não se anima a fazer os exercícios de EPR. Se você se enquadra em um desses casos, pode ser que apenas a leitura do livro não tenha sido suficiente, sendo recomendável que procure um psicólogo ou psiquiatra em sua região com experiência no tratamento do TOC, sobretudo na TCC direcionada ao transtorno, para ajudá-lo. Com essa ajuda, será mais fácil vencer a doença.

Remissão completa dos sintomas

Considera-se que houve remissão dos sintomas quando a gravidade atinge menos que 12 pontos na Escala Yale-Brown de Sintomas Obsessivo-compulsivos (Y-BOCS) por pelo menos uma semana durante ou depois do tratamento. Caso o paciente fosse avaliado nessas condições, não preencheria mais os critérios para o diagnóstico de TOC, pois os sintomas, se presentes, estão em um nível chamado de subclínico. Se a melhora dos sintomas (pontuação menor que 12 na Y-BOCS) prossegue por pelo menos um ano, considera-se remissão completa. Nessa condição, os sintomas podem flutuar minimamente com o passar do tempo, não tomam tempo significativo da pessoa e não interferem em suas rotinas diárias. Um detalhe importante: sabe-se, também, que aqueles pacientes que conseguem esse resultado têm menos chances de vir a ter recaídas do que aqueles que tiveram uma redução ou remissão parcial e ao final do tratamento continuavam com alguns medos, rituais, evitações e com pontuação da gravidade acima de 12 na Y-BOCS, embora menor do que a que existia antes do tratamento. Nesses casos, sabe-se que há risco bem maior de recaídas.

Resumindo, quando se consegue, ao final do tratamento, uma remissão completa dos sintomas e ela persiste por um longo tempo, há uma boa chance de se ficar livre da doença por longos períodos de vida e, quem sabe, para sempre. Se, ao final do tratamento, persistirem sintomas residuais, há uma chance bem maior de recaídas ocorrerem. Esse deve ser, portanto, o objetivo do tratamento: a eliminação completa dos sintomas. Não deixar nada para trás.

Antes de abordarmos as estratégias para manter os ganhos obtidos com a terapia e prevenir recaídas, vamos esclarecer os seguintes conceitos: lapsos e recaídas.

LAPSOS E RECAÍDAS

Lapsos

Mesmo depois de praticamente todos os sintomas terem sido eliminados, são comuns episódios isolados de curta duração nos quais, às vezes, até sem se dar conta e de forma quase automática, como se fosse um hábito, a pessoa dá uma "escorregada": executa um ritual compulsivo ao qual já havia conseguido resistir com sucesso. Geralmente, se dá conta na hora e de imediato retoma o comportamento aprendido na terapia – de resistir aos rituais e de se expor aos lugares, objetos, pessoas que distraidamente voltou a evitar. Tais episódios transitórios, geralmente de intensidade leve, são chamados de "lapsos". São falhas, esquecimentos ou pequenos "escorregões". São involuntários, decorrentes de distrações e de descuidos. Normalmente, são de curta duração – minutos ou horas. A vigilância e o automonitoramento aprendidos na terapia falharam e indicam que os sintomas ainda estão presentes. É importante lembrar, ainda, que, quando o TOC é de duração muito longa, os rituais com muita frequência se tornam hábitos arraigados, incorporados ao estilo de vida, às rotinas e são realizados de forma automática, sem que o indivíduo tenha qualquer crítica ou tente resistir a eles, sendo difícil, de uma hora para outra, mudar hábitos, mesmo que errados. Nesse sentido, os lapsos não têm significado maior. Representam um retorno passageiro e reversível dos sintomas e não constituem recaídas.

Lapsos são muito comuns, particularmente na fase da mudança da terapia. Mesmo pessoas sem TOC desenvolvem comportamentos automatizados que, muitas vezes, podem ser difíceis de modificar, como, por exemplo, o trajeto para ir ao trabalho ou a sequência de coisas feitas ao voltar para casa.

> **RUBENS**
> Rubens tinha mudado de emprego, no qual havia trabalhado por 22 anos. Nas primeiras semanas no novo trabalho, surpreendeu-se ao fazer algumas vezes o trajeto de carro para a antiga empresa pela manhã. Mas assim que o novo trajeto passou a ser realizado diariamente, este novo comportamento foi automatizado e substituiu o hábito antigo.

Isso também acontecerá com os rituais do TOC.

Recaída e piora dos sintomas

Usa-se o termo recaída quando, depois de uma fase em que os sintomas se encontravam muito diminuídos ou ausentes (recuperação ou remissão completa), ocorre sua volta de forma mais consistente e persistente e acompanhada de desconforto ou de interferência nas atividades diárias ou aumento do tempo (mais de uma hora por dia) envolvido. Por consenso, os pesquisadores definiram um mês como o tempo mínimo de duração da volta ou agravamento dos sintomas para se considerar a situação como recaída. Na prática clínica, eventualmente a duração pode ser menor que um mês se os sintomas que retornaram forem graves, com sofrimento intenso (desconforto/ansiedade) associado e tomarem muito tempo da pessoa, impedindo-a de executar suas atividades normais. Em todos esses casos, a volta ao tratamento deve ser considerada.

Também é possível a piora dos sintomas, que é um pouco diferente de recaída. Se, depois do término do tratamento, os sintomas persistem em certo grau, a melhora foi parcial ou inexistente e o aumento da gravidade necessite manejo clínico, deve-se considerar que houve uma piora. Para identificar com mais precisão uma piora, pode-se utilizar a escala Y-BOCS e verificar se os pontos aumentaram mais que 35% em relação à última vez em que a escala foi aplicada. Esse é um critério usado por pesquisadores. Como é comum a flutuação da intensidade dos sintomas, pode ser que, depois da piora, retornem ao nível anterior ou até diminuam.

Feitas essas considerações mais conceituais, vamos às estratégias que podem ajudar a manter os ganhos terapêuticos e prevenir lapsos, recaídas ou piora dos sintomas.

CONTROLE DOS SINTOMAS

"O TOC é uma árvore que foi podada e cujos galhos estão sempre tentando brotar." É o que dizia uma paciente ao final das sessões de TCC em grupo. Comentava, ainda: "É preciso estar sempre atento e cortar todo e qualquer broto novo que aparece". De fato, a luta para vencer o TOC não termina com o fim da terapia, devendo seguir vida afora, talvez por muitos anos, quem sabe para sempre. Uma das primeiras medidas é manter a vigilância e o controle sobre os sintomas por meio da avaliação periódica de sua gravidade. Depois que a terapia terminou, é importante seguir medindo a gravidade dos sintomas pela escala Y-BOCS para perceber se permanecem estáveis, se continuam diminuindo ou se houve o reaparecimento ou a piora para, nesse caso, adotar de imediato medidas para restabelecer o controle da situação. A seguir, apresentamos algumas dessas medidas.

Avaliação periódica da intensidade dos sintomas

Para controlar a intensidade dos sintomas, uma medida prática é, periodicamente, preencher a Y-BOCS, já descrita no Capítulo 5. A Y-BOCS é uma escala padronizada que avalia a intensidade dos sintomas obsessivo-compulsivos e o ajudará a verificar se está havendo ou não redução nos escores e qual o grau dessa redução. Recomenda-se preenchê-la mensalmente, durante um bom tempo, e comparar os escores obtidos com o resultado da aplicação anterior para ver se estão estáveis, se aumentaram ou diminuíram de intensidade. Lembre-se de que a meta é a eliminação completa dos sintomas (Y-BOCS < 8). Nas pesquisas, de modo geral, considera-se que o tratamento foi eficaz quando a redução foi igual ou superior a 35%. Quando esse índice é atingido, é importante observar o que foi utilizado como indicativo de resposta ao tratamento. No entanto, nem sempre esse grau de redução é satisfatório, principalmente quando os sintomas antes do início do tratamento eram graves, pois, mesmo tendo havido essa redução, podem continuar ainda graves ou interferindo de forma significativa na vida da pessoa. É fundamental que os sintomas diminuam para menos de 16 na escala Y-BOCS ou, idealmente, para menos de 8. Este último é o escore que muitas pessoas que não apresentam TOC pontuam na escala e tem sido usado como um dos critérios de remissão completa dos sintomas.

Revisão da lista de sintomas

Uma segunda forma de avaliar os sintomas e o resultado do tratamento é mediante a análise periódica da lista dos sintomas elaborada no início do tratamento (Cap. 5). A eliminação por completo das obsessões, compulsões e evitações contidas na lista representa a meta prática a ser atingida com a TCC. Durante o tratamento, ela foi revisada semanalmente para a escolha das novas tarefas, conforme foi comentado no Capítulo 5. Permite, ainda, uma análise do sucesso obtido e do que ainda falta alcançar. Muitas vezes, foi possível eliminar de forma rápida uma grande quantidade de sintomas, ou sintomas muito graves, e a lista está vazia. Em outras, persistem sintomas para seguir sendo trabalhados. Neste último caso, o não avanço na eliminação de sintomas deve servir de alerta para que você avalie o que pode estar dificultando o processo. A revisão da lista também é importante para incluir novos sintomas que possam ter surgido nas últimas semanas, ou que, embora já existentes de longa data, só foram identificados como fazendo parte do TOC mais recentemente, após o término da terapia.

Objetivo: a eliminação completa dos sintomas

Em geral, os primeiros sintomas que desaparecem durante a terapia são os rituais compulsivos, seguidos das evitações e, por último, das obsessões. Essa peculiaridade dos efeitos da TCC reside provavelmente no fato de que rituais e evitações são comportamentos voluntários, que dependem mais da determinação do próprio indivíduo em resistir a eles, enquanto as obsessões dependem da extinção das memórias de emoções negativas (medo, ansiedade) associadas aos estímulos ativadores, como objetos, pessoas, locais ou situações. A modificação dessa memória ocorre pela habituação resultante da repetição dos exercícios de EPR, com os referidos estímulos passando a ser neutros, perdendo a propriedade de provocar medo ou desconforto. Como se trata de uma memória involuntária, também chamada de memória implícita, custa mais a desaparecer.

Impasses e não adesão aos exercícios

Acompanhar com periodicidade a gravidade dos sintomas por meio da Y-BOCS e revisar a lista de sintomas obsessivo-compulsivos são estratégias que permitem avaliar o andamento da luta contra o TOC e, indiretamente, o quanto você tem aderido aos exercícios de EPR e demais tarefas propostas. Assim, poderá identificar de modo precoce dificuldades e impasses que, quando não percebidos, podem contribuir para a falta de motivação e determinar a interrupção dos exercícios. Em geral, depois de 4 a 6 semanas, deve-se notar alguma redução dos escores na escala e na lista de sintomas. Se nenhum resultado for percebido, é interessante revisar as razões do insucesso. O diagnóstico pode estar incorreto, talvez você apresente sintomas muito graves e não esteja aderindo aos exercícios, talvez continue tendo pouca compreensão dos sintomas obsessivo-compulsivos ou motivação para fazer os exercícios. Pode também ter acontecido de os exercícios escolhidos inicialmente terem provocado níveis muito elevados de ansiedade, fazendo com que você não se animasse a realizá-los. Isolados ou em conjunto, esses fatores podem acarretar baixa ou nenhuma adesão aos exercícios, comprometendo os resultados da terapia.

É possível, ainda, que você apresente comorbidades que podem estar interferindo nos resultados e que exijam tratamentos específicos (p. ex., depressão, transtorno da personalidade obsessivo-compulsiva [TPOC], transtornos de ansiedade, TDAH, transtorno bipolar, etc.) ou abordagens complementares, envolvendo, por exemplo, medicamentos ou, se eles já estiverem sendo usados, a modificação de suas doses, a substituição por outro fármaco ou, ainda, o uso de um medicamento adicional, o que é assunto para ser discutido com seu médico.

Por fim, é possível que existam avaliações, interpretações erradas ou crenças supervalorizadas ou até delirantes que o impeçam de fazer os exercícios. Se você estiver enfrentando essas dificuldades, é importante revisar com o médico ou o terapeuta o diagnóstico, para ter certeza de que está correto, avaliar sua motivação, reforçar tópicos da psicoeducação (a função dos rituais, o fenômeno da habituação), discutir se as doses do medicamento estão adequadas, utilizar exercícios cognitivos para modificar crenças supervalorizadas, escolher novos exercícios em um nível que você acredite (80%) ser capaz de realizar e, talvez, pedir o auxílio de algum familiar, do próprio terapeuta ou de um acompanhante terapêutico para ajudá-lo na realização dos exercícios. Caso você não esteja conseguindo avançar na luta contra o TOC sem o acompanhamento de um profissional, não hesite em buscar a terapia. Um psicólogo ou psiquiatra pode auxiliá-lo na avaliação de suas dificuldades e propor novas estratégias terapêuticas, tanto relacionadas com medicamentos como com a terapia, para que você alcance o sucesso, vencendo impasses e melhorando a adesão aos exercícios.

ESTRATÉGIAS DE MANUTENÇÃO DOS GANHOS E PREVENÇÃO DE LAPSOS E RECAÍDAS

Como lidar com os lapsos

Um dos primeiros cuidados em relação a um lapso é estar atento às interpretações negativas ou catastróficas a respeito dele para, então, tentar corrigi-las. É comum, por exemplo, que, depois de um lapso, a pessoa se sinta frustrada, interpretando a falha como recaída e, portanto, como fracasso do tratamento e de todo o seu esforço, como se nada tivesse valido a pena. Isso pode deixá-lo deprimido, culpado, sentindo-se incapaz de lutar contra o TOC e pensando seriamente em desistir de tudo, entregar-se de novo aos rituais, pois nada dá resultado. Caso observe isso, reavalie a situação e corrija seus pensamentos, pois, do contrário, o que era apenas um lapso, pode se transformar de fato em uma recaída.

A seguir, apresentamos um exemplo de interpretação de um lapso como uma recaída.

> **EDSON**
>
> Edson, funcionário e dirigente de uma empresa multinacional, sempre teve excelente desempenho profissional, mesmo em épocas em que era atormentado por obsessões de conteúdo violento e agressivo. Diante do retorno das obsessões durante dois dias, relatou a seguinte série de pensamentos catastróficos que o deixavam deprimido e desanimado:
>
> "A presença desses sintomas significa que estou tendo uma recaída do TOC!"
> "Os sintomas vão interferir em meu desempenho profissional!"
> "A empresa vai notar e vai me despedir!"
> "Não poderei mais garantir o sustento da minha família!"
> "Não sei o que será deles se eu não puder mais trabalhar!"

Tais pensamentos o atormentavam, pois, em um primeiro momento, ele os considerava verdadeiros e, portanto, com grande possibilidade de as catástrofes de fato acontecerem, desconsiderando todas as evidências contrárias (a própria história pessoal). Particularmente, a última dúvida ativava um ciclo interminável de ruminações obsessivas, relacionadas à elevada necessidade de ter certeza, o que ele tinha dificuldade de interromper. O questionamento socrático (exame das evidências) de cada uma das afirmativas cessou o ciclo.

Estratégias para prevenir lapsos e recaídas

Existem algumas recomendações adicionais que podem auxiliá-lo a prevenir as recaídas. Esteja atento e procure colocar em prática as estratégias apresentadas a seguir. Dessa forma, terá maiores chances de manter os ganhos alcançados até o momento e de continuar melhorando cada vez mais.

1. Identifique as situações-gatilho (locais, objetos, pessoas) que provocam as obsessões e o impulso de realizar rituais

Nos capítulos iniciais deste livro, você identificou, em seu diário ou mapa do TOC, os locais, objetos, pessoas e horários que ativavam suas obsessões e o impeliam a realizar compulsões ou a evitá-los. São as chamadas "situações-gatilho", "situações ativadoras" do modelo cognitivo-comportamental do TOC ou, simplesmente, situações que provocam as obsessões. São, portanto, situações de risco para lapsos e recaídas que merecem atenção focada, vigilância e, sobretudo, planejar antecipadamente como irá se comportar (no sentido de seguir as regras da terapia de se expor e abster-se de fazer rituais) quando, ao longo do dia, entrar em contato com tais objetos ou situações de risco. As mais comuns são a hora de deitar e de sair de casa, para os verificadores; a hora de voltar para casa da rua ou do supermercado, de usar um banheiro público, de andar em transporte coletivo, de ir a um restaurante ou hospedar-se em um hotel, para os que têm obsessões de contaminação e lavagens; o momento de entrar no próprio quarto ou escritório, para os que têm obsessões e compulsões por ordem, simetria ou alinhamento; certos horários, números, roupas de determinadas cores, para os que têm pensamentos supersticiosos, etc. Faça uma leitura atenta de seu diário ou mapa do TOC e avalie se gostaria de incluir mais alguma situação-gatilho que não foi anotada quando o elaborou. Você deve estar com essas situações perfeitamente rastreadas, identificadas, mapeadas e guardadas na memória a fim de preparar-se com antecedência para enfrentá-las e não retroceder.

2. Mantenha-se vigilante

No início, pelo menos, assim que terminar o tratamento, é necessário estar atento e vigilante, em especial para as situações nas quais você é mais vulnerável. É muito comum que, de forma quase automática e sem se dar conta, volte a adotar comportamentos antigos que eram verdadeiros hábitos, como evitar o contato direto com certos objetos ou entrar em determinados lugares (p. ex., banheiro público), ou fazer certos rituais, como tirar os sapatos para entrar em casa, esquecendo as lições aprendidas de como vencer o TOC. É importante estar atento a essas situações e prever, com antecedência, quando vai se defrontar com alguma delas. Particularmente importantes são aquelas sobre as quais ainda não desenvolveu domínio completo. Nessas situações, você deve estar atento e vigilante para garantir o autocontrole, o enfrentamento da situação e para colocar em prática os novos comportamentos aprendidos (expor-se em vez de evitar e abster-se de fazer o ritual em vez de executá-lo automaticamente).

No que se refere aos pensamentos de conteúdo indesejado ou repugnante, é o contrário: não vigiá-los, não procurar afastá-los, não lutar contra, não dar importância a eles, mas simplesmente aceitá-los, pois são apenas sintomas do TOC e não há qualquer perigo real de cometê-los. As atitudes citadas são algumas das recomendadas. Como comentamos no início do capítulo, existe uma memória física, também chamada de memória implícita, dos medos: os locais ou os objetos estão associados, na memória, a reações físicas de medo e de ansiedade que são involuntárias e automáticas e que só irão desaparecer com o tempo, em consequência dos exercícios e do fenômeno da habituação. Esse tempo pode ser curto, como alguns dias, ou pode ser de semanas e até meses para o desaparecimento completo e a pessoa não sentir absolutamente mais nada quando toca em um objeto que evitava tocar ou se deixa de fazer um ritual que era muito antigo. Portanto, fique atento e vigilante para não repetir esses comportamentos (rituais, evitações) que dão algum alívio, pois eles perpetuam o TOC. Nessa fase, um lembrete utilizado no tempo da Guerra Fria, mas que pode ser usado agora contra outro inimigo, atual e bem mais palpável – o TOC –, pode ajudar: "O preço da liberdade é a eterna vigilância!".

3. Prepare estratégias de enfrentamento com antecedência

Por um bom tempo, até que os novos comportamentos de enfrentamento sejam automatizados, você deve, de forma consciente e intencional, preparar-se com antecedência para enfrentar as situações de risco e que provocam suas obsessões: o que deve e o que não deve fazer na situação (p. ex., enfrentamento, abstenção de realizar qualquer ritual, mesmo que encoberto). Deve também automatizar alguns exercícios cognitivos (p. ex., "Estou com medo porque de fato existe um risco real ou tenho esse medo por causa do TOC?"). Para o planejamento ter sucesso, é importante prever, inclusive, os detalhes de como vai se comportar no enfrentamento de situações específicas: por quanto tempo, onde, de que forma. Por exemplo: "Ao entrar em casa, vou sentar na cama com a roupa da rua durante 15 minutos" ou "Vou chegar e não vou trocar a roupa ou lavar as mãos imediatamente" ou "Vou escovar os dentes e não vou lavar a torneira".

4. Reduza a hipervigilância e procure distrair-se

As pessoas com TOC vigiam de forma excessiva (hipervigilância) os locais, objetos ou situações que provocam as obsessões, como forma de se precaver e, antecipadamente, neutralizar possíveis riscos imaginários. Em razão da hipervigilância, acabam percebendo muito mais as situações que para elas representam riscos do que as pessoas que não têm TOC. A consequência é ter ainda mais obsessões e executar ainda mais rituais e evitações. Em resumo, hipervigiar aumenta o TOC. É importante, portanto, que você "desligue o radar" (p. ex., para manchas na roupa, pó e impressões digitais em vidros e móveis, ferimentos nas mãos de outras pessoas) e procure focar a atenção em outros objetos ou pessoas não relacionados ao TOC. Isso ajuda a reduzir a aflição e o impulso de executar rituais ou de adotar comportamentos evitativos. É recomendável que preste menos atenção em relação ao que vai tocar ou como vai tocar ou segurar determinado objeto (firmemente com as mãos e sem usar papel), não andar na rua olhando exatamente onde pisa para não se contaminar, etc. Em vez disso, olhar para os edifícios, para as vitrinas das lojas, para as pessoas que passam. Esses são alguns exemplos de planejamento antecipado e de recomendações práticas para reduzir a hipervigilância e que você deve adaptar para os seus sintomas.

5. Converse consigo mesmo

Conversar consigo mesmo, com seu lado racional que percebe quando um comportamento é realizado em razão de um pensamento perturbador ou de um medo, discutir consigo mesmo as alternativas, as evidências que justificam ou não os medos, é uma boa estratégia para enfrentar as situações críticas e de maior vulnerabilidade e reforçar o autocontrole. Repetir mentalmente instruções de enfrentamento como se fossem comandos ou lembretes, como "Tenho condições de me controlar", "Não vou verificar se a torneira ficou fechada", "Esquece o fogão", entre outros, pode ser de grande utilidade. Mas lembre-se: as frases devem ser ditas mentalmente apenas uma ou duas vezes e é necessário cuidar para que não se transformem em rituais mentais. Não há necessidade de ficar repetindo.

6. Previna as consequências de ter cometido um lapso

Conforme abordado, um lapso pode desencadear pensamentos automáticos negativos relativos à incapacidade de vencer o TOC e de fracasso terapêutico, ativando crenças de que é incompetente, fraco, covarde, que não enfrenta seus medos, de que é incapaz de se autocontrolar, de que fracassou no tratamento. Esses pensamentos errados são acompanhados de sentimentos de culpa, diminuição da autoestima, depressão, perda da motivação e vontade de desistir. Isso é muito comum em pacientes com características de perfeccionismo ou culpa excessivos. Lembre-se sempre de que um lapso não significa uma recaída, que falhar é humano, que não se deve deixar abater nem permitir que o desânimo o domine e que, se necessário, poderá começar tudo de novo. A luta contra o TOC é prolongada, com avanços e recuos, mas o que importa é continuar em frente e ganhar, no longo prazo, a "guerra" contra os sintomas, mesmo que eventuais batalhas sejam perdidas. Os resultados do tratamento envolvem graus, como uma melhora completa, uma grande melhora, ou uma leve melhora até o presente momento que amanhã poderá se transformar em uma grande melhora. Não é uma questão de tudo ou nada. É importante também se dar conta de que os sintomas tendem a flutuar: durante alguns dias ou semanas, desaparecem por completo e, em outros, eventualmente reaparecem, o que não significa que o tratamento fracassou, apenas que a luta ainda não terminou, que deve continuar. Não é por um lapso que você tem que desistir. E se houver uma recaída, considere a retomada do tratamento, que em geral será mais fácil.

7. Use lembretes

Lembretes auxiliam em vários aspectos: distinguir comportamentos normais de sintomas, lembrar estratégias de enfrentamento, corrigir pensamentos automáticos negativos ou catastróficos, enfrentar o medo e interromper a execução de rituais. Como já comentamos, é preciso ter cuidado para que os lembretes, pelas repetições, não se transformem em compulsões mentais. Você pode fixá-los em locais estratégicos para visualizá-los com frequência, como, por exemplo, no espelho do banheiro, se muitas de suas compulsões acontecem lá, como lavagem de mãos e escovação excessivas ou banho ritualizado; ou na porta de casa, se costuma, ao sair, fazer verificações repetidas. Os lembretes podem ser em formato de frases (p. ex., "O preço da liberdade é a eterna vigilância", "Só se vence o medo enfrentando", "Minha aflição não irá durar para sempre", etc.), bem como cópias de figuras apresentadas neste livro ou de outras leituras, ou até mesmo fotografias da família ou encontradas na internet relacionadas com o TOC.

> **PAULO SÉRGIO**
> Paulo Sérgio tinha TOC há aproximadamente 25 anos e, quando sua primeira filha nasceu, buscou tratamento, pois não queria que ela convivesse com seus sintomas (assim como ele havia presenciado o TOC do próprio pai). Decidiu colocar a foto da filha em locais estratégicos da casa e em seu bolso. Sempre que se sentia compelido a executar um ritual, observar a foto da filha o motivava a seguir determinado em sua luta contra o TOC.

8. Preste atenção aos pensamentos automáticos catastróficos e corrija-os o mais rapidamente possível

Você deve ter sempre presente um dos ensinamentos importantes da TCC: não tomar como verdade, não levar a sério, não acreditar em tudo o que passa por sua cabeça. Pensamentos intrusivos catastróficos, erros de avaliação e de interpretação, erros de lógica e crenças erradas estão sempre presentes e, tomados ao pé da letra, são os grandes responsáveis pelos medos e pela ansiedade. É preciso que, diante dos pensamentos catastróficos que invadem sua mente, você se comporte como um cientista: considere esses pensamentos apenas hipóteses e não os tome de imediato e de forma automática como verdades. Colocá-los em dúvida, questioná-los, buscar por evidências que os confirmem ou que os rejeitem são atitudes a serem adotadas permanentemente. Mantenha presentes em sua mente os vários exercícios cognitivos aprendidos para corrigir crenças erradas: eles formam seu arsenal de defesa, sua "caixa de ferramentas" que pode ser usada sempre que necessário. Quanto mais praticar, mais automática será sua aplicação, assim como ocorre quando se aprende a dirigir, nadar ou andar de bicicleta.

Lembre-se: os pensamentos catastróficos e os medos ocorrem porque você sofre de um transtorno, o TOC, e não porque são verdadeiros. Questões que envolvem dúvidas e a necessidade de ter certeza são, na maioria das vezes, sem solução. É preciso aprender a conviver com a incerteza e não querer ter certeza de tudo, até porque muitas vezes isso é impossível.

9. Procure se comportar como as pessoas que não têm TOC

É muito comum que pessoas com TOC tenham dificuldade em reconhecer que determinados comportamentos sejam excessivos e, muitas vezes, não sabem distinguir as compulsões do TOC de comportamentos aceitáveis, considerados "normais". Perdem a noção do que é o normal. Observe, sempre que possível, como as pessoas que não têm TOC se comportam nos lugares que são críticos para o transtorno e procure se comportar de maneira similar. Desconfie quando você evita o contato com algum objeto, pessoa ou lugar ou quando tem que repetir mais de uma vez um mesmo comportamento em razão de medos ou para prevenir alguma ameaça imaginária. Quando tiver dúvidas, consulte um amigo ou solicite a ajuda de um familiar em quem confia e com quem tem boa relação para avaliar se seu comportamento pode ser considerado adequado, exagerado ou muito diferente de como a maioria das pessoas se comporta nas mesmas situações. Comportar-se como as pessoas que não sofrem da doença é a meta.

10. Aprenda a lidar com os estresses da vida

Estresses da vida, situações traumáticas e problemas existenciais podem agravar os sintomas. Perdas, separações, mudanças de emprego, conflitos familiares ou profissionais e até mesmo acontecimentos positivos, como casamento, gravidez, nascimento de um filho, ascensão na carreira, novas responsabilidades, entre outros, podem agravar os sintomas obsessivo-compulsivos e provocar recaídas. Se for o caso, retorne ao médico se já havia feito algum tratamento com medicamentos anteriormente ou solicite a ajuda eventual de um terapeuta para aprender a lidar melhor com tais situações.

11. Trate a depressão ou outros transtornos psiquiátricos associados

A depressão é muito comum em indivíduos com TOC, atingindo muitos pacientes. A presença de depressão vem sempre acompanhada de pensamentos negativos (sobre si mesmo, as demais pessoas e o futuro), aumentando a desesperança, diminuindo a autoestima e reduzindo a energia para resistir ao impulso de fazer rituais ou para deixar de ter comportamentos evitativos. Fique atento para identificar precocemente sinais de depressão e, se for o caso, busque ajuda. Além disso, caso esteja usando algum medicamento, não interrompa esse uso sem combinar com o médico. No TOC, além da depressão, são muito comuns os transtornos de ansiedade, como o transtorno de pânico, de ansiedade generalizada, de ansiedade social, as fobias e o transtorno bipolar. Se for o caso, fique sempre atento a eventuais recaídas desses transtornos e, quando necessário, solicite ajuda imediatamente para prevenir possíveis repercussões sobre o TOC.

12. Faça revisões periódicas com o terapeuta

Se, além da leitura e dos exercícios propostos no livro, você também está sendo acompanhado por um terapeuta, é importante a realização de consultas de revisão. Caso tenham ocorrido lapsos, esses devem ser analisados. É importante identificar o que os provocou, quais foram os pensamentos automáticos negativos subjacentes e suas consequências, e relembrar tanto os exercícios de EPR como as técnicas de correção de pensamentos e crenças disfuncionais. Com o terapeuta, revise a lista inicial de sintomas obsessivo-compulsivos e, ao mesmo tempo, relembre e reforce as estratégias para vencê-los. Caso você tenha alcançado sucesso com o auxílio das leituras e exercícios propostos neste livro, sem o acompanhamento de um terapeuta, você mesmo poderá estipular alguns momentos ao longo da semana para fazer a revisão de seu progresso, sempre se lembrando de reforçar tudo o que já conseguiu alcançar até o momento, procurando identificar quais dificuldades ainda apresenta e planejar novas estratégias para vencê-las.

13. Não interrompa o uso dos medicamentos

Se você utiliza medicamentos, deve evitar alterar doses e, sobretudo, interromper o uso sem a concordância do médico, como já comentamos. A interrupção dos medicamentos está associada a recaídas. Como orientação geral, se conseguiu eliminar por completo os sintomas, deve manter o uso por pelo menos mais seis meses ou, eventualmente, por até dois anos, mesmo que não apresente recaídas. O período de manutenção dos medicamentos deve ser maior se o TOC teve início cedo, antes da adolescência, se ocorreram episódios graves da doença no passado e se, com o tratamento, não houve uma boa redução na gravidade dos sintomas e eles continuam tomando tempo (mais que uma hora por dia) ou causando interferência significativa na rotina ou se eles não foram eliminados por completo. Se, mesmo durante o uso de medicamentos, você apresentar mais de duas recaídas graves ou mais de três moderadas, deve pensar na possibilidade de mantê-los por períodos maiores, talvez por toda a vida. Mas isso deve ser combinado com o médico, pois apenas ele poderá avaliar qual a melhor alternativa e, se for o caso, irá acompanhá-lo durante a retirada do psicofármaco, que deverá sempre ser gradativa.

14. Participe de associações de indivíduos com TOC; saiba onde buscar ajuda

Ter contato com outros indivíduos que sofrem do transtorno, como grupos de discussão na internet (Facebook), fazer parte de associações de pessoas com TOC, trocar experiências e participar como voluntário dessas associações, auxiliar outros indivíduos com a doença, orientar seus familiares e divulgar o TOC na comunidade e nas redes sociais são atitudes que ajudam você a seguir motivado e a sentir-se menos isolado na luta contra o transtorno. Com as facilidades de comunicação atuais, é possível associar-se a entidades de fora de sua cidade, como a Associação Brasileira de Síndrome de Tourette, Tiques e Transtorno Obsessivo-compulsivo (ASTOC) ou, até mesmo, a entidades internacionais, como a OCD Foundation, passando a receber boletins informativos, matérias e dados sobre o TOC.

> *Sites* de interesse:
> http://www.ufrgs.br/toc
> http://www.astoc.org.br
> https://iocdf.org

15. Saiba tudo sobre o TOC

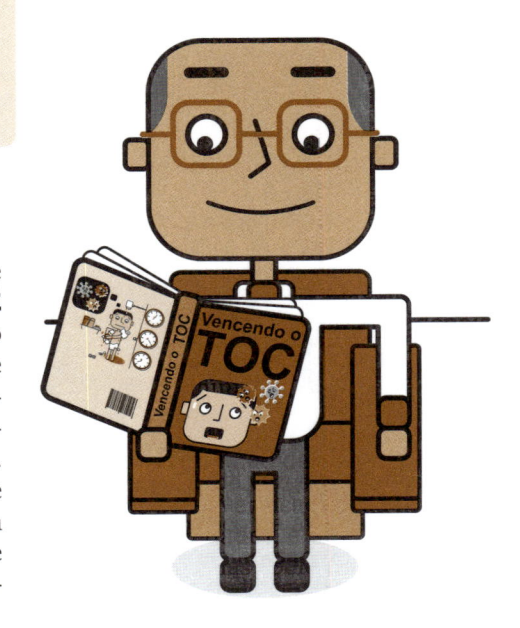

Saiba tudo sobre o TOC. Fique atento para as matérias e notícias publicadas em jornais e revistas sobre o TOC. É possível que, a qualquer momento, novos recursos, como novos medicamentos, por exemplo, estejam ao alcance de quem sofre do transtorno e técnicas que agora são experimentais venham logo a estar disponíveis para a população, como a estimulação magnética cerebral profunda. Participar de eventos e se informar sobre o lançamento de novos livros a respeito do transtorno, manter contato com o terapeuta (se for o caso) mesmo depois da alta, para se informar a respeito das novidades, realizar periodicamente buscas na internet e visitar *sites* especializados são atitudes que mantêm você atualizado sobre o assunto. Os *sites* mais confiáveis são aqueles mantidos por instituições universitárias ou de pesquisa e por associações que congregam indivíduos com TOC. Em resumo, você deve procurar ter o máximo de informações sobre o TOC e, como falamos no início do parágrafo, saber tudo sobre o transtorno.

Teste seus conhecimentos

1. Um paciente já havia conseguido se abster de fazer suas verificações excessivas. Estava há aproximadamente 10 dias conseguindo, após trancar a porta ao sair, não voltar para fazer checagens. Porém, um dia, ao sair de casa distraído por estar falando ao celular, acabou retornando para fazer a verificação. O que aconteceu é um exemplo de:
   (a) Recaída
   (b) Habituação
   (c) Lapso
   (d) Exposição e prevenção de respostas

2. Em relação ao TOC e seu tratamento, é correto afirmar que:
   (a) É um transtorno que geralmente acontece de maneira episódica, durante curtos períodos da vida.
   (b) Mesmo após a eliminação completa dos sintomas, é possível que aconteçam recaídas.
   (c) Após a eliminação dos sintomas, os medicamentos (caso esteja sendo feito seu uso) podem ser interrompidos imediatamente.
   (d) Muitas pessoas conseguem alcançar a cura do transtorno por meio da TCC.

3. Quando ocorrem dificuldades na realização dos exercícios de exposição e prevenção de respostas ou rituais, qual alternativa pode ser considerada?
   (a) A utilização de tarefas cognitivas para a correção de crenças erradas que provocam medos e dificultam a realização dos exercícios.
   (b) O médico ou o terapeuta devem revisar o diagnóstico para avaliar se não estão presentes outros transtornos psiquiátricos (comorbidades) que estejam interferindo na realização dos exercícios (p. ex., depressão).
   (c) A solicitação de ajuda a outra pessoa (p. ex., o terapeuta, um familiar ou um acompanhante terapêutico) para acompanhá-lo na realização dos exercícios.
   (d) Todas as alternativas anteriores.

4. São estratégias de prevenção de recaídas, com exceção de:
   (a) Reduzir a hipervigilância e procurar distrair-se.
   (b) Fazer uso de lembretes nos locais que provocam as obsessões e o impulso de fazer verificações.
   (c) Evitar situações, pessoas ou locais nos quais era comum a realização de rituais ou compulsões mentais.
   (d) Preparar estratégias de enfrentamento das situações e dos locais de risco com antecedência.

Respostas: 1 – c; 2 – b; 3 – d; 4 – c.

Anexos

FORMULÁRIO 1 – LISTA DE SINTOMAS DO TRANSTORNO OBSESSIVO-COMPULSIVO

Instruções para o preenchimento

O questionário a seguir irá auxiliá-lo a identificar suas obsessões, compulsões ou rituais e evitações e avaliar a gravidade.

- *No caso de **obsessões**, assinale com um "X" o grau de 0 a 4 para o quanto elas perturbam quando invadem sua mente.*
- *No caso de **compulsões ou rituais**, dê uma nota de 0 a 4 para o quanto se sente compelido a executá-los ou para o grau de aflição ou desconforto que sentiria se fosse impedido de realizá-los.*
- *No caso de **evitações**, assinale o grau de desconforto ou aflição que sente quando entra em contato, toca ou se expõe a objetos, lugares, pessoas ou situações que costuma evitar ou que imagina que sentiria caso fosse obrigado a entrar em contato. Caso não apresente o sintoma descrito, marque "0".*

A. OBSESSÕES E COMPULSÕES RELACIONADAS COM SUJEIRA, GERMES, CONTAMINAÇÃO, MEDO DE CONTRAIR DOENÇAS, NOJO

Obsessões

Perturbo-me demasiadamente com pensamentos ou preocupações:

0	1	2	3	4	Com limpeza, sujeira, germes, contaminação ou em contrair doenças.
0	1	2	3	4	Em contaminar as pessoas da minha família com germes ou com sujeira trazidos da rua.
0	1	2	3	4	Com o uso de venenos domésticos, produtos de limpeza, solventes, lubrificantes.
0	1	2	3	4	Quando necessito ir a uma clínica, um hospital ou um cemitério.
0	1	2	3	4	Se cumprimentar, passar por perto ou tocar em certas pessoas.
0	1	2	3	4	Tenho nojo ou repugnância de certas substâncias (urina, saliva, esperma, carne, geleias, colas).
0	1	2	3	4	Outras preocupações ou medos excessivos relacionados com sujeira, germes, contaminação, medo de contrair doenças: _____

Compulsões

Assinale o quanto se sente compelido a fazer o ritual ou o grau de dificuldade ou de aflição para evitar fazê-lo:

0	1	2	3	4	Limpo demasiadamente a casa ou os objetos (móveis, chão, louças, talheres, chaves do carro, carteira, bolsa, etc.).
0	1	2	3	4	Lavo minhas mãos por mais tempo e com maior frequência do que as outras pessoas.
0	1	2	3	4	Lavo demais minhas roupas ou as de minha família.
0	1	2	3	4	Uso excessivamente a máquina de lavar, sabão, sabonetes, detergentes ou álcool.
0	1	2	3	4	Desinfeto ou lavo as coisas que trago da rua antes de pô-las em uso.
0	1	2	3	4	Demoro muito no banho, esfrego-me demais, uso demasiadamente sabonete ou xampu.
0	1	2	3	4	Escovo os dentes de forma excessiva (com muita força ou demorando muito tempo).
0	1	2	3	4	Jogo fora bolsas, carteiras, roupas, sapatos por considerá-los contaminados ou sujos.
0	1	2	3	4	Necessito lavar de novo pratos, copos, talheres ou passar o guardanapo antes de usar.
0	1	2	3	4	Outras limpezas ou lavações excessivas: _____

Evitações

Perturbo-me demasiadamente e por isso evito:

0	1	2	3	4	Tocar em torneiras, maçanetas, portas ou tampas de vaso de banheiros públicos.
0	1	2	3	4	Tocar em teclados e *mouses* de computador, pegador do ônibus, corrimãos ou outros objetos tocados por muitas pessoas.
0	1	2	3	4	Tocar em interruptores de luz ou botões do elevador.
0	1	2	3	4	Tocar em manchas (na mesa, sofá, cadeiras) ou pisar em manchas suspeitas na rua.
0	1	2	3	4	Tocar em resíduos ou secreções corporais de meu corpo (urina, fezes, saliva, sangue, esperma).
0	1	2	3	4	Tocar em caixas ou tubos de venenos domésticos (inseticidas, raticidas).
0	1	2	3	4	Tocar em certas pessoas ou chegar perto (mendigos, pessoas com câncer, homossexuais) por medo de contrair doenças.
0	1	2	3	4	Tocar em certas pessoas ou passar perto para que não me passem algo ruim (má sorte, energia negativa).
0	1	2	3	4	Tocar em animais domésticos (cães, gatos).
0	1	2	3	4	Sentar em coletivos, bancos de praças ou outros lugares públicos.
0	1	2	3	4	Entrar em casa com os sapatos usados na rua.
0	1	2	3	4	Sentar-me em sofás, camas ou cadeiras ao chegar da rua sem antes trocar de roupa.

0	1	2	3	4	Usar banheiros públicos, mesmo que estejam perfeitamente limpos.
0	1	2	3	4	Frequentar hospitais e clínicas, ir ao cemitério ou andar em certos lugares com medo de contrair doenças.
0	1	2	3	4	Entrar em casa sem trocar as roupas imediatamente.
0	1	2	3	4	Usar certas roupas ou objetos pessoais que considero contaminados (bolsas, carteiras, chaves, celular).
0	1	2	3	4	Compartilhar toalha ou sabonete. Tenho esses objetos só para mim e não permito que ninguém da minha família os use.
0	1	2	3	4	Outras evitações relacionadas com sujeira, germes, contaminação, medo de contrair doenças, nojo: _____

B. OBSESSÕES DE DÚVIDAS E COMPULSÕES DE VERIFICAÇÃO OU CONTROLE (CHECAGENS)

Obsessões

Perturbo-me com a dúvida e preciso ter certeza se:

0	1	2	3	4	Fechei bem as portas, as janelas, o gás, o fogão, a geladeira, as torneiras.
0	1	2	3	4	Desliguei os eletrodomésticos (antes de sair de casa, antes de deitar).
0	1	2	3	4	Fechei bem as portas e os vidros do carro, puxei bem o freio de mão.
0	1	2	3	4	Compreendi completamente o parágrafo ou a página que li, a aula ou o filme que assisti.
0	1	2	3	4	Fiz ou não a coisa de maneira certa (p. ex., assinei corretamente meu nome em um documento).
0	1	2	3	4	Disse ou escrevi algo errado ou impróprio.
0	1	2	3	4	Compreendi exatamente o que a pessoa disse.
0	1	2	3	4	Não fiz algo errado (atropelei alguém, disse algo inconveniente).
0	1	2	3	4	Meu trabalho ou o que escrevi está sem falhas.
0	1	2	3	4	As minhas roupas, cinto, cadarço dos sapatos estão perfeitamente ajustados, combinados ou simétricos.
0	1	2	3	4	Outras obsessões de dúvidas: _____

Compulsões

Verifico demasiadamente:

0	1	2	3	4	Portas, janelas, gás, torneiras, fogão.
0	1	2	3	4	Interruptores de luz, eletrodomésticos, mesmo após tê-los desligado.
0	1	2	3	4	As coisas que escrevi, para verificar se não cometi nenhum erro ou se escrevi algo errado.
0	1	2	3	4	As coisas que leio, relendo a mesma frase repetidas vezes para me certificar que compreendi corretamente o texto.

0	1	2	3	4	Documentos, carteira, bolsa, chaves, celular e listas antes de sair de casa.
0	1	2	3	4	Portas, vidros, freio de mão do carro.
0	1	2	3	4	Extratos bancários, balancetes ou outras somas.
0	1	2	3	4	Repasso diálogos que tive em redes sociais para ver se não escrevi nada de errado ou impróprio.
0	1	2	3	4	O espelho retrovisor ou dou voltas na quadra para ter certeza de que não atropelei alguma pessoa.
0	1	2	3	4	Tenho a necessidade de perguntar a mesma coisa várias vezes para ter certeza.
0	1	2	3	4	Outras verificações: _____

C. OBSESSÕES DE CONTEÚDO REPUGNANTE (AGRESSIVO/SEXUAL/BLASFEMO) INDESEJÁVEIS; ESCRUPULOSIDADE

CONTEÚDO VIOLENTO OU AGRESSIVO

Obsessões

Sou atormentado por pensamentos, impulsos ou imagens violentas de:

0	1	2	3	4	Ferir outras pessoas (dar um soco, esfaquear, arranhar, machucar, empurrar na escadaria ou na plataforma do trem ou ônibus, jogar pela janela, etc.).
0	1	2	3	4	Atropelar pedestres ou animais.
0	1	2	3	4	Ferir a mim mesmo(a).
0	1	2	3	4	Engolir agulhas ou outros objetos metálicos, como clipes, parafusos, prendedores.
0	1	2	3	4	Falar obscenidades, dizer palavrões ou insultar outras pessoas.
0	1	2	3	4	Outros pensamentos ou impulsos de conteúdo violento ou agressivo: _____

Evitações

0	1	2	3	4	Necessito esconder facas, objetos pontudos, colocar telas nas janelas para não machucar outras pessoas.
0	1	2	3	4	Evito passar perto de pedestres (para não dar um soco) ou de me aproximar de familiares por medo de agredi-los.
0	1	2	3	4	Fico perturbado ao assistir filmes ou trechos de filmes ou programas de TV que contenham imagens ou cenas violentas e por isso evito.
0	1	2	3	4	Outras evitações relacionadas a conteúdo violento ou agressivo: _____

CONTEÚDO SEXUAL

Obsessões

Sou perturbado por pensamentos ou cenas que me repugnam de:

0	1	2	3	4	Praticar sexo com pessoas de minha família ou com desconhecidos.
0	1	2	3	4	Molestar sexualmente meus filhos, irmãos/irmãs ou crianças.
0	1	2	3	4	Praticar sexo violento com outras pessoas, introduzir objetos em seus (ou em meus) órgãos genitais ou ânus.
0	1	2	3	4	Olhar fixamente os genitais, os seios ou as nádegas de outras pessoas.
0	1	2	3	4	Tirar a roupa (abaixar as calças, levantar a saia, rasgar a blusa) de outras pessoas.
0	1	2	3	4	Imaginar as pessoas nuas.
0	1	2	3	4	Dúvidas se sou ou não ou se um dia posso me tornar homossexual.
0	1	2	3	4	Outros pensamentos ou impulsos indesejáveis de conteúdo sexual: _____

Evitações

0	1	2	3	4	Evito o contato com certas pessoas, como brincar com meus filhos ou outras crianças.
0	1	2	3	4	Evito certos lugares, como bancas de revistas, filmes, fotos, para não me perturbar com imagens ou cenas ou ter pensamentos ou impulsos de conteúdo sexual que me repugnam.
0	1	2	3	4	Evito manter à vista certos objetos, como tubos de xampu e desodorante, pois tenho medo de ter o impulso de introduzi-los em meu ânus.
0	1	2	3	4	Outras evitações relacionadas a conteúdo sexual: _____

CONTEÚDO RELIGIOSO OU BLASFEMO

Obsessões

Sou perturbado por pensamentos ou cenas que me repugnam de:

0	1	2	3	4	Praticar sexo com a Virgem Maria, Jesus Cristo, os santos, o Espírito Santo ou com Deus.
0	1	2	3	4	Sobre o demônio ou sobre outras entidades malignas.
0	1	2	3	4	Cometer sacrilégios (cuspir na hóstia ou na cruz, quebrar a imagem de um santo).
0	1	2	3	4	Dizer palavrões, obscenidades ou blasfêmias ou gritar em momentos impróprios (durante o sermão, no momento mais solene de uma cerimônia).
0	1	2	3	4	Outros pensamentos blasfemos: _____

Evitações

| 0 | 1 | 2 | 3 | 4 | Evito frequentar certos locais, como igrejas ou templos. |

| 0 | 1 | 2 | 3 | 4 | Evito dizer certas palavras, como diabo ou demônio, para não ofender a Deus. |

| 0 | 1 | 2 | 3 | 4 | Outras evitações de conteúdo religioso ou blasfemo: _____ |

ESCRUPULOSIDADE

Obsessões

Perturbo-me por dúvidas:

| 0 | 1 | 2 | 3 | 4 | De ter feito ou pensado algo certo ou errado, moral ou imoral. |

| 0 | 1 | 2 | 3 | 4 | De ter feito ou pensado algo que pode ser pecado e se Deus irá me perdoar. |

| 0 | 1 | 2 | 3 | 4 | De não ter dito a verdade de forma absolutamente certa e/ou de não ser totalmente honesto. |

| 0 | 1 | 2 | 3 | 4 | Se disse uma mentira, trapaceei e/ou prejudiquei alguém. |

| 0 | 1 | 2 | 3 | 4 | Se disse ou não algo que magoou outra pessoa. |

| 0 | 1 | 2 | 3 | 4 | Se o que fiz (transar ou masturbar-me na Sexta-feira Santa, tomar um refrigerante em dia de jejum, etc.) foi ou não pecado. |

| 0 | 1 | 2 | 3 | 4 | Outras obsessões relacionadas a escrúpulos: _____ |

Compulsões

| 0 | 1 | 2 | 3 | 4 | Tenho que falar, confessar ou perguntar de forma repetida sobre as coisas que fiz para certificar-me de que não fiz nada de errado ou de que não magoei outra pessoa. |

| 0 | 1 | 2 | 3 | 4 | Outras compulsões relacionadas a escrúpulos: _____ |

D. OBSESSÕES E RITUAIS DE CARÁTER SUPERSTICIOSO

Obsessões

| 0 | 1 | 2 | 3 | 4 | Tenho medos supersticiosos e pensamentos de que pode me acontecer algo de ruim ou alguma desgraça (p. ex., se passar embaixo de escadas, pisar nas juntas de lajotas, olhar certas pessoas ou locais, olhar um espelho quebrado, virar os chinelos ou não alinhá-los). |

| 0 | 1 | 2 | 3 | 4 | Acredito que certos objetos, pessoas, nomes ou palavras podem provocar azar. |

| 0 | 1 | 2 | 3 | 4 | Acredito que pensar ou ouvir más notícias pode fazer com que elas aconteçam. |

| 0 | 1 | 2 | 3 | 4 | Acredito em certos momentos que posso me transformar em outra pessoa (tocando, olhando). |

| 0 | 1 | 2 | 3 | 4 | Acredito que existem números bons e maus, que dão sorte ou azar. |

| 0 | 1 | 2 | 3 | 4 | Outros medos supersticiosos: _____ |

Compulsões

0	1	2	3	4	Tenho que rezar ou fazer o sinal da cruz de forma repetida ou em certo horário ou local.
0	1	2	3	4	Necessito fazer certas coisas (tocar, ligar e desligar uma lâmpada, rezar) determinado número de vezes, ou repetir certos atos ou palavras para dar sorte ou para que não aconteçam desgraças.
0	1	2	3	4	Arrumo os objetos de certa maneira para que coisas ruins não aconteçam.
0	1	2	3	4	Outras compulsões de conteúdo supersticioso: _____

Evitações

0	1	2	3	4	Evito olhar ou entrar em funerárias, cemitérios, casas de santos, ler necrológios.
0	1	2	3	4	Evito usar certas cores de roupa (p. ex., vermelha, preta) que considero de azar ou por algum outro motivo.
0	1	2	3	4	Evito passar em certos lugares para que não aconteçam desgraças depois.
0	1	2	3	4	Evito dizer ou escrever determinada palavra ou cantar certa música (para não ter azar ou provocar desastres).
0	1	2	3	4	Evito encontrar certas pessoas, olhar sua fotografia ou vê-las na TV com medo de que dê azar.
0	1	2	3	4	Evito fazer qualquer atividade em determinados dias ou horários.
0	1	2	3	4	Outras evitações relacionadas a superstições: _____

E. ALINHAMENTO, SIMETRIA, SEQUÊNCIA, ORDENAMENTO E REPETIÇÕES

Obsessões

0	1	2	3	4	Perturbo-me se os objetos não estão no lugar certo (fora do lugar) ou se estão desarrumados.
0	1	2	3	4	Preocupo-me com a possibilidade de que aconteça algum acidente com alguém da família a menos que as coisas estejam nos locais exatos ou alinhados.
0	1	2	3	4	Outras obsessões sobre alinhamento, simetria, sequência, ordenamento e repetições: _____

Compulsões

Necessito de forma exagerada:

0	1	2	3	4	Manter minha casa e meus objetos perfeitamente em ordem ou no lugar.
0	1	2	3	4	Alinhar papéis, objetos, livros e arrumar as roupas.
0	1	2	3	4	Fazer as coisas em determinada ordem ou da forma que considero correta.
0	1	2	3	4	Deixar as coisas simétricas: quadros na parede, laços do pacote de presentes, laços do cadarço dos sapatos, os lados da colcha da cama, as cadeiras ao redor da mesa, as roupas no corpo.
0	1	2	3	4	Alinhar os pratos e os talheres na mesa ou a comida no prato.

0	1	2	3	4	Repetir as coisas várias vezes até sentir (ter certeza) que está tudo certo ou como deve.
0	1	2	3	4	Dizer as coisas de forma perfeita.
0	1	2	3	4	Fazer as coisas muito devagar ou de forma repetida (como ler e reler documentos), para que não ocorram erros.
0	1	2	3	4	Deixar uma tarefa completa (ler todo o jornal, todo o livro, uma página ou parágrafo por inteiro), mesmo não tendo importância ou não sendo necessário.
0	1	2	3	4	Ler cuidadosamente correspondência inútil ou todo o jornal mesmo se os assuntos não me interessam. Tenho que ler tudo ou por completo, e não deixar nada de fora (completude).
0	1	2	3	4	Seguir sempre a mesma sequência ao vestir-me, despir-me, escovar os dentes, ao entrar em casa, tomar banho ou deitar, etc.
0	1	2	3	4	Repetir atividades rotineiras: entrar e sair de um lugar, sentar e levantar da cadeira, passar o pente nos cabelos, amarrar e desamarrar o cadarço dos sapatos, tirar e colocar uma peça de roupa.
0	1	2	3	4	Tocar em objetos, móveis, paredes ou fazer uma tarefa determinado número de vezes.
0	1	2	3	4	Contar enquanto estou fazendo algo.
0	1	2	3	4	Fazer contagens sem uma razão especial.
0	1	2	3	4	Repetir certas palavras ou frases determinado número de vezes.
0	1	2	3	4	Repetir certas palavras ou frases ao contrário.
0	1	2	3	4	Fazer repetições ou contagens para evitar que algo de muito ruim aconteça.
0	1	2	3	4	Outras compulsões de alinhamento, simetria, sequência, ordenamento e repetições: _____

Evitações

0	1	2	3	4	Evito olhar certas peças da casa para não perceber que as coisas estão fora de lugar.
0	1	2	3	4	Evito receber pessoas em casa para não desorganizá-la.
0	1	2	3	4	Outras evitações relacionadas a alinhamento, simetria, sequência, ordenamento e repetições: _____

F. OBSESSÕES E COMPULSÕES POR POUPAR E ARMAZENAR OBJETOS SEM UTILIDADE E DIFICULDADE EM DESCARTÁ-LOS (ACUMULAÇÃO COMPULSIVA)

0	1	2	3	4	Guardo coisas sem utilidade e sem valor afetivo, como embalagens vazias, revistas ou jornais velhos, sucatas, notas fiscais antigas, anúncios ou correspondências vencidas.
0	1	2	3	4	Guardo eletrodomésticos que não têm conserto, roupas e sapatos que não serão mais usados, etc.
0	1	2	3	4	Tenho dificuldade em desfazer-me de coisas sem utilidade que atravancam muitos espaços em minha casa.

0	1	2	3	4	Armazeno alimentos ou outros itens muito além do que posso consumir ou usar.
0	1	2	3	4	Evito usar coisas novas ou guardo coisas sem nunca usá-las.
0	1	2	3	4	Poupo excessivamente ou sofro caso tenha que gastar mesmo tendo dinheiro disponível.
0	1	2	3	4	Tenho dificuldades em apagar *e-mails*, ligações ou mensagens do celular mesmo se a caixa postal estiver cheia.

G. OBSESSÕES E COMPULSÕES SOMÁTICAS

Obsessões

Tenho medo ou preocupação excessiva:

0	1	2	3	4	De vir a ter uma doença grave (aids, câncer, hepatite).
0	1	2	3	4	De que certas partes de meu corpo ou algum aspecto de minha aparência sejam feios, muito pequenos ou muito grandes, desfigurados e assimétricos (transtorno dismórfico corporal).

Compulsões

0	1	2	3	4	Verifico demasiadamente minha aparência no espelho.
0	1	2	3	4	Demoro muito tempo para escolher a roupa adequada.
0	1	2	3	4	Questiono muito os outros sobre minha aparência.
0	1	2	3	4	Repito muito exames e consultas médicas para possíveis sintomas de doenças.
0	1	2	3	4	Reviso muito minha pele (espinhas, sinais) para ver se ela está perfeita.

H. COMPULSÕES MENTAIS

Compulsões

Necessito de forma exagerada:

0	1	2	3	4	Memorizar fatos e informações, filmes, nomes de artistas de forma completa.
0	1	2	3	4	Repassar repetidamente situações passadas para lembrá-las perfeitamente.
0	1	2	3	4	Repetir certa sequência de palavras, números ou letras mentalmente.
0	1	2	3	4	Fazer cálculos matemáticos mentalmente (somar os números das placas de carros, contar o número de letras das palavras, etc.).
0	1	2	3	4	Saber ou lembrar nomes de pessoas, artistas, cantores ou conteúdo de anúncios luminosos, letreiros, placas de carro, etc.
0	1	2	3	4	Repetir uma palavra ou imagem "boa" (mentalmente) para anular uma palavra ou imagem "ruim"

I. OBSESSÕES DIVERSAS

Obsessões

Perturbo-me demasiadamente:

0	1	2	3	4	Com a possibilidade de dizer certas coisas ou palavras de forma errada ou esquecendo detalhes.
0	1	2	3	4	Quando minha mente é invadida por certas imagens (não violentas). Quais: _____
0	1	2	3	4	Quando minha mente é invadida por sons, palavras ou músicas sem sentido. Quais: _____
0	1	2	3	4	Com certas funções corporais: respiração, deglutição, piscar de olhos, irregularidades nos dentes.
0	1	2	3	4	Com certos sons ou barulhos (relógio, buzinas, sons de carros) aos quais não consigo deixar de prestar atenção.

J. COMPULSÕES DIVERSAS

Necessito:

0	1	2	3	4	Fazer listas, mesmo que de atividades rotineiras que se repetem todos os dias da semana.
0	1	2	3	4	Tocar, bater de leve ou roçar em objetos, móveis, paredes.
0	1	2	3	4	Olhar fixamente ou para os lados, estalar os dedos ou as articulações (juntas) dos ossos do corpo.

K. COMPORTAMENTOS DE TRANSTORNOS RELACIONADOS AO TOC

0	1	2	3	4	Arrancar cabelos, pelos pubianos, fios das sobrancelhas, pelos das axilas.
0	1	2	3	4	Roer unhas, morder as cutículas.
0	1	2	3	4	Beliscar e mexer nos olhos com força.
0	1	2	3	4	Coçar a cabeça, cutucar os dentes com a língua, espremer espinhas de forma excessiva.
0	1	2	3	4	Comprar compulsivamente (por impulso, sem planejamento prévio e em geral sem necessidade).
0	1	2	3	4	Piscar os olhos, movimentar a cabeça, os ombros (tiques motores) ou emitir sons, pigarrear (tiques vocais).

FORMULÁRIO 2 – DIÁRIO DE SINTOMAS OU MAPA DO TOC

Instruções para o preenchimento

Escolha um dia ou mais dias da semana que considera os piores, nos quais você apresenta o maior número de sintomas, e preencha o diário ou mapa do TOC. Anote na planilha a data, o horário, a situação ou local que desencadeou a obsessão, qual o medo obsessivo, o ritual que realizou ou o que evitou e o grau da perturbação sentida, sendo que:

    0 = Nenhuma perturbação
    1 = Leve
    2 = Moderada
    3 = Grave
    4 = Muito grave

Data	Horário	Local ou situação	O que passou pela minha cabeça	O que fiz ou evitei	Grau da perturbação sentida
22/1	15:00	No shopping, ao ir ao banheiro	Está muito sujo; posso pegar uma doença	Peguei um papel para abrir a torneira; lavei excessivamente as mãos	3
22/1	23:00	Em meu quarto, antes de deitar	Tenho que alinhar as roupas na cadeira, senão minha mãe pode morrer	Alinhei as roupas na cadeira e os chinelos ao pé da cama	2
23/1	7:00	Ao sair de casa	O gás pode escapar, pode ocorrer um curto-circuito, um ladrão pode entrar	Verifiquei o fogão, o gás, a porta e desliguei os eletrodomésticos da tomada	3

FORMULÁRIO 3 – REGISTRO DE PENSAMENTOS DISFUNCIONAIS

Instruções para o preenchimento

Identifique o dia, o horário, o local ou a situação em que foi perturbado por uma obsessão ou em que foi compelido a realizar um ritual. Responda às seguintes perguntas, anotando no formulário suas respostas.

A. **Situação ativadora:** Em que situação, local ou momento você foi perturbado por algum pensamento negativo ou catastrófico ou imagem desagradável? Anote a situação na grade.
B. **Pensamentos automáticos (obsessões):** O que passou por minha cabeça naquele momento (medo de contaminação, de acontecer uma desgraça, falhar)? As respostas a essa questão são seus pensamentos automáticos.
C. **Consequências:** O que você sentiu na ocasião (medo, aflição, culpa, nojo)? O que você foi levado a fazer para se livrar do desconforto ou do medo (ritual, evitação, ritual mental)? Cedeu ao impulso de realizar um ritual ou de evitar o contato?
D. **Crenças disfuncionais:** Além dos três itens A, B e C, acrescentamos um quarto: "crenças disfuncionais", para você se familiarizar com esse conceito da terapia cognitiva. Preencha o formulário a seguir, e lembre-se de que, no TOC, as crenças disfuncionais mais frequentes são:

1. Exagerar o risco
2. Exagerar a responsabilidade
3. Exagerar o poder do pensamento e a necessidade de controlá-lo
4. Fusão do pensamento e da ação (acreditar que pensar equivale a praticar ou indica risco de praticar)
5. Pensamento mágico (agir a distância, no futuro ou transmitir propriedades negativas por contato ou semelhança)
6. Intolerância à incerteza
7. Perfeccionismo.

Registro de Pensamentos Disfuncionais (RPD) ou Modelo ABC

Data	A – Situação ativadora	B – Pensamentos automáticos	C – Consequências		Crenças disfuncionais
			O que senti	O que fiz	
22/1	Ao sair de casa	Minha casa pode inundar	Medo, aflição	Verifiquei as torneiras	Excesso de risco e responsabilidade
27/1	Entrega do trabalho de conclusão	Deve ter muitas falhas	Dúvida, aflição	Refiz o trabalho	Perfeccionismo

FORMULÁRIO 4 – ESCALA YALE-BROWN DE SINTOMAS OBSESSIVO-COMPULSIVOS (Y-BOCS)

Instruções para o preenchimento

Para responder às perguntas da Y-BOCS, identifique junto com o terapeuta uma ou mais de suas obsessões (as que mais lhe incomodam) e procure responder às cinco questões relativas a obsessões. Depois, identifique uma ou mais das suas compulsões (as que mais lhe prejudicam) e, da mesma forma, responda às cinco perguntas relativas a compulsões. Você obterá três notas: uma correspondente à soma dos escores obtidos nas perguntas sobre obsessões, outra relativa à soma dos escores obtidos nas perguntas sobre compulsões e o escore total.

OBSESSÕES

1. Tempo ocupado pelos pensamentos obsessivos (ou obsessões)
   Quanto de seu tempo é ocupado por pensamentos obsessivos?
   0. **Nenhum**
   1. **Leve:** menos de uma hora por dia ou intrusões (invasões de sua mente) ocasionais
   2. **Moderado:** uma a três horas por dia ou intrusões frequentes
   3. **Grave:** mais de três horas até oito horas por dia ou intrusões muito frequentes
   4. **Muito grave:** mais de oito horas por dia ou intrusões quase constantes

2. Interferência gerada pelos pensamentos obsessivos
   Até que ponto seus pensamentos obsessivos interferem em sua vida social ou profissional?
   0. **Nenhuma interferência**
   1. **Leve:** leve interferência nas atividades sociais ou ocupacionais, mas o desempenho global não está comprometido
   2. **Moderada:** clara interferência no desempenho social ou ocupacional, mas conseguindo ainda desempenhar
   3. **Grave:** provoca comprometimento considerável no desempenho social ou ocupacional
   4. **Muito grave:** incapacitante

3. Sofrimento relacionado aos pensamentos obsessivos
   Até que ponto os seus pensamentos obsessivos o perturbam ou provocam mal-estar?
   0. **Nenhuma perturbação**
   1. **Leve:** pouca perturbação
   2. **Moderada:** perturbador, mas ainda controlável
   3. **Grave:** muito perturbador
   4. **Muito grave:** mal-estar quase constante e incapacitante

4. Resistência às obsessões
   Até que ponto você se esforça para resistir aos pensamentos obsessivos? Com que frequência tenta não ligar ou distrair a atenção desses pensamentos quando invadem sua mente?
   0. **Sempre faz esforço para resistir**, ou tem sintomas mínimos que não necessitam de resistência ativa
   1. **Tenta resistir na maior parte das vezes**
   2. **Faz algum esforço para resistir**
   3. **Cede a todas as obsessões sem tentar controlá-las, ainda que faça algum esforço para afastá-las**
   4. **Cede completamente a todas as obsessões de modo voluntário**

5. Grau de controle sobre os pensamentos obsessivos
   Até que ponto você consegue controlar seus pensamentos obsessivos? É habitualmente bem-sucedido quando tenta afastar a atenção dos pensamentos obsessivos ou interrompê-los? Consegue afastá-los?
   0. **Controle total**
   1. **Bom controle:** habitualmente capaz de interromper ou afastar as obsessões com algum esforço e concentração
   2. **Controle moderado:** algumas vezes é capaz de interromper ou afastar as obsessões
   3. **Controle leve:** raramente bem-sucedido; quando tenta interromper ou afastar as obsessões, consegue somente desviar a atenção com dificuldade
   4. **Nenhum controle:** as obsessões são experimentadas como completamente involuntárias; raras vezes capaz, mesmo que de forma momentânea, de modificar seus pensamentos obsessivos

COMPULSÕES (RITUAIS)

6. Tempo gasto com comportamentos compulsivos (compulsões ou rituais)
   Quanto tempo você gasta executando rituais? Se compararmos com o tempo habitual que a maioria das pessoas necessita, quanto tempo a mais você usa para executar suas atividades rotineiras devido aos seus rituais?
   0. **Nenhum**
   1. **Leve:** passa menos de uma hora por dia realizando compulsões, ou ocorrência ocasional de comportamentos compulsivos
   2. **Moderado:** passa uma a três horas por dia realizando compulsões, ou execução frequente de comportamentos compulsivos
   3. **Grave:** passa de três a oito horas por dia realizando compulsões, ou execução muito frequente de comportamentos compulsivos
   4. **Muito grave:** passa mais de oito horas por dia realizando compulsões, ou execução quase constante de comportamentos compulsivos muito numerosos para contar

7. Interferência provocada pelos comportamentos compulsivos
   Até que ponto suas compulsões interferem em sua vida social ou em suas atividades profissionais? Existe alguma atividade que você deixa de fazer em razão das compulsões?
   0. **Nenhuma interferência**
   1. **Leve:** leve interferência nas atividades sociais ou ocupacionais, mas o desempenho global não está comprometido
   2. **Moderada:** clara interferência no desempenho social ou ocupacional, mas conseguindo ainda desempenhar
   3. **Grave:** comprometimento considerável do desempenho social ou ocupacional
   4. **Muito grave:** incapacitante

8. Desconforto relacionado ao comportamento compulsivo
   Como você se sentiria se fosse impedido de realizar suas compulsões? Até que ponto ficaria ansioso?
   0. **Nenhum desconforto**
   1. **Leve:** ligeiramente ansioso se as compulsões fossem interrompidas ou ligeiramente ansioso durante a sua execução
   2. **Moderado:** a ansiedade subiria para um nível controlável se as compulsões fossem interrompidas, ou ligeiramente ansioso durante a sua execução
   3. **Grave:** aumento acentuado e muito perturbador da ansiedade se as compulsões fossem interrompidas ou aumento acentuado e muito perturbador durante a sua execução
   4. **Muito grave:** ansiedade incapacitante com qualquer intervenção que possa modificar as compulsões ou ansiedade incapacitante durante a execução das compulsões

9. Resistência às compulsões
   Até que ponto você se esforça para resistir às compulsões?

   0. **Sempre faz esforço para resistir**, ou tem sintomas mínimos que não necessitam de resistência ativa
   1. **Tenta resistir na maioria das vezes**
   2. **Faz algum esforço para resistir**
   3. **Cede a quase todas as compulsões sem tentar controlá-las, ainda que as faça com alguma relutância**
   4. **Cede completamente a todas as compulsões de modo voluntário**

10. Grau de controle sobre as compulsões
    Com que pressão você se sente obrigado a executar as compulsões? Até que ponto consegue controlá-las?

    0. **Controle total**
    1. **Bom controle:** sente-se pressionado a executar as compulsões, mas tem algum controle voluntário
    2. **Controle moderado:** sente-se fortemente pressionado a executar as compulsões e somente consegue controlá-las com dificuldade
    3. **Controle leve:** pressão forte para executar as compulsões; o comportamento compulsivo tem de ser executado até o fim, e somente com dificuldade consegue retardar a realização das compulsões
    4. **Nenhum controle:** sente-se completamente dominado pela pressão para executar as compulsões; tal pressão é sentida como fora do controle voluntário. Raramente se sente capaz de retardar a execução de compulsões

    Registre as notas: Obsessões: _____ Compulsões: _____ Escore total: _____

REFERÊNCIAS

Goodman WK, Price LH, Rasmussen SA, Mazure C, Fleischmann RL, Hill CL, et al. The yale-brown obsessive compulsive scale. I. Development, use, and reliability. Arch Gen Psychiatry. 1989;46(11):1006-11.[Escala traduzida por Asbahar FR, Lotufo Neto F, Turecki GX, et al. In: Miguel EC. Transtornos do espectro obsessivo-compulsivo. Rio de Janeiro: Guanabara-Koogan; 1996. p. 219-30.